第 2 版

# 心理障碍
# 自我疏导治疗

鲁龙光　黄爱国　著

人民卫生出版社
·北京·

# 版权所有，侵权必究！

**图书在版编目（CIP）数据**

心理障碍自我疏导治疗 / 鲁龙光，黄爱国著. —2
版. —北京：人民卫生出版社，2021.8
ISBN 978-7-117-31855-6

Ⅰ.①心… Ⅱ.①鲁…②黄… Ⅲ.①精神障碍－治
疗 Ⅳ.①R749

中国版本图书馆 CIP 数据核字（2021）第 149725 号

| | | |
|---|---|---|
| 人卫智网 | www.ipmph.com | 医学教育、学术、考试、健康，<br>购书智慧智能综合服务平台 |
| 人卫官网 | www.pmph.com | 人卫官方资讯发布平台 |

心理障碍自我疏导治疗
Xinlizhang'ai Ziwoshudao Zhiliao
第 2 版

著　　者：鲁龙光　黄爱国
出版发行：人民卫生出版社（中继线 010-59780011）
地　　址：北京市朝阳区潘家园南里 19 号
邮　　编：100021
E - mail：pmph @ pmph.com
购书热线：010-59787592　010-59787584　010-65264830
印　　刷：北京新华印刷有限公司
经　　销：新华书店
开　　本：787 × 1092　1/16　　印张：11
字　　数：268 千字
版　　次：2008 年 1 月第 1 版　　2021 年 8 月第 2 版
印　　次：2021 年 9 月第 1 次印刷
标准书号：ISBN 978-7-117-31855-6
定　　价：45.00 元
打击盗版举报电话：010-59787491　E-mail：WQ @ pmph.com
质量问题联系电话：010-59787234　E-mail：zhiliang @ pmph.com

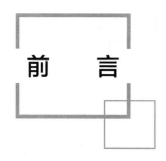

# 前　言

　　2019 年，中国精神卫生调查数据显示，我国各类精神障碍（不含痴呆）患病率为 9.3%。焦虑障碍患病率最高，为 5.0%；心境障碍其次，患病率为 4.1%。国民精神与心理健康水平值得关注，作为一名心理健康工作者，我也在近二十年的学习实践中不断成长。

　　2004 年，我转行从事临床心理学工作，跟随鲁龙光教授学习心理疏导疗法。鲁教授对该疗法的推广应用主要分为两种方式，第一种是开办集体心理疏导治疗班。从 20 世纪 80年代中期开始，针对各类常见心理障碍如强迫症、社交恐惧、焦虑症、抑郁症、精神障碍恢复期等，鲁教授陆续举办了几十期集体疏导班。第二种方式是出版"心理疏导疗法"专著。2007 年前，共有《疏导心理疗法》和《心理疏导疗法》两个版本。但这两版因理论性较强而让个人在理解和实践上有一定的困难。

　　作为新人的我，当时就想"能不能把集体疏导班的录像整理成文字出版？"这样既有利于患者对疏导疗法的理解与实践，又能扩大疏导疗法的传播，何乐而不为呢？有这个想法后，我便向鲁教授汇报，我俩不谋而合。于是，在他的支持下，便出版了我参与合著的第一本书《心理障碍自我疏导治疗》，也是当时市场上第一本针对各类常见心理障碍进行疏导治疗的应用型书籍。

　　整理出版时，第一步是将录像转成文字。第二步便是整理。在鲁教授授课的基础上，我尝试增加了新的内容。我自己曾经有过强迫思维，而且也已走出困扰许多年了，对强迫思维有着较深的理解。结合我自己的经验，撰写了对"三部曲"的实践体会，也提出了"四不"策略，最终整理编写完成了《心理障碍自我疏导治疗》一书。

　　此书出版后，得到了广大读者的欢迎，先后五次印刷，这是我们没有预料到的，说明此书还是非常受读者欢迎的。

　　今年，我和鲁教授一起对本书进行了修订。鲁教授年事已高，他主要把关书的结构，而其他细节工作交由我负责。在基本保留了第一版主体部分的基础上，我对部分内容进行了补充和调整。主要调整的内容：①对章节结构进行了调整。将原书第四章，改为"常见心理障碍的疏导——克服'怕'字"。因为这章内容围绕"怕"字及克服"怕"字的"三部曲"展开，这对因"怕"而导致的常见心理问题还是比较好理解与操作的。相对常见心理问题，我将第五章改为"特定心理障碍之一：强迫思维——视而不见"。强迫思维是相对特殊的一类"怕"字，单独拎出来讲解，便于大家有的放矢。而其他几个特殊的神经症性障碍：抑郁症、疑病症、社交恐惧、焦虑症和心因性失眠，将其作为第六章单列，是一章全新的内容。②对部分内容进行了修改。一个是"四不策略"。当时的"四不"中，有"不怕它，不在乎它，不刻意注意它"，后来的实践证明，这三点难度太大，或者会给读者带来更加排斥"怕"字的歧义。所以，对此进行了修改。最后一讲，提高心理素质的部分，进行了去粗取精的处理。③润色全书的修辞表达。十几年前，我刚入行不久，再加上中文水平有限，所以书中的遣词造句较为粗糙杂乱，部分内容难以理解。这次进行了精简，案例均标注序号，对话增加人物标识，使内容表达和呈现更加清晰。

本书底稿仍然是鲁教授疏导班的讲座录音，鲁教授是作为第一身份现身的。所以，书中提到"我"而未加说明的，均指鲁教授本人。

本书修订过程中，我的学生李亚楠、顾中婷、吴燕、崔悦帮助进行了整理，特别表示感谢。

修订匆匆，承蒙读者厚爱。我的专业能力和文字水平依然有限，不妥之处，还请大家多多包涵。

黄爱国

2021 年 7 月 1 日

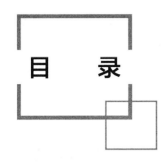

# 目　录

# 治 疗 说 明

本书主要详述如何进行自我心理疏导治疗。在开始治疗之前，首先强调的是，心理疏导治疗是循序渐进、由浅入深的，是"不知→知→实践→认识→效果→再实践→再认识→效果巩固"的过程，也是信息转化和认知改变的过程。因此，治疗的要求是：看了本书的内容（接受医生输出的信息）后，必须深入、透彻地理解，然后联系自己，转化自己的认识，并进行总结、记录，即每看一讲，写一次自己的认识和体会（反馈材料）。为帮助读者写好反馈材料，在每一讲后面，都有相应的反馈提示。但必须说明的是，在写反馈时，不要过分拘泥于此"反馈提示"，可以根据自己的情况灵活掌握和运用。

对于这个自我疏导治疗过程，具体要求如下：

第一步，理解。对本书的内容，要理解，理解得越深越好。

第二步，联系。理解之后，一定要联系自己，举一反三，否则，像看故事书一样，一笑了之，就很难取得效果。

第三步，心理转化。在理解内容、联系自己的基础上，慢慢地，就会有认识上的变化，即："以往我是怎么认识的，看了本书的内容后，现在我又是怎么认识的"。这个转化过程的完成，代表我们将疏导信息消化和吸收，并转化成自己的"能量"了。

第四步，总结。将认识转化后的"能量"储存及表现出来。也就是说，每看一讲或几段内容，能把自己的认识和体会（灵感）记录下来，这就是信息反馈。

这个自我疏导治疗过程就是疏导信息的加工处理过程。在此过程中，上面四步做得越好，联系自己越紧密，对信息加工处理得越好，反馈就能写得越深化（反馈的好坏与个人的文采无关），心理调整就会越有效。否则，不深入联系自己，反馈就不容易写好甚至写不出来，就达不到预期的治疗目的。这个信息转化过程是周而复始、不断提高的过程，最终目标是达到"最优化"——疗程短，疗效好，效果巩固。

写反馈材料，是心理疏导治疗最重要的要求之一。如果不能及时联系自己，写出反馈材料，就无法加深自我认识，从而会影响治疗效果或影响疗效的巩固。写反馈时：①要尽可能地深化，只有把医生所讲的内容认识清楚，密切联系自己了，才能有利于自己认识的转化和提高。②所写的每一个内容，都要扣紧该讲的主题。③可以和家人一起对自己的体会、反馈等进行讨论，并争取与本书内容保持同步。

心理疏导治疗共分三个阶段：

第一阶段——疏通阶段（基础阶段）：讲述心理障碍的科学本质、产生的原因、发生机制等，阐明疏导治疗必须具备的条件、要求，消除大家对心理障碍及心理疏导治疗的神秘感，激起患者的求治愿望，引导患者正确认识自己，进而剖析自己的心理实质。揭示自己心理障碍形成的基本规律，为性格的自我完善、自我认识的不断提高、发展奠定基础。这是"不知→知"的过程。

第二阶段——实践、锻炼阶段（克服"怕"字阶段）：说明心理障碍与"虚、假、空"的"怕"字有关。在患者提高对心理障碍认识的基础上，战胜疾病的信心就会增强，通过实践、锻炼认识"怕"字，克服"怕"字。同时，在实践、锻炼和自我认识中不断获得新领悟，不良的认知结构不断得到改善并逐步被新的认知结构取代。患者在不断获得新领悟的同时，会逐渐豁然开朗，症状也会慢慢随之淡去，完成一次次心理素质的提高。这是"知→实践→认识→效果"的过程。

第三阶段——巩固疗效阶段：让患者认识到自己的心理障碍来源于性格缺陷。在症状基本消失或减轻后，继续深化认识心理障碍与性格缺陷之间的密切联系。性格是可以通过自我认识和主观努力进行完善和改造的，只有逐渐提高心理素质，不断完善性格，才能获得与心理障碍较量的彻底胜利。这个阶段，会引导患者逐步掌握完善性格的方法和手段。症状的消除来自对心理障碍的认识与实践，在实践中不断领悟、总结，改变自己的认识。这是"效果→再实践→再认识→效果巩固"的过程，也是一个长期的过程。

心理疏导治疗的目标不单单是为了消除心理障碍，更主要是为了提高心理素质；不但要帮助患者消除心理障碍，而且还要让他们学会如何预防心理障碍和症状反复，不断提高心理素质，达到自我满意的人生境界。心理疏导过程是系统性地提高心理素质的过程，同时包含了心理疏导治疗过程和一般的心理疏导过程，适用于各类心理障碍患者和一般人群。其中，心理疏导治疗的对象是心理障碍患者——有了心理障碍才需要治疗；一般的心理疏导适用于普通人群，用以提高心理素质，预防心理障碍，保障心身健康。

与治病相比，对大多数人来说，防病更为重要。有不少人并没有心理障碍，也在积极地接受心理疏导，为什么？因为他们想了解心理卫生的基本知识，想提高心理素质，提高生活质量，想活得更加轻松、更加自由，想达到处处、事事、时时自我满意的人生境界。心理疏导对这些问题都是非常重视和适用的。

## 附：Z患者病情自述

我今年40岁，有强迫症状二十多年了，这几十年的疾苦实在该到"紧箍咒"猝然断裂、嘭然落地的时候了。我这种渴望求治的心情是不言而喻的，医生是最能理解的。我的病情发展主要为三个阶段：

第一阶段：大约在上初三时，就有些强迫思维的苗头了。因为那时我就特别善于动脑考虑课内外的许多问题，不让脑子空闲，上课也经常开小差——想与课堂无关的事已成习惯。虽然只用30%～40%的注意力听课，但是学习成绩仍然很好。因此，我也适应了这种学习方式，在学习上不是太认真。但工作后，在工作和为人方面极其认真、耿直，深受所在单位领导和同事们的赏识和好感，但正是这些导致了自己的顽症。

第二阶段：关键的转折点在20岁左右，当时，上了军校，由于不适应新的环境，我出现了轻度的心理障碍，情绪低落，退缩。别人谣言四起，使自己心理上承受了巨大的打击。我无法忍受这些诽谤，又无法向众多听到谣言的熟人去解释，心理极不平衡。从此，我除了努力学习和工作之外，特别的敏感，有时走过有人的地方，就想人家是否在议论我？接着自己就进行否认——不是的，为什么呢？第一……第二……第五……，分析出5个原因才能使自己相信：人家不是在讲我。这5个原因还要反反复复想好多遍才能罢休。有时，如果只想到了4个，就觉得很难受，一定要想出第5个，然后重复多遍，控制不住，一直要想到脑子里出现另一个问题，再以类似的思维方式去分析别的问题，前面的问题才能结束。在部队十多年的日子里，心情很压抑。当时，文化及业余生活本身就枯燥，再加上这种毛病，所以，自己除了工作就是想问题，非常苦恼，度日如年。除了睡着外，从早晨一起床，大脑就开始转动，包括走路、劳动、看电影、看戏、听课、上班……几乎所有的时间脑子都在胡思乱想，罗列理由。特别是到本该享受生活乐趣的时候，如看电影、休假等，强迫思维就更厉害。但从我的表面看，别人一点也看不出来，都觉得我乐观、开朗，学习和工作上很能负责、吃苦。

第三阶段：转业后的情况。由于已形成了较顽固的思维方式，强迫思维有增无减。开始几年，主要是围绕老问题，觉得自己在人格上被侮辱，这口气难以下咽，再就是总怕有什么人听信谣言，又紧跟着来到我们单位，有意无意地传播谣言，那岂不又要受莫名之苦？！所以那几年我思想绷得很紧，一点风吹草动就容易往这方面联想。几年之后，时间告诉我这种顾虑是多余的，所以，这方面的考虑少多了。但是，我又以同样的方式来考虑每天工作中人际交往的小事，搞得自己每天心里很累：回到家里却总想着工作中的安排及其他；休息时，逛风景区，满脑子都是一个接一个的问题，以致风景再美也觉得没意思，佳肴再好也感到没味道。

我到地方工作了几年，任务和担子是不轻的，我这个人除了能吃苦，很注意为政清廉，从不利用职权占人家便宜，所以，领导群众对我的印象都不错。近几年来，我又调到大学担任教学、行政工作，此外，还承担社会工作，深受广大教职工和学生的信任和欢迎，人家都说现在我这样的人少了。由于人际关系及工作中的小矛盾，尽管我这个人比较注意，有时难免让一些不必要的顾虑、担心在头脑里盘旋。比如说，人家之间有矛盾，而我又不得不与两边接触，就往往顾虑会不会因自己的介入而产生什么后果。我给学生们留下大方、坦诚、正直、幽默等美好感觉，给周围同事的感觉也是达观、热情，但是实际上，自己的评价恰恰相反。这是何等的表里不一，只有你们——强迫症患者的救星可以理解，而一般人是不会知道其中之苦的。

近几年，我的情况更加糟糕，主要如下：

（1）白天强迫思维几乎不中断，越不愿想越要想，控制不住。每日每时心里总是绷得很紧，不知怎样是完全放松的状态，往往想问题弄得很焦虑、头痛。总之，无法放松，晚上失眠严重。

（2）强迫思维在所有时间，包括工作、学习时，越是应该放松时，越感觉严重。每年2次休假，我越希望自己能好好休息、好好放松，却越不能实现。总是在休假之前设想一个什么问题，休假时就拼命地围绕这个问题（或者担心）想来想去。往往事情一过去，回头看看，根本不是我设想的那么回事，又觉得白白浪费这个假期，因此，又觉得可惜、自责、后悔。我几乎每次都以失败告终，每次都不会放松。

（3）自己给自己出难题，突然产生某个设想或某种想法，于是穷追猛想，不能放弃，而且想得非常具体，好像真的必然如此。也知道这是主观、唯心的，但没法控制。心情不太好时，有时为了一点不顺心的事，就容易陷入苦恼，一旦开始，脑子里就一个接一个的苦思冥想，这几个月心情就特别坏，简直不可自拔，常常失眠。

（4）偶尔也出现这样的情况：有时不想去想什么事，但是会觉得怎么脑子在闪着某个事，比如98,98,98……再仔细想想，原来是刚算过什么，结果是98，本应该结束了，但这个数字还是在脑子里闪过好多下，想控制，但控制不住。

（5）近年来，经常出现数月至半年为一轮的严重强迫思维伴发忧郁情绪，产生"苦恼—严重强迫思维（不断轮换内容）—更苦恼"的恶性循环。这种情境一旦出现，陷入后就不能自拔。这种半年一轮的大苦恼我已经经历好几次了，真是苦不堪言。明知不对，却无法摆脱，但即便是这种时候，一般外人也不易看出，最多偶尔表现出"有点情绪，不大说话"罢了。这种"大苦恼"比平时厉害得多！

医生，我就是如此之苦，无处诉说。而且每次脑子里想到什么问题，就觉得现在想的这个问题最重要，非想不可。

# 第一讲

## 心理障碍及疏导疗法——有患有备

### 第一节 心理障碍与心理素质

现代社会，心理障碍为什么这么多？很多人百思不得其解。实际上，两千多年前，我国中医典籍《黄帝内经》（距今已经两千四百年左右了）上就说："往古人，居禽兽之间，动作以避寒，阴居以避暑，内无眷慕之累，外无伸宦之形，此恬惔之世，邪不能深入也""当今之世不然，忧患缘其内，苦形伤其外……故小病必甚，大病必死"。说明在两千多年前，古人已经认识到了社会变化对人心身产生的重要影响。

当今社会已进入互联网和信息时代，随着社会的发展，不但我们面临的压力来源更加复杂，如经济、人际交往、工作、学习、家庭等各方面的压力增加了，而且随着生活节奏的加快，这些压力的频率也在增加。如果心理素质不能与社会发展同步提高，就必然会导致心理失衡，这是心理障碍逐渐增多的主要原因之一。因此，提高心理素质、预防心理障碍是非常重要的。

就大学生来说，教育部已相当重视其心理问题，在各大学都设置了心理咨询机构。虽然心理健康的宣传很多，但还是有很多人不理解，有了心理障碍也不去咨询，说明这门学科的知识还不够普及。根据有关资料统计：目前大学生中有心理障碍者占四分之一左右，这些学生难以顺利地适应学习、工作、人际关系和生活。由于对这门学科的认识模糊，缺乏这方面的知识，他们有心理障碍不愿向别人讲，也不敢向别人讲，讲了怕别人不理解，甚至连父母也不理解。因此，这些大学生有苦难言，有的导致心理危机甚至自杀，每年都有多少悲剧在上演，这是非常遗憾的。

心理障碍究竟对我们的生活有什么样的影响？临床调查显示，与心理因素相关的疾病占人类总疾病的 60% 以上。似乎高得出乎预料，但是仔细想想，可能有很多因素连医生也没有认识到。为什么？因为现在医学模式还没有大的转变。几千年的传统医学观念认为：吃药、打针才能治病。这是旧的生物医学模式，只考虑到躯体因素。那么，新的医学模式是什么？生物 - 心理 - 社会医学模式。除了考虑生理因素外，还要考虑心理与社会因素对人各方面的影响，有时，这些因素甚至起着决定性的作用。

那么，与心理相关的疾病比例这么高，怎么理解？比如，若是平常没有病，但是有一次心脏不适，不放心，查了心电图，诊断为心脏病，可能本来没有任何心理负担，有了心脏病的诊断以后，这种心理负担加重，反而会多少出现心理问题。如此，心理相关疾病占 60% 以上便很容易理解了，也足以说明心理因素对于健康的重要性。而剩下的不到 40% 的疾病，如某些遗传性疾病，如某些肌肉萎缩、某些血液上的疾病，与心理社会关系并不太大。但是，试想，一个人得了遗传病，小时候或许不太在意，逐渐长大后，还能否保持心理平衡？相信你心中已有答案。因此，不管是心理毛病也好，非心理毛病也好，只要是生病，心理上多多少少都会有些不良反应。但现如今，我们到综合型医院看病，医生依然很少考虑到患者的心理问题，更不可能考虑到与躯体有关的社会问题，都是下一个诊断，开药走人。如果忽略了患者的心理因素，其治疗将是不全面的。

很多人会认为自己的心理疾病可能只有自己才有，认为是一种怪病，难以接受。实际上这些心理障碍在社会上还是比较常见的，只是大家缺少这方面知识，也不了解而已。

心理障碍的类别很多。首先，介绍一般的心理障碍。

一般心理障碍主要表现为心理素质不是很高，心理波动较大，影响衣食住行，影响工作、学习与人际关系。那么，心理素质高和低的标准到底是什么？很难有一个明确的标准，因为心理素质很抽象。但是，如果心理素质低，一句话就能概括：心理素质低主要表现在对各方面的适应不良。若一个人心理素质低，虽然他可能拥有别人羡慕的条件，但却不能对自己满意。例如，在学习上，他的成绩很好，但遇到一些挫折，马上就灰心丧气了；在工作上，不能发挥出自己的才华与能力；在人际关系上，总是处处与别人合不来；在生活上，没有一点自我满足感。当别人都羡慕他的优越条件时，他自己却看不到，看着别人生活得那么轻松，只能羡慕嫉妒，而自己感到的只是活得太累。这说明什么？心理素质不高，不能认识自己，不能真正享受生活。

每个家长都希望自己的孩子能成才，部分家长望子成龙心切，希望孩子今后能出人头地，特别注意智力发展，而忽略了其他能力如生存能力、做人能力的培养。实际上，很多孩子连生存的兴趣和生存的能力都没有，连基本做人的能力都没有，怎么可能成才呢？在这种教养模式下，无意中会"培养"出很多心理障碍者，众多的青少年患有心理障碍就很能说明问题。其实，很多的心理障碍者是很有才华的，而且非常勤奋，但因为心理素质低而无法成功。这里的成功，是足够的自我满足感。因此，从心理健康的角度来看，我们应该以新的成功观："心理素质高＋才华＋勤奋＝成功"代替过去"才华＋勤奋＝成功"的成功观。因为，如果没有良好的心理素质，即使拥有才华和勤奋，这些才华和勤奋也必定会被不良的心理素质所湮没。

通过下面这个实例，可以看出心理素质是何等重要。

**■ 实例1 ■**

有一个非常有才华的高三学生（A），17岁，各方面比较优秀。他从小成绩拔尖，一直都是在赞扬声中长大的，虚荣心很强，心理素质很差。在他升入高三时，开始担心别人超过他，上课时总是注意班上两个同样优秀的同学，想得特别多，导致注意力开始分散。在一次小测验中，他最担心的事还是发生了——他关注的同学确实超过了他。他感到无法接受，开始出现失眠、头痛、注意力不集中等症状。后来越来越紧张，最后就出现了一些很怪的想法，到脑科医院看了两三个月的门诊，被诊断为早期精神分裂症，要求住院治疗。住院前，正好碰上一期心理疏导治疗班，他就参加了。

他理解能力很强，而且能做到理解一点就做一点，写的反馈材料也非常好。经过十天的治疗，他对自己有了正确的认识，心理素质有了一定的提高，症状基本消失了。治疗结束以后又回去上课了。虽然因生病而耽误了近半学期的课程，但是由于他基础比较好，很快就补上去了。在高考前，他又遇到一个大的波折。在高中阶段，由于他一直都是三好学生，毕业前，学校通知他可以保送到某大学。虽然他自己无所谓，但他父母担心他高考时会犯病，就同意了保送。可是，当他准备上保送的大学时，却因为缺课太多被取消录取。遇到这种波折，他难以接受，于是便来咨询。

LU："你基础怎么样？"

A："还可以，因为我在学校成绩一直很好。"

LU："缺的是什么？"

A："缺的是心理素质。"

LU："以往心理素质不高，你的才华不能发挥，现在既然你认识到了这个缺陷，即使学校不保送，假如你能发挥好原来的水平，还是能考上你理想的学校的……"

最终，他想通了。

A："不保送就不保送，我还是考吧！"

所以，这件事情并没有让他有太大的思想负担。后来，他顺利地参加了高考，被某名牌大学录取。上大学的第一个元旦，他寄来一张贺年卡，有个简短的留言："鲁教授，您好，今天我给你写这张贺卡时，心情非常激动。回想去年的此时，同学们都在高高兴兴地准备元旦晚会，而我却躺倒在床上，焦急、烦恼、伤心、失望。有一度我曾鼓不起生活的勇气，是您挽救了我，使我重新振作起来，考上了大学。父母那因爱子而紧锁的双眉也终于舒展开来。前天，我参加了元旦文艺晚会，唱歌、跳舞，过得非常愉快……"后来，他研究生毕业后，被国务院一部门聘用。后来随访，在他32岁时，不但获取了在职博士学位，而且担任了处长，家庭、事业都很好。

可以看到，一个人心理素质的高与低前后差别很大。提高与不提高心理素质，做不做心理咨询，结果会完全不同。有一次疏导治疗前，我们收到了一封患者家属的来信。这个患者在一个月之前一直想进行治疗，但却没有等到机会，在一个月以前出走，自杀了。现在能真正接受心理治疗的人还是太少了。心理障碍很折磨人，真地让人痛不欲生。目前，有些青少年出走，还有一些非正常的死亡，多数都是因为心理问题，很多都是死后才知道他们有心理问题的。

心理的痛苦往往不像躯体上的痛苦能够被人理解，正如一个研究生患者所讲："与身体上的痛苦相比，我觉得心理上的痛苦要大得多，为什么这样说？假如我今天感冒了，有点不舒服，全身酸痛，或者我得肺炎了，高热，大家都能理解。然而，我怕与别人的目光相视，那我能说'我不敢看你'吗？说了对方肯定不理解，甚至我试探性地对老师和父母讲，父母却说'别瞎想，你好好的，有啥毛病'连父母也不理解。看来，心理的痛苦只有自己知道。"

这位研究生一语道破了他心灵深处的痛楚，也道出广大患者的心声。如果你发热，量了体温，大家都能理解；假如你不敢看我，那就难以被理解了，"我又没怎么你，你怕我干什么？"

现在，因心理障碍而白白死掉的人不在少数。《南京日报》曾有过一则报道：有一个公司的副总经理将儿子勒死后自杀。报纸上披露：他本有一个幸福的家庭，与妻子的感情非常好，工作勤勤恳恳，正直、老实，对人很好，受到职工的拥护，还是区里的人大代表。因为很优秀，就被推举为公司的副总经理，责任很大，而他本身就是个责任心极重、心理素质很差的人，当公司的经济效益出现滑坡时，他总感到自己没用，无法承受这骤然增加的压力。这样一来，他生活、工作非常吃力。当第二次经济滑坡时，他彻底承受不了了。他曾经到医院看病，诊断为一般的情绪忧郁。给他开了点药，没有进一步提高他的心理素质，吃药后效果不是太明显。他的儿子10岁，他认为孩子比他还老实——"我没用，儿子可能今后比我更没用。"于是，他先勒死儿子，然后自杀。

他有没有精神病？没有，他只是一般的心理障碍。记者通过各种调查，采访了他的妻子、同事、领导及邻居等，没有发现他有心理上的问题，只反映这个人太老实。从这个实例来看，只是他的心理素质不高，难以适应这个复杂的社会环境，最终导致了这场悲剧。

与此副总经理可以一比的是另一个患者。

### ▬ 实例2 ▬

男士，大学毕业后被分到了一个很大的新闻单位，但是却适应不了。起初，他小便有点不舒服，看了中医以后，诊断为附睾炎。他听到以后，精神塌陷了，认为"我以后不能结婚了，要断子绝孙了"，想得很多。后来，坚决不愿在单位工作："在这个单位工作可以，让我去扫扫地、管管资料，但绝不做与目前职务有关的事情。"领导自然不同意让一个大学生去扫地，他很痛苦。不得已，瞒着父母和领导，准备到安乐的世界去——他买好了到黄山的火车票，准备从黄山上跳下去。当天，有个同学回家探亲时，顺便来看他，聊天时就感觉他情绪不对，这个同学非常不放心，一直与他谈话，谈到了凌晨两点钟，他也不暴露任何情况。直到他睡着以后，这个同学翻他的抽屉，看到了遗书，还有到黄山的火车票，赶忙当夜联系卫生厅，进行心理危机疏导。接受疏导后，这位患者很快康复了。现在他每年都会写信，至今已经联系二十多年了。前些时，他还写了这样一封信："鲁主任，你还记得我这个曾让你耗费几多心血的忧郁症患者吗？……我现在工作生活情况都很好。回首大学毕业后步入社会以来的经历，特别是那段难以忘怀的日子，我真是感喟不已……"

为什么把这两个人作对比？因为这两个人情况类似，一个心理障碍解除后生活是那么美好，另一个却导致了巨大的悲剧。这就说明，如果心理素质不提高，不但生活上会感到很累，而且会处处感到不适应。长期不能改善，等到成为心理障碍了，再去寻求治疗，难度就会大大增加。

在国内来说，很少有患者能接受系统的心理疏导。能够有这个机会，沉下心来，回忆、思索和展望自己的过去、现在和未来，进一步认识自己，解除痛苦，提高心理素质，是比较难得的机会。

## 第二节　心理障碍的类别

下面阐述一下心理障碍的类别。心理障碍的范围很广，其中包括一般的心理障碍及心身疾病等。一般的心理障碍，如强迫症、焦虑症、恐怖症、忧郁症等都属于神经症的范畴，都会在本书的内容中提及。另外，人格问题、癔症、大多数睡眠障碍及性心理障碍等也都属于心理障碍的范围。下面简要谈一下各类心理障碍。

首先，从心身疾病谈起。什么是心身疾病？简单地说，是由心理—社会因素引起的，但以躯体症状为主要表现的疾病。人体的各个系统都有可能患心身疾病，如循环系统的高血压、冠心病、脑动脉硬化等；消化系统的溃疡病、慢性结肠炎，呼吸系统的哮喘病等，都与心理因素有密切关系。但迄今为止，综合型医院的很多医生往往都会忽略这个问题。这些患心身疾病的患者往往都不是直接到心理门诊看病的，而是从内科或其他科转来的。

### 实例3

我们曾遇到的一位从泌尿科转来的患者，症状很重，转来时身体各器官功能已经衰竭，不能讲话，徘徊在死亡边缘，当地医院束手无策。他的病期已经11年了，经过抢救，送到了心理门诊。他身高1.80米，当时体重只有25千克。他的主要症状是长期不能吃东西，一吃东西食管就疼；全身疼痛，双腿已经6年不能伸开了——就像门上的铰链，长期生锈后无法拉开。从膝关节拍片的情况来看，由于长期不动，出现了骨小梁破坏。又因为长期不能翻身，臀部、背部有大块褥疮，完全像骷髅一样。经过耐心疏导后，我开始给他喂饭，慢慢地，他逐渐能吃一些了。他的腿伸不直，我帮助他被动运动，刚开始扳起来是很困难的，但他能忍受着痛苦，配合治疗。但只有我给他扳腿可以，别人给他扳，他就大骂。半个月以后，他就可以坐轮椅了。一个月时，他一天能吃一斤多的饭，能挂着双拐走路。两个半月时，他体重长到了60千克。开始，叫他走路时，他一步也不敢走，因为整整10年没有下过床了，所以走时很紧张。三个月后，经过不断锻炼，他自己走回家了。

### 实例4

另一个患者是从神经科转来的。因为她平常自尊心很强，受到别人的侮辱后，自己跟上级生闷气，后来，慢慢地出现全身肌肉张力增强，面部肌肉紧张，没有表情，哭笑都是一个脸——面具脸，就像戴着假面具一样，即使睡着以后，也是如此。她起床时，必须由丈夫帮忙。从神经科转来时，因为全身肌肉高度紧张，迈步和直立行走都很困难，随时都要跌倒。在神经科治疗了四年多，每天服用进口的药物，几年就花光了家中所有积蓄。最后她尝试疏导治疗，第四天她就能自己起床。第七天，她的肌肉逐渐松弛。20天以后，她露出了"庐山真面目"，基本痊愈。

因此，每个人都有各自的情况，都有自己的特殊性。我们再举两个详细的实例。

### 实例5

有一个高中女生，在高一的时候突然面部出现一侧萎缩，脸一边大一边小，她的压力非常大，也非常痛苦。此后，出现了心理障碍，学习成绩直线下降。对她来说，面部萎缩是一个客观存在的实际问题，任何人可能都难以接受。后来她参加了集体疏导班，祖孙三代人一起参加，回家以后互相讨论。她心理素质提高以后，面部虽无法改变，但心理负担却减轻了，价值观也逐步建立了起来。她是如何走出困扰的呢？

她在治疗结束的大会上发言时说："我的价值观是什么？以前我不明确，我不知道为了什么而活着，现在我已找到了人生的价值目标。我不是为我的这个面容而活着，我应该考虑为社会做出贡献。"随访多年，虽然她的面部不对称现象仍存在，但她不去注意了。她顺利通过了高考，进入某大学经济系就读，情绪一直稳定，成绩优异，广交朋友。

大学毕业后，因品学兼优，被深圳某大公司聘用了。她在给我的贺年卡上说："鲁医生，我没有空灵的妙笔描绘出如此美妙的心境。这几年来，我似乎变了一个人，从来没有过的轻松、平衡，宇宙、人生……无穷无极……"由此可以看出她是何种心境。她父亲在发言中说："我们全家，谁有空谁就来，我老岳母是个教师，一生生活非常坎坷，七十多岁的人了，心里总感到不平静，这次听了心理疏导以后，她的心理素质也提高了。"

### 实例6

这是一个72岁的老医生，由于心理素质不高，虚荣心强，患有多种心身疾病。他自己有病不说，还弄得全家不得安宁。他是齐鲁大学医学院毕业的，1949年新中国成立前就参加了解放军，是又红又专的老干部，某个省级研究所就是他创立的。由于时代不同，他60岁离休时，并没有职称评定，他的行政职务是所长，技术职称却只是个主治医师。他看到儿女及自己培养的人都是教授、主任医师了，唯独自己是主治医生，他在老伴面前感到无地自容。痛苦之下竟提出离婚，感到没几年活头了。

他在病史中写道："我的主要症状是自卑感、空虚感、失落感、消极人生感，总想找一个深山隐居起来，一了残生，但又怕死，人年龄越大越怕死，这种心理矛盾不能克服。因此我整天头昏，睡不好觉，食而无味，四肢乏力，心脏又有病，装着起搏器，胃切掉了85%，但仍然感到不舒服。记忆力不好，经常发脾气，引起了家庭的不和睦，老伴及儿女们也没办法。一焦急就往外跑，家里到处找我，单位也无可奈何，不可能为我变动职称，就想不通。但经过这次集体疏导治疗后，提高了心理素质，我什么症状也没有了。"

疏导治疗一年后，我看到报纸上介绍他综合治疗阳痿效果好。我打电话给他，他心情很轻松，说要发挥余热，还有许多事情等他去做。原来，在参加集体疏导班以后，他与家人商量，腾出家里的两间房子，开了一个诊所。他在家义务行医，门庭若市，还给患者进行心理疏导，效果非常好。虽然他75岁了，但看上去比实际年龄要年轻很多。后来，报纸上还相继介绍了他的事迹。

与老医生相反，有些人心理素质不高，退休以后，不能很好地安排，最后会一直无所事事，充满了无聊感、空虚感和无价值感，给自己带来很多不良后果。他的话值得我们深思："我知道我自己没几年了，但是这几年我要做的事还很多。"他现在正在一步一步地完成。

由此可见，心理素质的提高何等重要！假如我们提高了心理素质，能保持稳定的情绪，心理能够平衡，就能提高自己的免疫力，能从各方面给自己带来好处，不但身体健康能得到保证，而且能真正拥有幸福感。正如一个教授所言，"提高心理素质确实能延长人的寿命"。

因此，心理素质的高低不在于年龄大小。假若自己不努力去提高，心理素质是很难自然而然地提高的。

现在的社会与自然环境越来越复杂。与过去相比，人们的心理素质相对更差。因为独生子女越来越多，几个大人围着一个孩子转，生活条件又好，这种得天独厚的优越条件就可能造成一个人只会动脑，不会动手，无法全面发展。如果心理素质低，自己又不知道如何提高，有了问题，只靠外界或别人的力量，是无法解决的。如实例5中的小姑娘，她治疗是比较难的，她原来长得很好看，现在的脸却一边大一边小，这对一个小女孩打击是很大的。但是她现在并不在乎，把精力都集中到事业上，她同样能保持心理平衡，也同样能取得成功。她的成功靠什么？心理素质。心理素质提高了，就有能力面对和克服各种困难。

通过上述这几个例子，希望读者能对照自己的情况，做个对比，好好地反思一下，这对我们会有所帮助——不但对我们每一个人，对整个社会都有好处。

有了心理障碍并不可怕，每个人都可能会患上心理障碍，关键是当我们出现心理障碍时，该如何面对它？

许多患者有强迫症和恐怖症。具体表现是什么？比如，有很多人是社交恐怖，怕与人交往，怕与别人面对面讲话，怕看别人的眼睛，一些人在听课时也不敢抬头。虽然各类心理障碍诊断的名称不同，但一般来说，都有恐怖心理。不管是什么类型，在看本书时，都要和自己深入地联系，因为这些心理障碍的发病机制都是类似的。因此，看到其他患者的情况时，不能"他是他，我是我，我和他的不一样！"——感觉与自己无关，而应该很好地联系自己，举一反三。

全国各地不少患者给我们写信，不少人看过书后就慢慢基本痊愈了。一方面，说明这些患者的接受能力强；另一方面，说明他们能密切联系自己，认识一点，做一点，能勇敢地实践、锻炼。而有些患者看了书以后，认为"他是他，我是我，和我关系不大"，那就错了。在之后几讲中，我们要能够随时随地地深入分析——每个患者症状的背后都有"文章"。在本治疗中，有些个别字词甚至我们要用一辈子，如果把这些词记住了，并不断付诸实践，屡败屡战，你的心理素质必然会得到提高。但是，若不能很好地联系自己，疗效就会很难巩固。

有些人以往曾因精神障碍住过院，现在虽然已经恢复了，但有时会为此感到自卑，此时更应该提高心理素质。其实，精神上的病，也仅仅是个病，就像感冒发热，又不同于感冒发热，这是个高级病——只有人才会得的病。在恢复期，只有提高心理素质，以科学的态度来对待，才能总结出经验教训，才能防止复发，永远保持我们的心身健康，更好地发挥我们的才能，保障我们的幸福生活。

最后，再分享一个实例以说明心理素质对一个人的影响之大。

### 实例7

男士，来自农村，结婚6年了还没有孩子，也没有过正常的夫妻生活，家里非常着急，为此花了很多钱，全国各地到处治疗，从北京跑到湖南，从湖南跑到南京。接受了疏导治疗，南京便成了他求医的最后一站。

这位患者有性功能方面的心理障碍，社会压力对他影响太大，导致了难言之隐。明明是他有心理障碍，但他妻子的心理障碍却比他还重，因为旧的传统观念"不生孩子的责任在女方"成了她的心理负担，导致她整天情绪抑郁，数次轻生。接受心理治疗后，丈夫的病得以恢复，妻子的情绪也逐渐恢复了。

## 第三节　心理障碍的治疗

心理障碍如此之多，想提高心理素质、克服心理障碍，怎么办？还是老话说得好："心病还要心药医"——只有心理治疗才能解决心理障碍。上面所举的几个例子，从心身疾病到心理障碍，都验证了老祖先的说法。实例5中脸部萎缩的那个女孩，通过提高心理素质，解决了心理障碍。假若有了心病，自己认识不到，只靠药物治疗，即使把自己"埋"在药堆里，最后的结局也是可想而知的。就像那个25千克重的患者，什么药都吃了，手术也做了不少，最后结果是什么？若是晚两天再去对他进行疏导，他就不行了。心病还要心药医，以往对这个问题大家并不是太熟悉，虽然现在国家比较重视心理健康，各类媒体都在宣传心理教育的重要性，但是还远远不够，仍然还不够普及。目前国内的心理医生不多，经过正规培训的很少，能开展比较深层次治疗的更少。

通过心理疏导治疗，我们不但可以帮助自己走出困境，而且可以帮助别人。每个经过心理疏导治疗取得优化的患者，都可以用自己的经验帮助他人，都可以成为一个心理疏导者。

### 实例8

一位北京的患者，在治疗的前一周自杀未遂。他患强迫症已经20年了，花了不少代价，先后在北京、上海、湖南治疗，但是却越治越重。他主要症状有2个：第一，怕签名，但他是个部门领导，有些东西必须要他签字；第二，不敢上厕所，总怕小便会弄到眼睛里，上过厕所后要反复洗，一洗就是几个小时，极其痛苦。

他的领导安排他 10 天后到南京参加集体疏导班，但没等到疏导班开始，他就吃了 400 片安眠药自杀。好在他妻子很警惕，发现得早，及时送到医院抢救。他醒来后的第一句话却是："你们医生太不人道了，你们为什么要抢救我？还要让我受苦！应该让我到那安乐的世界去……"他拒绝进行治疗，退掉了飞机票，直到抢救过来的 7 天后，经北京一个专家给他写信、做工作，他才同意前来治疗。

刚来时，因为药物中毒的后遗症，他走路还不稳，还不能写字，他的手还有些抖动。前几天的反馈，都是他口述，他妻子进行记录。第四天，他就自己写了。治疗结束时，基本不怕了。之后，他决定到上海岳父家去散散心。由于当时上海住房十分紧张，卫生间与厨房靠得很近，因为怕卫生间的小便会进到厨房里，住了一晚上，就坚决不肯多住了，病情也复发了。

回到北京以后，一天写一封信，让我答复。他知道我很忙，为了方便，就像试卷一样，他把问题出好，备选答案写好，让我打一个"√"就行了。如"尿素是不是尿做的？"叫我答"是"或"否"，答好了，签个字再寄回去。结果，第三天一天之内我就接到 5 封信。还没来得及回信，他就打电话来了："你不要寄了，我好了。"从这里看，他的病就是逃避现实——他知道尿素是不是尿做的？他知道，他为此查过很多书，相关知识了解很多，他比我更清楚，但他还是不放心，要我确认。

他是死里逃生的，算是"过来人"了。他痊愈后，潜心钻研心理疏导疗法，以疏导疗法的理论结合自己的实际来帮助患者，取得了很好的效果。二十多年来，他一直做心理医生，不但拯救了不少同病相怜的患者，而且写了不少心理保健方面的著作，受到社会的广泛欢迎。

同为治疗师，我认为他比我强，强在哪里？我就不如他全心全意，因为他比我体会得更深——我还没"死"过。

从他的事例中，能够体会到什么？虽然有了心理障碍，但是走出来之后，患者会比医生体会得更深，因为亲身体会过。假如能把理论和实践结合起来，不但可以帮助自己，还可以帮助别人。现在，虽然心理医生不多，但很多痊愈者对心理咨询的了解甚至超过了一些心理医生。

## 一、心理障碍与用药

关于服药问题，此处仅提供一些原则性的意见。对于每个人的具体用药措施，怎么用药和如何停药，建议咨询有关专业医生。药物与心理治疗是相辅相成的。在心理素质低、情绪波动大时，可以通过吃药，控制和缓解焦虑或抑郁情绪。如果心理素质提高了，减少药量，甚至不吃药，情绪也能得到控制。提高心理素质往往比大剂量的药物作用还要强。因此，服药与否，应掌握一个原则——以不影响你第二天工作或学习为准。

有的人吃药的时间较长，神经系统已经基本适应了，这些药是不能一下就完全停掉的。就像喝茶一样，茶里有少量的咖啡因，如果喝习惯了，不喝时就没有精神。吃药也是如此，习惯了以后，神经系统就适应了，突然不吃时往往会出现严重的不良反应。这些不良反应有哪些？不同的药情况不同，失眠是最常见的。如果你一直都吃安眠药的，突然不吃了，神经系统不适应，就会有反应。例如，在举办集体治疗期间，我一般每天晚上都吃安眠药，我希望在较短的时间里能睡足、睡好，吃安定就能快速地入眠。在这期间，每天晚上吃 3 颗，结束以后就不吃了。刚停药时，前两天做梦会特别多，乱梦颠倒，而平常我是很少做梦的。这 10 天下来，吃药习惯了，突然一停，就有这种异常的感觉，所以我必须慢慢停药。例如原来晚上吃两种药，每次 3 颗，现在就可以吃一种，每次 1.5 颗，慢慢再减下来。

对于以后的停药问题，随着心理素质的不断提高，根据你的具体情况进行减药和停药，特别是没有精神障碍的患者，更要争取早日停药，不可能吃一辈子药，也不能依靠药过一辈子。有人会说，抗抑郁药要吃几年，而且中间不能停，这都是不甚科学的！这种情况只针对一些特殊症状，如：内源性抑郁症、双相情感障碍等，或一些症状的特殊状态。其他情况下，病好了就是好了，就不需要一直吃药。减药的方法问题，第一步，先减少服药量，比如，原来每次吃一颗的，可以减为每次吃半颗；第二步，当减到一定程度时，可以拉开吃药的时间间隔，比如，原来一天吃一次的，可以改为两天吃一次。大家久病成医了，可以根据自己的感受酌情减药和停药。

但不是说接受了心理治疗以后就完全不吃药了，特别对以往因精神障碍住过院的患者，药能不能马上停？假若你的心理素质提高了，可以停，但是要慢慢停，谁都没有十分的把握。你为什么会生病？正是因为心理素质不高，你的心理素质是不是马上就能提得那么高？不一定。所以，一定要将医生的意见和自己的感觉结合起来，将提高心理素质与适当减少药量结合起来，做到稳妥减药和停药。

## 二、心理咨询与心理治疗

目前，社会上开展的心理咨询主要起什么作用呢？主要是帮助心理困惑者，通过引导和指明方向，帮助人们提高学习和工作效率。其实，社会上的心理咨询机构接收的患者大多是心理障碍患者，他们多数都需要心理治疗。真正仅仅因遭到挫折而没有心理障碍的咨询者很少，多数都是在万不得已时才去咨询。

咨询与治疗有么不同？从形式上看，两者并没有本质的差别。不同在于，咨询的含义比较广，咨询的重点在于预防，没有心理障碍，但要防止心理障碍，目的是提高心理素质。而治疗的范围比较窄，顾名思义，没有病就谈不上治疗。较重的心理障碍患者，不经过治疗是难以恢复的。所以治疗比咨询的程度也更深一些。

在欧美，心理咨询已是一个热门领域，而我国才起步不久。国外的心理咨询范围很广，它不是局限在医院里，而是普及到整个社会，如机关、学校、企业、社区等。它以提高人们的心理素质、保障人们的身心健康为主要目的，即以心理健康预防心理障碍。每个美国总统都有心理保健医生，前总统卡特的夫人就曾任美国心理卫生健康协会的名誉主席。因此，国外的心理健康工作就很容易普及开来。在美国，成功人士总是一手拉着律师，一手拉着心理医生。而现在我国的心理咨询大部分是在有心理障碍以后才去咨询的。

心理疗法的种类很多，我们国内看到的大多是国外的疗法，如认知疗法、行为疗法、来访者中心疗法、精神分析，以及游戏疗法、戏剧疗法、发泄疗法等，五花八门。但有些疗法慢慢就被淘汰了，真正能被社会所接受且常用的只有二十几种。

在国外，常用的几种学派和疗法中，一个是弗洛伊德（Sigmund Freud）创立的精神分析学派，非常有名。精神分析学派创立较早，曾经红遍全球，影响也较广。目前，他的理论逐渐被后人继承和改造。

第二个学派是行为学派，其起源于苏联生理学家巴甫洛夫（Ivan Petrovich Pavlov）的条件反射理论。后来，西方的一些心理学家如斯金纳（Burrhus Frederic Skinner）等引用并发展了这些理论。这个学派的创始人是华生，他为什么要搞行为的研究？因为心理太难研究了，他认为：太难研究就不去研究了，只需要研究能看到的和能了解到的，并进行解释和应用，其他再深的心理问题就不去管了。随着研究深入，行为学派已经不单单是看病了。目前，它应用得非常广，在各个行业都有应用，如管理中的奖惩制度等。

认知疗法也是目前应用较广的一种疗法。认知行为心理学家认为，人们对某种情境的解释和思考的方式即认知结构，决定了他们的情感和行为反应。各种心理障碍常是由于个人对某些特定情境的认知歪曲所造成。错误的认知影响着情感及行为，强调通过识别自动性思维、识别歪曲认知、真实性检验及去中心化等技术改变患者的不良认知，进而改变患者的不良心理及行为。主要有合理情绪疗法以及自我指导训练、认知转变法等。

来访者中心疗法由人本主义心理学家卡尔·罗杰斯（Carl Ranson Rogers）创立，强调患者的自我成长、自我了解，医生应该对来访者无条件地尊重、设身处地地理解，着重帮助其自我实现、发挥潜能。人本学派也是当前比较流行的心理学流派之一。

谈到东方的疗法，大家可能知道，日本有个森田疗法。森田正马是一位神经衰弱患者，他好了以后，把自己治疗的经验进行总结，形成了森田疗法。他用自己的实践经验为人类的心身健康事业做出了很大贡献。

# 第四节　关于心理疏导疗法

目前我国国内所应用的心理疗法多数是引自国外的。而心理治疗与文化背景是密切相关的，只有适合本国、本民族文化的疗法才能更好地被本国、本民族患者所接纳，也才能取得更好的疗效。本书所介绍的心理疏导疗法是中国迄今为止唯一获得省部级科技进步奖的心理治疗方法，是中国人自己创立的、建立在深厚的中华文化基础之上的，是具有中国特色、特别适合中国人和中国文化的治疗方法，也是将心理学应用于临床心理治疗后创立的一个方法。它是从我们中国的广大患者中来的，是通过广大患者不断地实践和完善而逐步建立起来的。

为什么叫做心理疏导疗法？"疏导"两字，怎么理解？我们把心理活动比作一渠流水，如果这渠溪水畅流无阻，就代表着正常的心理活动。如果在流动的过程中，某一地段出现了杂质——这个杂质可能是外来的，也可能是渠道内部长期积淀而形成的，假如你不及时清理，就可能慢慢淤积，使这渠溪水不能正常地流动。久而久之，就可能阻塞。这个"阻塞"表现在心理上，就代表着我们有了心理障碍。这个阻塞物可能是慢慢地、无形中积累下来的，也可能是一个大石头——一个超强的外界刺激——"啪"的一下从天而降而阻塞的。无论是慢慢淤积阻塞的，还是外来的障碍物，总之，这渠溪水不能正常地流动了。不能畅流，就必须要疏导——清除障碍，恢复畅流。如何清除障碍物，采取什么措施？有什么策略？就相当于一个心理疏导过程。

## 一、疏导疗法的特点

第一个特点，要求被疏导者能正确认识自己。

疏导治疗的总体要求就是认识自己，剖析自己的心理实质，在自我认识的基础上，逐步提高自己的心理素质，减少症状对自己的干扰。另外，要求大家能了解心理障碍形成的基本规律，了解其原因、发展、症状的演变和疾病的规律，消除心理障碍与心理治疗的神秘性。正因为多数人对心理障碍不理解，对心理治疗也不了解，所以才会有很多的困惑及误解。

谈及心理治疗时，大家有时半信半疑，有时甚至一点也不相信，"光谈谈话就能治好病了？"感觉有点奇怪甚至不可思议。"知者不惑"，你不了解，就必然产生神秘感。实际上，心理治疗是一门非常严谨的科学，实施心理治疗，不能有半点出入。同样一句话，可以致病也可以治病。因此，只有把心理障碍的整体规律搞清楚了，把心理障碍和心理治疗的神秘性消除了，才能循序渐进地进行性格的改造，提高心理素质，进而保障我们的心身健康。

认识自己，为性格的发展和成熟指明方向，这是第一个特点，也是一个重要的要求。或许这个说法有些教条，不好理解，下面这个例子可能会对大家有所启发。

### 实例9

一位来自北京的四十多岁的强迫症患者，强迫思维几十年，令他非常痛苦。有一次，他们有个领导的亲属去世后，他去参加追悼会时看到了尸体，自此他就怕看到与"死"有关的一切东西，比如骨灰盒、黑纱、花圈等，以至不能工作。到南京经过短时间的疏导治疗，明显好转。治疗好以后，领导特批准他到弟弟那里去休养。在弟弟家休息的3个月情况还好，因为他弟弟、弟媳陪着他，他还能帮他们做些事情，生活还比较充实。

3个月后，他回到了北京，领导为了照顾他，没等他回家就派了辆小车直接把他送到了某高级疗养院。这与医生的要求就有出入了——医生建议他不要休息，因为休息下来反而会胡思乱想，加重病情——他现在需要的是心理上的休息，而不是躯体上的休息。结果，他在疗养院待了一周，症状反而更严重了，控制不住有轻生念头。他的妻子把两个小孩丢在家里，托邻居照顾，陪他第二次至南京治疗。经过第二次治疗，基本痊愈后，他回去就开始上班了，后来情况一直非常好。

在不断与疾病战斗以及提高心理素质的过程中，他结合疏导疗法，总结出了一套自己的方法，帮助他解决生活中的各种大小心理问题，工作也完成得非常出色，本来只是普通职员，病好后，他还先后担任了处级和厅级领导。

这位患者的康复有什么秘诀吗？他的秘诀就是我们的第一个要求：自我认识，自我改造。

第二个特点，适应性广。心理疏导系统不但可用于对各种心理障碍的治疗，而且对正常人提高心理素质，预防心理障碍，保障心身健康也有较好的作用。因此，正常人掌握了心理疏导的原则，一般都能更好地保障心身健康。

第三个特点，强调认识与实践相结合。心理疏导治疗的模式是"不知→知→实践→认识→效果→再实践→再认识→效果巩固"，在整个治疗过程中，都要求大家能做到认识与实践相结合。若能将认识与实践密切结合起来，就能达到我们的预期目的——最优化。什么叫最优化？最优化是控制论上的名词，即用最少的信息，实现最优的控制，取得最好的效果。从心理疏导治疗的情况来看，就是：不但近期疗效好，而且要求远期（终身）疗效好，效果巩固。本书所举的一些实例都是最优化的例子，这些患者多数已痊愈多年，他们的远期效果很好，可以说是达到了最优化。希望通过心理疏导，大家都能不断地自我提高，达到最优化，终身保持心理健康。

这三个特点就是疏导疗法与其他心理治疗方法的不同之处，也是疏导疗法的优势。

## 二、疏导疗法的三大理论基石

本书是系统的心理疏导治疗过程，我们必须对心理疏导疗法有个大致的了解。

先要了解的是心理疏导疗法的理论基础。疏导疗法与其他的心理疗法有什么不同？疏导疗法是以辨证施治为原则，以中国传统文化及传统医学思想为主导，以"三论"——系统论、信息论、控制论为基础的。

### （一）理论基础之一：以辨证施治为原则

这个原则要从三个哲学的角度来理解：第一，认识论；第二，实践论；第三，矛盾论。大家可能觉得这些术语很枯燥，但看了下面的解释后，结合自己的情况，还是比较容易理解的。

第一，从认识论的角度谈心理疏导治疗。对医生来说，治疗之前，医生必须做到的一点就是从患者个案的实际情况出发，正确把握患者真实的"面貌"，不能有半点主观臆断。患者给了医生信息，医生必须根据认识论的原则，实事求是地进行认识。因此，凡是接受过心理疏导治疗的人都知道，医生都有这样一个要求：在治疗前，让患者写一个完整的材料。怎么写？医生是不画框框的。从"自己出生以后，在什么环境下成长的？"写起。例如从小学、中学，一直写到现在，写得越系统越好。在给你疏导前，如果不能客观地了解你，就必然会出现主观臆断，就不能客观地认识你的实际情况，就可能给正确诊断造成困难。如果诊断错误，处理结果就会出错。心理治疗的结果也体现了认识论的宗旨：不断深化认识自己。所以，心理疏导治疗首先就体现了认识论的要求：①反映历史的真实；②医生不能有半点主观与偏见。当然，在阅读本书进行自我疏导治疗时，患者同样要写这些材料，认识自己，反思一下自己的成长历程，为下一阶段的治疗打好基础。如果能和父母或家属一起接受这个治疗，可以和他们共同讨论自己的成长历程和治疗体会，更有利于认识的转化和疗效的提高。

第二，心理疏导治疗提倡实践论。开展具有中国特色的心理治疗，没有现成的理论供我们应用，治疗理论只能从广大患者的实践中来，只能通过临床实践进行积累和总结。心理疏导疗法就是这样来的，是通过广大患者的实践，医生不断进行总结后上升为理论的。上升到理论以后，再运用到大家身上去，通过临床检验，看看这个理论是不是合适的——合适的，进行保留；不合适的或者不完善的，进行剔除或补充。通过大家不断的检验，疏导疗法才得以不断提高并日臻完善。

看过《心理疏导疗法》一书的读者都知道，有的疏导疗法理论很深，深到什么程度？深到作者都不太懂。为什么？因为它是从广大患者中间来的，有的深奥的东西连医生也理解不了。比如，通过疏导疗法治疗后，有些患者痊愈了。好了以后，他们结合自己的专业知识对疏导理论进行了深化，利用数学公式及相关的函数把疏导疗法的治疗过程代出来了。虽然作者不太懂，但是，很多学理工科的患者，看了他的公式，理解、应用以后，病就好了。比如，我曾有一个患者，年纪很小，是某理工大学学习自动控制的研究生，他痊愈3年之后，到南京旅游时来看我，看到我正好在写书，写到控制论的问题。他说："你能不能把控制论这部分先借我看看？一个星期后就给你还回来。"他就结合自己的认识和实践，把自己强迫症由病到愈的整个过程及强迫症的规律全部用数学公式代出来了。后来，有几个学理工的大学生，看了他的总结以后，非常高兴，又根据他们自己的体验，进一步写了不少公式。有一个从日本某著名大学回来的博士，他的专业是神经网络，非常喜欢高等数学。看到这两份病历都有理论，又有数学公式，非常感兴趣。后来参加心理疏导治疗时，他写的就不是病情变化的情况了,而是根据自己对疏导疗法的实践,又总结出了很多数学公式。这正体现了"从患者中来,到患者中去"的宗旨。因此,疏导疗法理论的不断深化,都是得益于广大患者和家长,得益于大家的实践和总结。疏导疗法都是大家的实践经验,我们只是作为代言人而已。

第三,矛盾论。心理疏导治疗的整个过程,都是在不断克服矛盾和解决新的矛盾中取得进步的。同时,很多心理障碍的发病机制,以及疏导疗法的理论基础之一——以辨证施治为原则,都需要用矛盾论的原理来解释。

### (二)理论基础之二:以中国传统文化和祖国医学的疏导原理为主导

传统文化详细内容参见《心理疏导疗法》一书。祖国医学是指《黄帝内经》上所提到的内容。从《黄帝内经》来看,我们祖先在两千多年前就开始给患者做心理疏导了,疏导疗法的主导理论就是祖国医学上所提出来的。《内经·灵枢·师传篇》提出:"人之情,莫不恶死而乐生。告之以其败,语之以其善,导之以其所便,开之以其所苦,虽有无道之人,恶有不听者乎?"具体是什么意思呢?即每个人都是厌恶死而喜欢活着的。即使是被疾病、被心理痛苦折磨得痛不欲生的人,有几个愿意死的?我们老祖先所讲的话都是一些朴素的、唯物的观点。"人之情"——从人的本性来说,都是不喜欢死而喜欢活着的。根据这一总则,作为医生,应对患者如何进行疏导呢?就是"告之、语之、导之、开之"。大概意思是,根据患者的真实情况,调动患者的积极性、能动性,让患者积极配合治疗,与疾病做战斗,最后取得胜利。老祖先告诉我们,你只要了解患者的心理不是喜欢死,而是喜欢生的,你就按照这四个原则去疏导患者,即便是无道之人,他也会听的。这个"无道",指的是什么?指的是不合作的或者是不太讲理的。如之前那个25千克的患者,可以说是很"无道"了。"无道"到什么程度?不管遇到什么人,见人就骂。不但骂,而且用七尺白布写了个大标语,在上面骂政府。为什么骂政府?原来,他是一个节育术结扎的患者,结扎后出现了心理上的毛病。实际上,是由于他的心理素质差而引起的。到最后,他有什么变化呢?原来每天不吃饭,还要抽两包烟,后来,一根烟都不抽了,到最后,他能忍受着各种痛苦配合医生治疗。从他身上,就可以看出,老祖先讲的这些疏导原则是非常正确的。

结合这个原则,再举一例。

### ▌ 实例 10 ▌

有一个来自江西的女医生,有顽固性的呕吐,吃了就吐,吐了6年,在各地都治疗不好。最后,通过南京的一个熟人介绍而前来治疗,当时并没有告诉她是到脑科医院来。她母亲也是医生,陪着她来了。进入诊室后,她并没有什么异常的表现,但当她一看到病历上写的是脑科医院时,态度马上就变了,一句话不讲,抗拒到底。怎么办呢?医生急中生智,就和她母亲谈话,让她在边上旁听。谈了两个多小时后,她终于开口了,并逐渐开始合作。最后她表示:"我错了,还是我自己的知识面太窄。"接下来,她主动配合治疗,很快就治好了。

很多患者不愿意治疗,实际上是受到了社会偏见的影响,对精神医疗机构存在着一些误解。实际上,对医生来说,这样的患者还是比较难处理的。从她的前期抗拒到后期配合的过程来看,我们老祖先的很多知识都是非常智慧和实用的。

### (三)理论基础之三:系统论、信息论与控制论

首先,是系统论。系统论主要强调由局部到整体,再由整体到局部,是跨学科的理论。系统科学的方法现在各个领域都在应用。由于心理学是跨学科的专业,也是个边缘学科,

是最难研究的，采用系统科学的方法进行研究会更加科学和完善一些。自从有人类历史记载以来，就开始研究心理了。例如，远古时期的神、魂等都与心理有关。当人们不了解科学知识时，认为人是分肉体和灵魂的。现在宗教还是这么说的，人死了以后灵魂就上天了，人就没有意识了。意识到哪儿去了？到上帝那儿去了。实际上，大脑细胞死亡了，当然就没有心理和意识了。随着近代科学的发展，逐渐揭开了一些心理的奥秘，但迄今为止，大家对心理的了解仍然只能说是一知半解。

自古至今，据国内外统计，有一百多个领域在研究心理，如社会学、人类学、文学、艺术、历史、人文等学科与心理学都有关系，哲学、心理学、教育学等都在研究人类的心理。可是，心理是什么？至今连个概念也统一不起来，说明心理是个大难题。正常的心理难研究，病理心理就更难研究，研究心理治疗——将病理心理转化成正常心理就是难上加难了。虽然很难，还有很多奥秘没有解开，但如果能尽可能地利用现代科学方法去研究，获得的信息可能越接近实际。系统方法对研究心理是非常有利的。因此，我们把系统论引进到疏导疗法中来。

系统科学方法的研究是从小到大，又从大到小，无限大，又无限小。例如，一个人是个整体，但这个人又可以分为两个要素——躯体和心理。与心理相关的方面，神经系统下面分各个子系统；躯体方面，也有子系统，例如，循环系统、呼吸系统、消化系统。因此，我们每一个人都是一个整体，是一个大系统，由很多子系统与小子系统整合而成一个完整的人。可是，在社会中，这个人又是一个小的子系统，"沧海一粟"——虽然是一个独立的人，是一个大系统，可又是社会上的一个小分子。心理与社会不能分开，社会因素影响着心理，心理又反过来影响社会。例如，我们心情不好时，只要一不高兴，马上就吃不下饭，这就是心理影响到了生理；反之，若是紧张，就会心跳加速且血压升高，这就是社会环境影响了心理进而影响到生理功能。在生活中，若你的心理素质不高，听到不愉快的事情，就会感到不愉快，随之产生不愉快的反应，这就是心理生理反应。这类不良反应持续的时间长了，就会导致疾病。

采用系统科学的方法，既能看到局部，又能看到整体，从整体能看到更大的整体。因此，倘若能开阔眼界去认识一个事物，就比局限地认识要好得多。拿现代医院来说，分科很细，心脏科只管心脏疾病，除了心脏以外，什么也不管。可是，心脏归谁管呢？仍然受到心理的制约，如心跳的快慢、能不能正常工作等都受心理的影响，心理又受环境的影响——既受自然环境的影响，也受社会环境的影响。例如，自然环境变了，突然一冷，我们就感觉受不了了，心血管就会有变化。这就说明，心理与生理是相辅相成的。因此，把系统科学应用到疏导治疗中来，认识一个问题就比较客观，就不会局部、片面地看一个问题，就不会死钻某一个问题而跳不出来。

疏导疗法扎根在多学科——包括社会学、哲学、人类学、教育学以及生理学等有关学科土壤里，吸收这些学科中有效的经验和结果，使我们认识问题能接近于客观，这就是系统的观点。在《心理疏导疗法》中看到系统论时，可以看到很多方面，如系统方法的目的性、动态性和模糊性等，这里只进行简要的介绍。什么叫目的性？我们都有预期的目的，这个预期的目的是什么？就是取得最优化。什么叫模糊性？心理学就是一个模糊学科，也就是说，现在我们对很多事情不清楚，通过研究以后稍微清楚一点，但再深入一步，又不清楚了，又糊涂了。后面谈到心理时就会了解到这些情况。

第二，是信息论。现在是一个信息社会，大家对信息都很关注。那么，什么叫信息？凡是我们不知道的或知道但不清楚的都是信息。任何事物都可能含有信息，我们一天要接受大量的信息。当前，社会上所说的信息是什么？知识和科技信息。实际上，自然界与社会上的信息量是无限大的，我们不知道的东西太多了。现代社会发展如此迅速，主要归功于信息科学的发展。如电子计算机就代表着科技信息，基因所携带的信息是一种生物学信息等。

那么，我们做心理疏导时，使用的是什么信息？社会信息——文字、语言、图像等。我们用这些社会信息作为主要的治疗工具，通过信息的转换实现预期目标。在这个信息转化过程中，就要排除各种干扰，达到预期目标。所以，我们把疏导治疗过程比作一个精确制导导弹的发射过程，要想达到某个预定目标，就要不断获得信息，校正航向，排除干扰，直至击中目标。那么，治疗过程中，有哪些干扰呢？内干扰和外干扰。什么叫外干扰？例如，我们正在看书，突然外边一阵响声，这些就是外干扰，外干扰就像信息论上讲的"噪声"，可能会影响我们信息的输入。内干扰又是什么？例如，正在学习，突然强迫思维来了，烦躁、不放心等导致注意力无法集中，学不下去，这就是内干扰。

第三，关于控制论。控制论的精髓就是"以最少的信息实现最优的控制，达到最佳的效果"。引用到我们的疏导治疗中来，就是"疗程短，疗效好，效果巩固"。

## 初步认识后的自信心

通过初步的自我认识后，很多人认识到自己的心理素质不高，这个不要气馁，每个人都有提高的空间。若是不提高心理素质，就不可能轻松、舒畅，不可能活得潇洒。这些不单单是年轻人，甚至有的是在火葬场"挂过号"的人，仍然会出现因心理素质低而整天为小事情纠缠不清。那么，什么叫提高？遇到逆境能够解脱出来，无论是在别人的帮助下，还是经自己的学习后能解脱出来，这就是提高了一步。但是，提高一步绝对是不够的！每个人的人生征途中会遇到多少逆境，谁也不能预测。人生本来就是处处充满矛盾和困难的，战胜这些困难，我们才得以成长。提高心理素质是长期的事情，不要犯急性病。

看到这里，有些读者逐步建立信心了，有些读者却喜忧各半。喜的是什么呢？喜的是看到很多患者通过努力得以痊愈，自己也看到了希望。忧的是什么呢？忧的是怕自己不能像他们那样达到最优化。"我的问题至今已好多年了，都无法解决！能那么快就解决吗？"这种想法也是完全可以理解的。但如果你真正能做到与医生所讲内容紧密配合，能做到不断提高认识，勇敢实践，你那个"半忧"就不存在了。有的读者依然不相信有心理障碍的人会那么多，但事实确实如此。例如，我前面谈及的那个科技大学少年班的学生，他好了以后，发觉他们班的同学中有很多心理障碍者。当他有这个心理障碍时，谁又知道？他父母不知道，同学不知道，老师也不知道——世界上没有人知道他内心的秘密。他内心的秘密，是他自己的隐私，他不愿意向别人暴露，别人怎么能知道呢？

**反馈提示：**

（1）回顾自己的成长史，如成长的环境、个人经历与自己性格的关系、性格是如何发展的等，进行回忆、总结。

（2）初步认识自己，谈谈自己的心理素质如何？

（3）你对心理治疗有什么看法？对自己有什么期待？

（4）你对"心理疏导疗法"有什么初步认识？

## 附：Z患者反馈材料一

通过今天的学习，我的主要收获是：

（1）了解到心理疾病和心理障碍是存在于当今社会的较为普遍的"毛病"，我们既不要过度紧张，又不能掉以轻心。

（2）了解了心理疏导疗法是有科学依据和大胆创新的，对这种治疗方法有信心，对疏导心理治疗的创立者产生了敬意。深深体会到鲁教授及各位医生对此类患者是非常了解、同情的。

（3）仔细体会，强迫思维与强迫行为实质上是一回事，通过鲁教授所举的几例最优化的典型，看到了战胜自己强迫思维顽症的希望。

（4）迫切希望找到能中止自己强迫思维的方法，也就是当产生强迫思维时，如何能停止、不去想的窍门。

（5）晚上与别的疏导班成员交谈，能发表一些见解，对别的患者有一定启发与收效，但对自己的症状改变方法还没有深入去考虑。真的希望通过学习也能像最优化的典型那样取得最终的解脱。

# 第二讲
## 心理障碍的产生——认识对手

### 第一节　关于心理需要知道的

要想进一步了解心理障碍，就必须对正常的心理活动有所了解。了解心理活动，首先要了解的是神经系统，尤其是大脑的功能。不了解大脑，就很难对心理问题做出科学的理解。

神经系统都是按照"民主集中制"的原则实现正常功能的。该系统的运转中绝不能有一点错误，如果出现了错误，就混乱了。当大脑神经疲劳时，就是如此。神经系统进入了无政府状态，"上面"（大脑）说了不算，正确与不正确都不执行。有些患者被医生诊断为自主神经功能紊乱，其实就是你的"民主集中制"被破坏了。

实际上，大脑与躯体各部分就是上下级关系，下级对上级就要绝对服从。下级向上级传送信息，上级必定要发出指令。例如，在你的神经系统中，大脑代表中央政府，如果地方有什么事都往中央跑，那中央得到的这个信息量就太大了。因此，在我们的神经系统中，下丘脑就像是国务院，下丘脑下部有个网状结构，是专门把关的，有些不重要的信息，就"过滤"掉了，不让到各个部里头去，报国务院和中央政府就更不用说了。现在是信息时代，我们一天要接受大量的信息，假如这个信息都要让大脑接收，那我们早就累倒了。现在有这个自动化"过滤"装置，把很多信息一层一层处理掉了，我们所接收的信息多数都意识不到，只有最重要的信息才到达"中央政府"——大脑。因此，大脑接受的信息量就大大减少了。例如，当你在睡觉时，呼吸了多少细菌，这个信息你并不清楚，这就是接受信息过程中的"无意识"。因此，大脑接受外来信息都是有选择的。例如，在你集中注意力看书时，如果脖子上突然爬上一个软东西，当你自己感觉到时，这个感觉就已经传到大脑了。如果你平时最怕虫子，它在那一动，你的心理活动虽然在书本上，但接受了这个信息以后（这个信息可不像现在处理问题这么慢——从上到下要盖好多公章），上级命令立刻就传达下来了："消灭它！"你不看就消灭了它！这个过程就是一个心理过程：从你自己的感觉接收器，从它的移动和接触，你就能分辨出它是软的还是硬的；它没咬你以前，我已经向上面传达了："不好，这里有敌人要侵犯了。"因为这是一种威胁性的因素，各个部门一下就汇报到中央了，中央一发布命令，就能在瞬间消灭它。这个过程也说明了神经系统上下级的关系。所以，我们的心理活动是非常快的，也是瞬息万变的。

大脑是神经系统的最高司令部，重大决策性的问题都要通过大脑。

对于这个上下级的关系，我国古代也有记载。《黄帝内经》上说："心者，五脏六腑之主也"，这个心，就是我们所说的心理，即大脑活动。"心"是五脏六腑的最高机关；"故喜怒忧思则心动"，即遇到外界失意、忧愁、高兴、伤感等各种问题，可以"心动"。"心动"指的是什么？指的你心理活动的改变；"心动则五脏六腑皆摇"，你的心理一改变，五脏六腑都"动"起来了，称"皆摇"。虽然是二千四百多年前写的，但这些记录与现代的科学研究完全吻合。因此，下面就要多联系我们自己。怎么联系？比如，开会时，我一紧张，讲错一句话，大家一笑——我本人又具有性格缺陷，什么缺陷？爱面子，虚荣心强。大家一笑，我更紧张，马上就脸红了，接着就出汗，随之就是心"砰砰"地跳——如果摸摸脉搏，可能会跳到160下，这时，血压也会增高等。这说明什么？说明这个总司令起的作用很大。很多人有各种各样的症状，弄不清楚怎么回事，现在正好可以联系一下、回忆一下。还有些人不但有心理上的毛病，而且"我总感觉到身上就是不舒服——你摸摸我的脉搏有多快，你看看我的心脏老是出现间歇脉，我感到胸闷，心电图不太好、便秘等""我经常拉肚子"，这些毛病根子在哪里？说明什么？值得很好地去考虑考虑。

前面的实例7中，男患者性功能有问题，因为不射精，结婚以后一直没有小孩。他妻子原来是非常活泼外向的，但是，由于旧的传统观念往往把不生孩子的责任都推到女方身上（实际上这是不科学的，由于男性的原因而无法生育者占不孕不育的25%～30%）。身边的人总催促她，"你怎么不去看看？"虽然是关心她，但越是关心，她的苦恼越大。她有苦说不出，心情特别压抑，慢慢地情绪低落——忧郁了。后来，就渐渐出现了"拉肚子"现象，一天拉数次。拉的时间长了，不但拉稀，而且拉血、拉脓，连着拉了几年。检查大便，进行细菌培养后，查不到病菌。她原来是非常活泼的，爱说、爱唱、爱跳，后来变得非常沉默，瘦得皮包骨头，等到她丈夫在我们这里治疗好，她怀孕了以后，拉肚子的情况全好了。

这个实例说明，虽然丈夫有病，但妻子的心理问题更严重，外人不了解，只有她自己知道，长期的心理压力引起了一系列肠道功能的变化，长时间大肠功能紊乱引起了黏膜脱落，出现肠道溃疡。因此，这就是心理上的毛病。现在很多问题找不出病因，实际上不能只看某一个部位，而要从心理 - 社会因素方面综合考虑。拉肚子就看消化科，光从消化系统找原因，往往是找不出来的。像这位女患者，如果丈夫的病没治好，她的这个心理 - 社会因素不解决，她的心灵就不能得以解放。

既然大脑是心理的功能基础，心理是大脑的功能，那么，我们就有必要简单了解一下大脑。

大脑是什么样子呢？大家可能都没看到过人脑，但是看到过动物的脑子，大脑与鸡脑子是一样的，就像硬豆腐一样，是由一百五十亿左右的神经细胞和神经纤维组成的。正是这一百五十多亿神经细胞的活动产生了心理。

随着电子显微镜的发明和生物化学的进步，人类对大脑的认识越来越科学了。心理活动并不是由于灵魂的存在，不是虚无的东西，而是有物质基础的，是通过各类神经递质进行活动的结果。那么，这一百五十多亿神经细胞是怎么活动的？例如，我在讲一句话时，我的哪些神经细胞在联系、在活动？我在讲这句话，别人在听这句话，哪些神经细胞联系后，他才能理解这句话？这些都解释不清楚。这是一个模糊学科，至少目前是这样的，因为这些都还是未知数。即使过100年或者更长的时间，可能仍然解不开这个谜，现在的脑CT、磁共振等比较先进的技术，也只能看到一个模型，仍然是一个模糊的印象。想真正搞清楚每一个神经细胞的联系以及整个心理过程，绝非那么容易。心理研究虽然初步进入了科学领域，但仍然是一个模糊学科，在这个层次清楚了以后，再进一步，仍然会不清楚。因此，心理活动的机制今后还是个非常大的难题，难就难在整个神经系统太精细，它的结构太巧妙；难就难在瞬息万变、千变万化。例如，看到这句话时，这一秒钟中你的哪些神经细胞在活动，能不能固定住？当然不能。

为了揭开心理活动的奥秘，前人及现代人都曾想过很多种办法来研究，现在肾脏可以换，肝脏也可以换，甚至心脏也可以换，但脑袋还无法更换，以后可能也换不了，因为换了脑袋就换人了。此外，当你打开心脏做手术时，你就可以看到心脏的正常活动。但是，如果你打开脑子，除了长脑瘤的，你能看到脑瘤不正常以外，脑子的功能及正常活动是看不到的。

心理活动虽然难研究，但目前科学界已经知道的一些情况，下面简要地讲一下。

除了神经系统解剖知识外，心理到底是什么？一些具体的心理活动，也还是一些抽象的概念，如感觉、知觉、注意、记忆、思维、情感、意向、意志等，大家看了以后还是很茫然。实际上，这些都是脑功能的体现，表现在知、情、意。

知，包括知觉、感觉、注意、记忆、思维等。

吹了电风扇以后，我们感觉有些风，很凉爽，这就是感觉。灯照过来的光、发的热我能感觉出来，整个房间的空间能感觉出来，总的感觉加在一起，就是感知，即知觉。

感觉和知觉集中在某一个地方，就叫注意。比如很多人在一起上课，大家都在注意听老师讲，其他的都不注意，而有的人却可能在注意着电风扇，怕电风扇忽然掉下来，对此注意力就特别集中，导致他对课堂注意力不集中。某一部分注意过强，这就是注意上的障碍。还有些患者特别怕别人注视自己，虽然自己不敢正视别人，但总是感觉别人在看自己，在注意着自己，这也是注意力过分集中。与之相反，有些人注意力常分散，例如，一些人看书时却总是想到别的地方，这就是注意力分散。注意力过强或分散都是注意力的障碍。敏感多疑的人常注意力过强，但他的"强"不是普遍的过强，只是对某一点的注意过强而已。

什么是记忆？我们接收信息以后，感知到的东西一部分储存在大脑皮质内，还有一些储存在小脑、海马体、杏仁核等部位。比如，看了本书以后，我们接受了一些信息，首先要把信息储存起来，要求大家对这些信息完成理解、分析、转化和反思的加工处理过程。这里的反思即是回忆，通过我们的联系，想到以前储存的信息，这也是一种记忆。

有些人觉得自己记忆力不好，实际上，有可能是别的原因导致的记忆力不好，记忆力的好坏与心境及注意力是否集中有直接的关系。如果在听课时，注意力分散，这个信息接收过程（听课）中就有干扰了，有"噪声"了。如果注意力不集中，要想得到良好的记忆是不可能的，所以有时记忆力不好，是因为注意力不集中。而有些人的记忆力不好，但在某方面的记忆力可能会增强，例如对他所恐惧的东西，他的注意力过分集中，他就一直忘不了，这就是注意力增强而导致的记忆增强。因此，无论记忆力减弱或者增强，都不属于器质性的。除非是年纪大，导致神经细胞退化，可能会出现器质性的记忆力衰退。那些刚做过的事，马上就不记得，这与我们现在的记忆力不好是完全不同的。他们不是有意的不记得，而是确实记不得了，一点也回忆不起来。他们往往远期记忆力存在，近期记忆力丧失，刚做完的事，马上就忘了，这种记忆就是退行性的记忆，我们绝不是这样的记忆力丧失。看来，大家的记忆力不好，正是因为你的心境不好，整天处于心理疲劳状态，注意力无法集中，记忆力就很难好。

很多信息往往是无意识的，有印象却回忆不起来，如果回到原来的情境中，就能想起来。这说明有些信息接受以后，储存在大脑皮质以下比较低级的部位。大家可能都听说过无意识或潜意识等，我们很多信息都储存在潜意识中，只是我们意识不到而已。

接收信息以后，经过加工处理的过程就是思维。我们接收信息后，首先是理解过程，能够理解医生所讲内容；然后，就是联想过程。理解以后与我们自己对照，经过分析、综合、推理等一系列信息加工过程，最后就能得出一个结论，这就是一个完整的思维过程。这个思维过程是人类所特有的，人与动物的区别就在于人有思维过程。如果让动物去推理，即使是最接近人类的猩猩，也没有这个思维过程，只有一些基本的情绪反应。

通过思维过程，对某个信息得出一个结论后，就必然会产生态度。态度是人通过思维活动而产生的个人的情感反应，如喜、怒、哀、乐、忧、思、悲、恐、惊等。例如，同一句话，有些人听了会笑，有些人会哭，有些人心理很沉重，有些人很悲伤。这都是情感反应，这些都是具体的、正常的心理活动。

为什么要谈这些？目的就是让你自己对照，重新去自我认识，看看自己的病是不是有心理上的问题，问题到底在哪里？是不是感觉、知觉有问题？有些以往有精神障碍的人，别人听不到的东西，他却能听到，这就是感觉和知觉的障碍。我的注意是增强，还是分散了？我的记忆力是强还是弱，问题在哪里？我的障碍是不是在思维方面？是不是加工处理过程有问题？我的理解、分析、判断、综合是不是有问题？联想、推理是不是有问题，问题在哪里？假如思维和推理是正确的，我的认识与大家是一致的，那么，我的情感反应是什么样的，大家是什么样的？我的喜怒哀乐有没有问题，问题在哪里？如果与众不同，差别又在哪里？我的情感反应是不是和现实相符？有没有问题？比如有人总怕自己被汽车压死，觉得自己此时都不存在了。那你自己认识一下，被汽车压死没有？你到底存在不存在？有人总是为了某件事焦虑不安、恐怖，你为什么会产生这样的情感？有人不敢看人，那你为什么不敢看人？到底是什么问题在作怪？是自己的情感反应，还是别的？能自我认识一下，就不背包袱，你在接受这个信息时就会少些干扰。

什么叫意向？接受某个信息后，通过思维过程，产生了情感，有了情感就会产生意向。例如，有些人第一次看到大脑模型，感到很好奇，"这个红色的是什么？我没有看清楚！"由于好奇，还想看。"还想看一看"，这就是意向，你产生的好奇感是一个心理情感活动。如果你不了解这个红的是什么，打算问医生，这就是意向。

意向下面就是意志行动，即自己的认识与行动的吻合。例如，现在我想了解这个红的是什么，但是不敢看，捂住眼睛，这就是逃避现象。如果逃避，就绝不可能付诸行动。因为他的情感反应是个"怕"字，他有想了解一个知识的意向，但情感反应却是恐惧的，就不可能产生意志与行动。假如意向产生了意志行动，"我找医生问一问，详细了解一下，把这个知识弄清楚"，这就不再是意向了，而是意志行动了。现在，我们强调认识与实践的结合，即理论与实际相结合，原因就在这里。很多人在思维过程中都能准确认识，也产生了情感，但是到了意志行动的阶段就胆怯，失败在意志行动上。

在讲正常心理时，很多人往往理解不深，认识就很难深化了。只有自己认识清楚自己的心理障碍到底在哪里，才能更好地、有的放矢地付诸行动，进一步剖析和处理这个矛盾。所以，意志行动最为关键。意向产生意志行动，只有意向，但就是不付诸行动，还是等于零。

什么叫心理？心理就三个字，知、情、意，知就是认知，包括感觉、知觉、记忆、思维，情是情感，思维活动产生情感，有了情感，最后就产生了意向与意志行动。这就是心理活动的过程。

上面谈到的都是正常的心理活动，这些心理学名词虽然都是抽象的概念，但联系到自己的生活和实际，就具体了。现在要求大家对照一下，联系自身，在知、情、意过程中，你的问题出在哪里？

## 第二节　症状的产生机制

下面再回头来讲大脑。到目前为止，大脑的功能——心理活动尚未研究清楚，是个"黑箱"，我们的治疗就是要摸清心理障碍的规律，知己知彼，百战不殆，掌握其规律，才能更好地控制它、战胜它，而不清楚大脑就无法了解心理障碍的规律，对我们对付疾病就很不利。所以，只能根据当前最新的科学研究成果，对这个"黑箱"进行相对合理的推测。

虽然我们还不完全知道这一百五十亿神经细胞是怎么活动的，但是大概的过程还是知道的。现代的许多生理学和心理生理学家付出毕生的精力进行大脑研究。当然，他们不是用人类研究的，而是用动物进行替代研究。虽然动物的大脑不太发达，但是通过动物的心理研究，是能够部分地解释人类的基本心理活动的。其中，苏联的生理学家巴甫洛夫有着伟大的贡献，他认为每一个大脑神经细胞有两个基本过程：兴奋过程和抑制过程，兴奋就是工作，抑制就是休息。我们的一百五十多亿神经细胞都有这两个过程。兴奋与抑制在词义上是对立的，但在每个神经细胞内，这两个过程却能保持对立统一，兴奋（工作）后可以转为抑制（休息），抑制后又可以转为兴奋，进而保持正常的心理活动。

正常的心理活动就是兴奋与抑制的对立统一。心理活动中，兴奋与抑制是怎么转化的呢？例如，我们白天精神很充沛，到了晚上该睡觉时，兴奋逐渐下降，抑制逐渐上升，这时首先我们感到注意力不集中，然后有一点没力气，想睡觉时一躺到床上，抑制上升，等到大脑皮质出现弥漫性抑制时，就进入睡眠状态了。通过睡眠，神经细胞也得到了休息，第二天早上再次兴奋，就感觉精力很充沛。兴奋以后再抑制，抑制以后再兴奋，生物钟协调着神经细胞的兴奋与抑制，就像跷跷板一样一上一下，一直保持这样的对立统一，完成正常的心理活动。

正常的心理活动是一个对立统一的过程。如果只对立、不统一，表现为兴奋一直占优势，抑制一直上不去，久而久之，会出现大脑神经细胞兴奋性疲劳；相反的，如果只对立、不统一，表现为抑制占优势，兴奋上不去，就会出现大脑神经细胞抑制性疲劳。心理障碍的产生主要就是由于兴奋与抑制只对立、不统一而造成的神经细胞疲劳状态。

兴奋占优势的疲劳，会有什么表现？正如很多患者的症状一样，晚上兴奋导致入睡困难，好不容易入睡后，迷迷糊糊中噩梦还特别多。但虽然晚上睡不好，白天精神仍然很兴奋，只不过这种兴奋会让你很不舒服，头痛、头涨、注意力分散、烦躁不安等，这都是兴奋性占优势的疲劳状态。有些患者会产生疑问："我整天焦虑不安，怎么会这样？"就是由于兴奋性疲劳造成的。这类症状很多，不再列举。

抑制性疲劳又是什么表现呢？多表现为忧郁、少气无力，对任何事情不感兴趣，感到头脑一片空白，情绪低落，整天躺在床上迷迷糊糊想睡觉，晚上睡十几个小时甚至更多，仍然感到很疲劳。原来很勤快的人，后来什么事都不想做了；原来爱说爱笑的，变得被动了，不愿讲话，也不愿意交往了。在抑制占优势的情况下，有时会有些悲观厌世的想法。所以，有些性格特别强、脾气特别急躁的年轻人，不了解这方面的知识，不理解自己为何会这样，因此而出现了轻生观念。很多适应不良的患者，进入抑制占优势的疲劳状态后，因不能及时求助于心理医生，感到："我注意力不集中，记忆力一塌糊涂，我这个人完了！"常常导致不良的后果。如果他了解心理卫生知识，及时求助心理医生，这类问题可能很快就解决了。但是，当大家不了解这个知识时，自己不能理解，社会也不能理解，这些问题就成了讳莫如深的隐私了。如果患者不愿意讲，讲了以后别人也不能理解，进入了恶性循环，最后的结果就可想而知了。

像上述这种情况，到了医院，医生一般就诊断为焦虑或抑郁。实际上，无论焦虑还是抑郁，都是大脑神经细胞的疲劳状态。如果不掌握科学的方法，就不容易好，有时拖很长时间，就会形成病理性条件反射，更不容易康复，在这种恶性循环中纠缠的时间越长，越为痛苦。有些患者来找心理医生时并没有抱有太大信心，因为拖了这么多年，久治不愈，肯定会丧失信心，也因为自己越来越不认识自己，心中苦恼无法用语言表达。连自己都不理解自己，怎么能叫别人理解自己呢？因此，这种情况下，步入恶性循环，就完全可以理解了。如果感觉"知道了这些科学知识，觉得心理上有了转变，我初步有了信心了"，就说明了解知识后，在潜移默化中认识就转化了。

因此，心理障碍只不过是大脑神经细胞兴奋与抑制不平衡所造成的心理疲劳状态而已，并不是大脑存在器质性的病变，这个大家要搞明白。

另外，关于巴甫洛夫的大脑高级神经活动规律，还有两个名词大家一定要记住：负诱导和正诱导。负诱导就是一个强刺激造成兴奋点以后，大脑为了保护神经不至于衰竭下去，自动地使兴奋点周围的神经细胞出现抑制，使这个兴奋不至于过度扩散，这是一个自动性的保护。因此，一个强的兴奋灶出现以后，周围的神经细胞就会全部出现抑制。与之相反，大脑皮质某一区域的抑制引起另一区域的兴奋叫正诱导。

当一个惰性病理性兴奋灶形成以后，由于负诱导的关系，在它的周围就出现抑制网，并将它包围起来，使兴奋进不去，这就使注意力专注在某一点上而摆脱不开。为什么我们情绪稳定、心情轻松愉快时感觉症状减轻或消失，而在情绪低落、心身不适时感觉症状加重了呢？因为当心情愉快时，大脑神经细胞的兴奋性增强，惰性病理兴奋灶就会相对抑制而缩小，病态兴奋暂时被压下去了。当心情不愉快或疲劳时，大脑神经细胞兴奋性减弱，抑制增强，病理兴奋灶就会增强，甚至扩散到大脑其他区域。这时，就会由原来只怕一两样东西，变得怕很多东西而摆脱不了——症状就泛化了。

## 第三节　关于睡眠问题

如何看待睡眠问题？在一个人忙碌一天，很疲劳的状态下，神经细胞活动兴奋性就会下降，大脑皮质就会出现弥漫性抑制，当神经细胞普遍抑制后，人就会进入睡眠状态——抑制得很深时，肌肉松弛，往往不会做梦，睡眠就深。即使大脑皮质出现了弥漫性抑制，进入睡眠后，还是有部分神经细胞是兴奋的，并非全部抑制，如果全部抑制，就与死人无异了，大部分休息了，总有值班的，这个"值班点"一直在工作。例如，做过妈妈的都知道，刚生孩子后，白天要做事情，晚上要带孩子，很疲劳。睡觉时无论外面有多吵，如放鞭炮、打雷都惊不醒她，但是，如果孩子一翻身，她马上就能感觉到，马上就会拍拍孩子或者给孩子盖好被子，这就是"值班点"的作用。

以巴甫洛夫高级神经活动学说的这个原理解释睡眠，是比较容易理解的。但是，睡眠好不好、如何促成睡眠，就需要一个必要条件了。睡眠好坏究竟取决于什么？就看兴奋与抑制能不能统一起来。因此，睡眠是检验一个人心理平衡与否的试金石。心理不平衡，指的是不是都是负性情绪？不一定。所谓负性情绪，就是不好的情绪，如恐惧、忧郁、悲观等。

一些好的情绪也可能造成心理的不平衡。例如，今天遇到一个特别高兴的事情，兴奋得睡不着，这就是因为神经细胞过于兴奋，导致兴奋与抑制无法平衡。因此，当我们的兴奋与抑制不能保持平衡时，就会影响睡眠。所以，心理平衡不平衡，睡眠可以作为一个试金石，一个金标准。假如我们原来睡眠很好，现在突然不好了，肯定是有原因的。有些患者说："没有原因，就是睡不着。"没有原因是不可能的。睡眠是衡量一个人的心理能不能保持平衡的试金石，是心理与躯体反应最敏感的因素。有些人确实没有什么原因，就是睡不好。这是为什么？心理素质太差。"那上面讲的不平衡，不就是心理素质太差嘛！"这里的差与上面所讲的遇到外部因素时的不平衡还不一样。例如，一个人有吃安眠药睡觉的习惯，形成药物依赖以后，不吃药就不行了。这个习惯有生理上的原因，也有心理上的原因。比如，有的人如果一次仅仅吃四分之一或者五分之一片安眠药，就能睡好，假若他不吃这一点，他可能就通宵睡不着。这种情况除了与药物的依赖性有关以外，主要还是心理上的习惯。

睡眠对每一个人来说，都是很重要的。我们三分之一的生命都是在睡眠中度过的。每天24个小时，工作8小时，休息8小时，睡眠8小时，这是一般的规律。虽然三分之一的睡眠是大家公认的，但是每个人都需要8小时睡眠吗？不一定。睡不到8小时不能说不正常，睡眠超过8小时也不一定就正常。不同人对睡眠的要求差别很大。例如很多大科学家、政治家，他们的睡眠就差别很大。很多人睡眠是比较少的，例如罗斯福、牛顿等，他们的睡眠一般不超过5个小时。但也有一些科学家的睡眠一天不能少于12小时。例如，英国有个著名的物理学家，他的睡眠每天没有少于12小时的，有时睡了12个小时，还不能满足。因此，睡12小时，不能说不正常，5个小时也不能说不正常。到底多长时间的睡眠为好？可以说，没有标准。没有标准怎么办？总要有一个尺度吧。以什么为尺度？以自己感觉良好为尺度。如果我昨天只睡了4个小时，但今天感觉良好，这就不是不正常。因此，多长睡眠应以自己的生活习惯为标准。我从年轻时养成了一个睡眠的习惯，一般晚上11点睡觉，凌晨2点醒来，看1个小时的书，3点再睡，6点起床，虽然睡眠时间只有6个小时，但是睡眠质量很好，很少做梦。

如果不为睡眠所困，就能形成一个比较好的睡眠习惯。睡眠时间也不在多少，而应看睡眠的质量如何。如果只睡了3个小时，但这3个小时睡得非常好、非常香、非常深，一静眼3个小时过去了，这个质量倒比拖拖拉拉睡12小时——说睡着了，又迷迷糊糊，大一点的响声都知道——要高得多。因此，为了不浪费时间，不把时间都磨在床上，我们应该注意睡眠质量。但如果没有良好的心理状态，就不可能保证好的睡眠质量。例如，白天遇到很不愉快的事情，对自己压力很大，晚上就不容易入睡，越想越睡不着，越想越生气，最后勉强入睡了，也很容易被惊醒，容易早醒，这个睡眠质量就难以保证。

对于睡眠，还是不要过分顾虑为好。如果你顾虑睡眠，好心也许会成坏事，越顾虑可能越睡不好。如果你真正不在乎了，你的睡眠质量反而会提高。例如，昨天晚上没睡好觉（实际上，家人说你睡得还可以，只是你自己觉得睡得不好），想今晚一定要补上去。能不能补上去？是补不上去的，也不需要补。例如，好多年轻人上夜班，下班以后，第二天照样看电影、玩游戏，晚上照上夜班，最多上班时有点不负责任——打瞌睡，顾不上那么多，什么也不在乎，他自己就不会有什么烦恼，不会为睡眠而产生心理负担。可是，有些睡眠有障碍的就不是这样了，昨天晚上没睡好，今天早晨一醒来，就为自己没睡好而烦恼，忧心忡忡："昨晚没睡好，今天一定要睡好！"在上班以前打开窗子透空气，晒被子，为今天晚上睡好觉做一切准备,甚至太阳还没落山,他就把窗帘拉起来,做睡觉的准备。一躺到床上,他百分之百睡不着。实际上,他是为睡眠而紧张,而不是为睡眠做准备。外部条件准备得很好,一躺到床上,内部出了问题,那还睡得着嘛!

我有时候会非常想睡,但怕万一醒来以后要两三个小时睡不着,就无法入睡了,有时候吃了药也不管用,特别是这几年,习惯半夜醒来,习惯半夜看书,长此以往,到了时间就醒了。所以,当睡眠形成了习惯以后,药物就不起作用了。有时候起来小便,就在迷迷糊糊、朦胧状态时,出现一个念头,怕睡不着,之后就再也睡不着了。这种情况,就是在大脑皮质普遍抑制的情况下,一有兴奋点,立刻就扩散了。因此,睡眠与心理素质有极大的关系。如果我们不因睡眠本身而焦虑,也不为外部的事情所担忧,不管天大的事情,今天要做的工作做完以后,剩下的明天再说,拿得起、放得下,就不会睡不着。如果你的心理素质提高了,无论多大的事情,都能以客观的态度去处理它、认识它,你就不会不平衡。没有提高心理素质时,对睡眠过分关注,或为外事担忧,就容易被睡眠所困扰。

对于梦,老子说过:"日有所思,夜有所梦",这与巴甫洛夫的睡眠学说基本上是吻合的。那么,是不是做梦多,睡眠的质量就不好?梦,每个人都做,小孩也做梦——大脑皮质发育后就开始做梦了。有的小孩说:"我昨天做了个梦,梦见白雪公主又送糖来了。"这便是他的梦。小孩看了紧张的电影、电视后,也会做梦。另外,做梦的多少与我们的心理是否平衡是有关系的。有些人梦特别多,他又特别注意这个问题,那可能就真成问题了——越是注意梦,做梦越多。

有些人会说:"一夜没睡觉,做了一夜的梦。"一夜没睡觉,怎么能做一夜梦呢?这不是自相矛盾嘛!但是,他确实感觉到做了一夜梦。为什么?睡眠是一个过程。例如,一晚睡8小时,从晚上10点钟到次日6点钟,一般来说,从入睡到一点以及从4点到6点这两段时间容易做梦。因为这是浅睡眠期,梦容易记得起来。一般来说,2点钟到4点钟,外面安静下来了,此时梦就少,这是深睡眠期,做的梦往往记不起来。所以,中间这一段忘掉后,把两头连起来,总感觉做了一夜的梦——睡着时在做梦,醒来时又在做梦。他说做了一夜的梦,一夜没睡觉,这是不可能的。但这并不是他撒谎,因为他确实有这种感觉,就像很多人身体上感到不舒服、总有异样的感觉一样,这都是神经系统的症状。关于睡眠,我在此举一例子加以说明。

### 实例 11

我在门诊时,曾经遇到一个患者(B),37 岁,整天为睡眠而烦躁、焦急。实际上,他平常睡眠质量还是挺好的,气色也是不错的,他睡觉时要吃不少药,睡觉还打呼噜。在住院时,一个病房有二十多人,虽然大家都很善良,但是有些患者听到他打呼噜就很焦躁。但他就是为睡眠困扰,一见医生,就说自己的睡眠问题。

B:"我昨天晚上没睡觉,怎么办呢?"

LU:"吃药。"

B:"我吃药仍然还是睡不着!"

旁边病友就说他:"你睡得很好了,怎么又说没睡着呢?"

B:"你们都不知道,我没睡着,周围什么事我都知道。"

有一次,病友开他的玩笑,等他睡着以后,他们用墨水给他画了个大胡子,医生也不知道。查房时,我实在忍不住笑了。

LU："你昨天晚上睡得怎么样？"

B："哎呀，我一夜没睡！"

其他患者都笑他，他到洗手间一看，发火了。

B："这是哪个缺德的干的？我就迷糊了那么一会儿！"

实际上，不是他睡了不认账，而是对失眠太过担心了。假如他总怕睡不好，为睡眠而顾虑重重，睡眠质量本身就不可能好。因此，要想有一个好的睡眠质量，必须有一个稳定的心理状态和良好的心理素质。

虽然梦是一个正常的现象，但是，你心理越不平衡，梦就会越多。如果你有忧郁情绪，你的梦可能多半是比较消极的；如果你焦虑、紧张，做的噩梦就会增加。因此，梦与自己的心境有关系。那么，做梦是不是睡眠不好？不能这样说，做梦正说明我们入睡了。

做梦有3个条件：

第一，必须入睡后才能做梦。做梦时，有些神经细胞互相联系，但却不像清醒状态时那样是有机地联系在一起——而是没有序列的、不合乎逻辑的。

第二，肯定是你曾经的经历或"痕迹"，才能成为梦。这些经历或"痕迹"，可能你已经想不起来了，已成为无意识的了，但是必定是你见过的、听过的或经历过的。例如，古代人与现代人的梦绝不一样，古代人可能也会梦到上天——可能是被一个神仙带着上天了，但是我们现在做梦上天，就会梦到"神州六号"，梦到宇宙飞船，古代的人是怎么也不会梦到这些的。因此，同样是上天，梦的内容就不一样，这就是"痕迹"的作用，没有这个"痕迹"就做不出这样的梦。这些"痕迹"可能是无意识的，是已经遗忘的信息，但储存在大脑里面，在梦里就有可能再次出现。

第三，内外刺激。虽然入睡了，但是内外刺激往往影响梦中的内容。例如内部刺激——肚子饿了，就可能做梦和家里人到街上吃东西去了。到了饭店，菜刚刚端上来，正好碰到一个坏蛋冲撞——"咚"的一声，把桌子打翻了，梦就惊醒了。这个内部刺激可能就是你肚子饿了，才梦到吃饭，外部刺激可能是一个响声，也可能是别的刺激，内外刺激与梦境联系到一起，就形成了这样一个梦。

梦是正常的生理现象，并不是病。但是，有很多人很迷信，认为梦是不祥之兆。有的在幼年时期就给他造成了巨大的痛苦，有的还因此患上了严重的精神疾病或心理障碍。为什么？主要是受旧的传统意识影响。自古以来，很多人都从唯心的角度解释梦。虽然梦中的内容能反映一个人白天（清醒时）的情绪，但梦对一个人来说并没有现实意义。每个人都在做梦，梦对每个人的意义就在于你如何解释它——你进行积极的解释，梦就是好的；你消极地解释，梦就是不好的。所以，我国古代特别忌讳一些梦境，就对这些梦境进行正面的、积极的解释。比如，梦见棺材了，解释为升官发财，官运、财运来了，解释为好事，这也算是一种心理疏导过程了。梦到棺材后，如果没有类似的解释，总是悲观地解释，可能就会成为心理障碍的根源。所以，没有必要为一些梦境而苦恼。

# 第四节　人为什么会得精神疾病

前面谈了心理活动，即精神活动，我们基本能够分清什么是精神（心理）、什么是神经了。但社会上这方面的认识并不完善，往往连精神与神经都分不清楚，常常把精神病看作是神经病。那么，什么是神经病？例如，有的人脑部出现了器质性病变，卒中、瘫痪，有的人出现了面瘫、嘴歪眼斜等，都是神经病。

有些患者以前曾有过精神障碍，出现过很多感觉、知觉和思维上的障碍。例如，有些患者曾有过明显的幻觉如幻听、幻视等，还有些患者有过妄想，很明显、生动地感觉到不存在的事情，认为有人跟踪他、监视他或者害他等。凡是曾有过精神障碍的人，当时都不会承认自己有病。但这都是以前的情况，现在病好了——处于恢复期了，就不是一个精神障碍患者了，而是和大家一样，是一个正常人。当精神障碍处于恢复期后，我们需要做的是什么？提高、总结。总结以往得病的经验教训，提高认识，预防复发。因为这个病最痛苦之处在于别人不能理解。现在病好了，就应该更科学地去认识它。只有更客观地认识它，才能保障我们今后的心身健康。

人的脑袋也只是人体的众多器官之一。既然有个脑袋，如果不会生病，那就怪了。人的脑袋，也会生病，出现功能异常也是很正常的现象。生了病不怕，怕的就是我们不能总结经验教训，糊里糊涂得了病，好了以后，再糊里糊涂地复发，这是最可怕的，也是最值得我们注意的。因此，有了高级病——只有人得的病，没有什么值得自卑。作为一个心理医生，不管别人如何看待，我一辈子就是这样认识的，我也是从科学的角度认识这个问题的。那种无知的——没有这方面知识的人的偏见只是他们的无知。可是，现在社会上偏偏有很多无知的认识，如果这种认识影响到我们，就对我们自己非常不利了。

为什么说这是只有人才会有的毛病？再高级的动物，有哪种会得精神病的？只有人才会得。有人会质疑，狗不是也会得狂犬病嘛！那不是狗得的精神病吗？狂犬病是狗被病毒感染了，是一种传染病，而不是狗精神上的毛病，与常见的精神病不能相提并论。但当我们有了这个高级毛病，反而自己倒很自卑，别人对精神病有看法，这是不公平的，也说明了他们的无知。如果有了这方面的科学知识，就不会有不正确的认识了，我们也就不会有自卑感了，就可以大大降低精神病的复发率。正因为这个知识不普及，社会上才会有各种不正确的看法。这就是为什么要给大家提出来的——只有自己才能救自己。

如何对待精神疾病？如何自己救自己？只有提高自己的心理素质。出现了精神障碍后，会遇到一些困难，这个困难有时是很难克服的。困难在哪里呢？要去改变社会的偏见，困难是比较大的。要想去改变社会上旧的观念和无知，你必定要付出代价。这个代价是什么？武装好自己。如果不武装好自己，就没办法去改变社会现状。只有武装好自己，提高自己的心理素质，以科学的态度来对待自己的病，对待自己，才能保障自己的心身健康。然后，再进一步去改造社会，改造这个不利的社会环境。有些人说，能踏进精神病院的门，确实需要很大的勇气，的确如此。作为心理医生来说，能为此做一点工作，我们也感到无比自豪。

但其实，有时候连我们的医务人员也会受到误解。

有一次，我到某大医院去会诊时，他们的护理部主任就说："你们的工作很艰苦啊！"他就跟我开玩笑："听说你们医院的医生、护士都是神经兮兮的？"我说："你看我哪儿是神经兮兮的呀？"

这说明他们不但不了解这方面的知识，还把这个领域的工作都否定了。

要想较好地应对这些无知，只有一个办法，那就是武装好自己，保持心身健康。就像得过感冒、肺炎一样，康复了以后，最重要的是加强锻炼，预防复发。感冒、肺炎谁都可能会得，关键就看你能不能接受这个教训。如果能接受这个教训，不断提高心理素质，掌握疾病的规律，遇到障碍能够克服，这样就能保证自己的心身健康。

### 实例 12

这是一位计算机专业的女大学生，父母都是大学教授，父亲在东北工作，母亲在南京。正因为她是独生女，很有才华，父母总希望她能找一个理想的伴侣。她当时与班上的一个同学很要好，男孩人很好，但家里条件差一些，有点门不当、户不对。父母虽然是教授，但在这方面的传统束缚仍然摆脱不了。跟女儿说："你必须听爸爸妈妈的话，放弃这个男孩！"

在长时间剧烈的冲突与痛苦中，她发病了，诊断为精神分裂症。病好了以后，她爸爸放弃了工作，回到南京，妈妈说没尽到责任，没保护好她，这次一定要保护好。她出院后，家中给她请了个保姆，每天让这个保姆陪着她。所有同学来访，一律谢绝。所以，这个孩子出院3天，很多问题都已经解决了，但心理问题却没解决，后来她感觉"我的父母对我态度变了，但却把我隔离起来了"。

她并没有发病，但感觉很痛苦，就把出院带的药一下全吃光了。抢救后送到精神科又复发了，情绪忧郁，后来转到我的康复病房做心理治疗，做完10天的疏导治疗后，把她母亲和学校的班主任请来，一起座谈。她母亲讲了一番话，给我的印象是很深的。她说："我虽然是个大学教授，但我是一个无知的人，我不知道如何来面对自己的女儿。当我女儿出院以后，我总是想怎样对孩子好，没想到这完全是与医生的要求相违背的，我只是希望保护她，但不知道如何保护好女儿，我犯了一个错误……"

这个女孩回去以后，继续上学了，大学毕业前给我写了封信，这封信我一直保存着，她在信中说："我现在学习非常好，我以实际行动证实，一个得过精神病的人能和其他人一样生活。"她说到做到。她母亲最后同意了她和那个农村男同学的婚姻，婚后的生活很美满。她病好了以后，也遇到过大大小小的打击，她都能正确地对待，一直没复发过。因为她原来就住在我家附近，我经常看到她带着两个孩子上街买菜，我们经常互相问好。几十年过去了，我印象还很深，她很值得大家学习。

下面再举一个例子。

### 实例 13

有一位来自苏南某厂的女职工，很能干，是市里的劳动模范，多年的先进工作者，她丈夫是该厂厂长。工作中，她提出过不少合理化建议，后来因为在技术改造上与别人发生了一些争执，得了一种精神障碍——躁狂症。她总感觉工厂压制女性，要求提高女权，经常在厂外的小学宣传"男女平等"。后来，送到医院里来了。痊愈后，回到家里，一切都变了。

她丈夫虚荣心也很强，总觉得"你什么病不得，得这种病！叫我怎么当厂长？"她当时也不理解这个病，"我也不愿意得这个毛病！"但自己没办法。上班后，她提出的合理化建议，到她丈夫那里都通不过，更别说报到厂里了。结果，回去三个月后，她的病就复发了，症状更加严重了。她干脆跑到理发店剃了个光头。她对小学生讲："你们别喊阿姨，喊叔叔！"小学生并不知道她的情况，都笑话她。

最后来到这里进行疏导治疗。结束时，把她丈夫和厂领导都请来了，很多家属一起开座谈会，她讲了这一段非常辛酸的经历。她丈夫与领导都认为："我们太无知了。"康复出院以后，她丈夫来信说："以前没有知识，我现在有了精神疾病的知识，就有武器了。我能正确对待事情，所以能更好地、耐心地给我妻子做工作，我妻子也承认自己有问题。她出门时依然会被小孩议论,但是她总是不厌其烦地解释自己是因为生病才会如此。"此后,她的家庭、生活等各方面都慢慢恢复了正常。

从这些实例看,只有自己才能救自己。如果不武装好自己,怕别人议论,吓得不敢出门,后果就不堪设想。现在甚至有不少人明明什么病都没有,仅仅是怕别人议论,就吓得不敢出门。假如像这位患者这样,一出门,别人就指指点点,她不敢迎难而上,那她能取得最后的胜利吗?她怎么去改造社会的?乐观、积极、主动、自信地面对困难、面对现实。

摆在大家面前的,只有一条路:自己救自己——只有自己才能救自己。我们现在有了心理卫生知识,提高了心理素质,不但能保证自己的心身健康,而且可以进一步去改造不利的社会环境。只有这样,才能达到我们的目标。

有一次,一位患者生病以后,曾与单位有过一次争执。因为他在发病过程中曾破坏过公司里进口的商品,这位患者病好了以后,领导仍不让他上班——宁愿一分钱不扣,养着他,也不让他上班,我们屡次出证明也不行。后来叫他的领导来,他们不来,我们就去到他的单位,讲了很多道理。最后,我就对他的领导讲:"病谁都会得。你有脑袋,我也有脑袋,我不能保证我今后不生病,可是,你也不能保证。人有个脑袋,都可能会出问题……"领导最后被我们说服,让他上班了。

实际上,谁都可能会得精神方面的毛病。这个病,就像大脑感冒一样,没什么奇怪的。我们接受心理疏导的目的,除了治疗以外,就是提高心理素质,防止精神疾病与心理障碍,最主要的还是学会如何保障我们的心身健康。

精神病不需要低人一等,这是个高级病,是一个文明病,是只有人才会得的病。没有科学、正确的认识,我们的心理就不能平衡,就很可能会背上非常严重的包袱。在心理素质不是很高的情况下,特别是病愈初期,往往遇到刺激,就会复发。因此,得了这个病,就必须提高我们的心理免疫功能。心理疏导的目的就是提高大家的心理免疫功能,防止病情的反复。要以实际行动同疾病战斗,同不良的社会倾向战斗,这样才能保证我们的心身健康,达到我们的预期目的。否则,如果你后退了,不敢战斗了,你最后必然会倒下的。

# 第五节　心理障碍的自我诊断

神经病、精神病与心理障碍,三者的区别我们已经讲过了,现在自己再衡量一下,自己找一找,现在自己属于什么?以往得过精神病的就不谈了,康复后就不是精神病了,要以现在的水平衡量自己,现在处在一个什么样的阶段?不但要对照我前面所讲的,找出心理问题出现在哪一个关节点上,而且要对照自己,自己给自己下个诊断。

随着治疗的深入,随着自我认识的加深,大家对这个问题的认识就会更加清楚。只有自己认识自己,才能自己救自己。国际歌上说:"世界上没有救世主,只有自己救自己",心理疏导治疗过程也是这样,只有提高自己心理素质,才能保全自己,展望未来。否则,一切都是空谈。

那么,心理障碍是不是器质性的毛病呢?

绝大多数心理障碍都没有脑器质性的病变。能够接受心理治疗,特别是自我疏导治疗,就不会有重型的精神疾病或脑器质性病变。因为我们有自己认识自己的能力,希望进一步认识自己,解除痛苦,这是我们唯一的目标。脑子里有了器质性的毛病,比如前面讲的老年痴呆症,她吃过饭马上就不认账了,她的记忆力衰退与我们的记忆力减退完全不同。她的远期记忆力存在,近期记忆力缺失,这是一个退化性的病变。

前面讲过正常心理后,有些人联系自己做得很好,可能已经找出问题来了。比如,自己知道反复洗手不对,但是若要去改,依然很难,自己就是不放心,不洗不行,不洗就难受,这就是他的意向与意志行动脱节,这类人比较多。其实我们中的大部分都存在恐怖心理和不放心的心理。有些人否认:"我不存在恐怖心理!"但他老是怀疑,怀疑的背后是什么?怀疑还不是不放心嘛!人际关系是不是"怕"?敏感是不是"怕"?你的压力是不是"怕"?这些"怕"有几成是真实存在,又有多少是你的想象?因为怕而退缩,因为怕而忧心忡忡,整天似乎有无尽的烦恼,是什么原因?如果思路能稍微宽一点,可能我们就认识得更清楚一点。所以,要避免用我们原来的思维方式来接受心理疏导。

再次提出要求:看了书后要举一反三,即我们了解到一个问题,联系自己时能想出三五个问题,这样才能深化认识自己。如果能举一反三,经过书中的点拨和启发,就能联系自己的实际,联系一连串内容,你最后肯定能取得优化。下面以一位患者(小S)为例进行说明。

小S在反馈材料中说:"我这一天焦虑不安,外面马路上汽车很多,我找旅馆时就被汽车撞上了,在人多和交通繁忙时,自己可能被汽车压死了!医生,有没有与我的病一样的?"他为此焦虑不安,完全没有联系到他自己。

虽然书中不一定有和你一样的症状,但是你能根据书中讲的情况联系到自己,这样才能举一反三。如果你总在想"有没有和我一样的?"书中讲别人时,你只是当个故事看看,就很难有提高了。看到这里,如果你自己还认识不到,还纠结于有没有和你一样的,这就是一种认识不深的表现。所以,医生谈某一个问题,我们能密切联系自己,能想起一连串的问题,就能为自己的进步打下了一个很好的基础。

**反馈提示:**
(1)对照正常的心理过程,谈谈自己哪些方面有障碍?
(2)按照心理活动的规律,自己的心理障碍是如何产生的?
(3)如何从心理健康的角度认识自己的睡眠情况?
(4)对于心理障碍,我们应该采取什么样的态度?

## 附:Z患者反馈材料二

今天鲁教授从大脑的解剖功能讲起,谈及心理及生理之间的密切关系,使我们相信大脑像人体其他器官一样,是有可能生病的。这个器官出了毛病并不可耻,何况绝大部分患者是属于大脑疲劳引起的功能失调。自己也是因不良的思维方式,过度用脑而使大脑疲劳了。

一个原本聪明的、善于开动思维的大脑,这个"最高机构"在我的中学时代却被滥用了。比如逐渐养成了上课开小差这个习惯,以至平时走路等也常常会思考一些问题。当然那个时代还没有感到太痛苦,因为还没有因反复想某个问题而使自己苦恼。但这样的"滥用"已为后来强迫思维的发展奠定了基础。之后,因为受到精神刺激,自己感到心理上极不平衡,因此常常极为敏感,疑心人家议论我,但又在思想深处出现另一个自己反过来安慰自己:并非这么回事,理由是"第一……,第二……,第三……,劝自己别多心,别去想了!"而且要反复完整地将五条理由重想几遍,生怕再忘记,好像理由想得越全就越安心……从那时开始,形成了这种类似正常又非常可笑的"分析"方式,并已逐渐形成了固定的模式,用来套各种各样的问题。我对客观事物反应特别快，而且专门搜集不利于自己的一些信息。其实，自己令别人羡慕的事大大存在，我却从来不将其储存于大脑皮质内，也不像有的人那样沾沾自喜和津津乐道。一旦看到某件事，认为于己不利，就马上出现这种固定的"五条"方式来自我解脱，否则，好像就无法过这个关似的。当然，后来在运用到考虑工作安排、人际关系的细节之事时，强迫思维表现并非是这种方式，而是反复思考某个问题，往往是为别人之事担心、苦恼，事后看，别人却根本没有什么事，悠哉悠哉。我的本职工作中会遇到别人之间的矛盾，我常怕因自己做事不周而使人家加深误会。

我的问题可能就出在思维过程中的某些环节，最重要的是错误的分析。"五条"方式到底是不是错误的？有时简直难以判断！有时觉得自己的分析并不是没有道理，但有时又完全否定这种早已形成的、闪电般的、令人生厌而又不得不这样想的方式。不管内容怎样，这种思维方式害人不浅，是自己苦中酿出的一杯更苦的酒。每次都想借此方式尽快脱离苦海，却是中邪似地越陷越深，有时简直弄不懂正确思维与错误思维的界限。

我想，这种典型的五条分析法也是产生在错误的认识和理解的基础上的。比如，刚开始时，因为总是疑虑别人在议论自己的不是，就容易像"丢斧人"那样对别人产生误解，但为了摆脱自己出的难题，又迅速地列出几条反驳依据……有时，我也惊叹自己大脑这种迅雷不及掩耳的组织和综合罗列能力！

我在思维过程中除了有错误的分析方法之外，还容易因此而产生错误的判断、推理和联想。上了这一课，觉得人的思维过程是"一条龙"的有机过程，所以，我的思维过程中出现错误的推理和联想，也是不奇怪的。

我对待客观事物，很容易按自己的主观思考去推理和联想——人家将会怎么样，事情以后会怎么样。当然，我的推理和联想，有时看到事物并不用分析就直接进行。近些年来，我又是常常凭空想出什么事，然后从担心的角度去苦思冥想，把它推理、联想得特别仔细，煞有其事的样子，好像脑子里就出现一幅动态的画面，事情就是那样在发展着。有时我告诫自己：注意！这明明是主观臆想，不是客观事实！但自己就是不由自主地还会围绕已经设想出的过程反复思考，因为我觉得判断和联想本身就是主观设想出的，而且更何况事态的发展还没有到时间，不一定能肯定它必然是虚无的……所以，往往让思想的野马任意在脑海里践踏作乱。我的这种设想往往在无法证实的情况下僵持，比如我要到外地休假，一到外地，就担心会不会临走前、工作快结束时不仔细而造成什么失误？这种焦虑心情常常伴我度过一个假期。

多年来的历史证明，我的一切顾虑、担心没有一件是真实发生过的。我一方面惋惜宝贵的生命在身边悄悄地溜掉，一方面却止不住在继续糟蹋岁月。我常常有一种窒息感，觉得生命的大部分已经被我这种谁也不知道的自我摧残手段扼杀了，余下的光阴本已不多，但谁能救我，谁能知我?! 因为无论我到哪里，都是给人乐观、豁达、开朗、有能力的好感，人们并不知道我完好的外观下有一颗受伤的心——不！应该说是有障碍的心理，一个过度疲劳的"聪明而又愚昧"的大脑。

现在，我终于找到了光明与希望，找到了对口治疗单位，找到了最能理解我心身疾苦的亲人——我相信比一般的患者更能接受此类知识，我有信心跳出无边的苦海。

在大脑疲劳的两种类型中，我觉得我是两者兼有的。一般情况下，显示出兴奋性疲劳，因为白天头脑不停地运转，兴奋灶一个接一个，以致头部经常胀痛，累得很。但在陷入几个月甚至半年的难以逆转的心境时，往往表现出整天疲劳，对任何事物没兴趣，注意力不集中，睡得再多也很疲劳等抑制性疲劳的症状，在此情况下有时就会出现恶性循环，连续几天失眠。

实际上，我的家庭还是不错的，丈夫对我很好，孩子也很优秀，我这个人还是热爱生活的，生活中不仅仅给人们，也对自己的小家庭、大家庭带来了欢乐……这次，为了完整地参加这个难得的心理疏导治疗，我经过激烈的思想斗争决定放弃参加父亲七十寿辰大庆（两年前，经多方亲友商量，最后父母选中到我家来，而家里那边还有其余所有兄妹。而我作为东道主，在父母即将远道而来时，突然临时到南京参加学习，未到场，实在有点说不过去）。鲁教授，你是否看出我的决心所在？你一定能理解我的心情的。

# 第三讲

# 心理障碍的内因——认识自己

产生心理障碍的原因很复杂，不同的患者致病的原因不尽相同，但都是受某种因素的影响而导致的。导致各类心理障碍的因素基本上有两大类：内因与外因。

外因是什么？外部的社会与自然环境。患了心理障碍，不少人对外因认识得很清楚，有的还把所有原因都归结到外因上。但是，在疏导治疗过程中，我们可不能提外因。因为如果找外因，各人的外因都不同，而且很多很多，就没办法进行疏导治疗了，而且强调外因，无疑是本末倒置了。而进行心理治疗，还必须找出致病的内因不可，否则，就无法加深自我认识，也就谈不上进一步的改造和调整了。因此，必须强调自己内在的心理因素。

我们要认识自己、武装自己，提高自己的心理素质。那么外因先不去谈，等提高了自己的内因——心理素质以后，我们再去改造外因。这样，我们的治疗才会有进步。因此，在治疗过程中，希望大家多找内因，努力先把内因找出来。矛盾论告诉我们，内因是基础，外因是条件，外因必须通过内因起作用。因此，根据这一哲学原理，大家应该多考虑内因，少考虑外因。当我们内因改善了，才有利于改造外因，这样对我们都是有利的。

那么，内因是什么？我们自身不容易改变的因素，叫作内因。我们要谈的内因主要有两个：年龄和性格。从生到死，从一岁到一百岁，年龄都是一个内因，这个内因始终伴随着你，年龄会影响到个人的心理与生理表现。第二个内因就是性格，性格是我们从小通过学习、培养逐渐形成的、相对稳定的思考和应对问题的方式。

## 第一节　心理障碍的高发期——青春期

前面已经谈过了心理障碍的形成原因，对心理障碍的基本过程都有了一些概念，下面将谈及造成心理障碍的两大原因，并着重分析和讲解内因的作用。

第一个内因是年龄。人生的整个过程中，从出生开始，可以分为几个年龄层次：婴儿期、幼儿期、儿童期、青春期、成年期、更年期、老年期等。如果把我们的人生看成这样一条曲线，0～3岁，婴儿时期；3～7岁，学龄前期，即幼儿期；7～11岁，儿童期；11～25岁，青春期；25～45岁，成年期；45～55岁，更年期；后为老年期。

从人生发展的几个阶段来看（如图1），一个人从生到死几十年的过程，从婴幼儿时期开始一直到青春期，我们的激素内分泌等生理水平一直是走上坡路的，是一个发展时期。到了青春期以后，进入了成年期，包括壮年和中年，这是比较稳定的时期。到了中年以后，特别是更年期以后，发展趋势就完全不同了，开始走下坡路了，是一个衰退期。这是人生的自然规律，也是人生的整个过程。这个过程又可分为三个阶段：成长期、稳定期和衰退期。

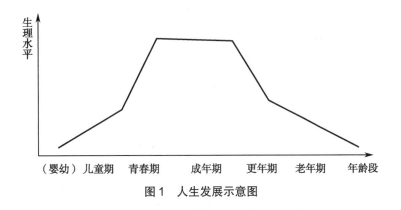

图 1  人生发展示意图

在这几个阶段中，相对来说，哪个时期更重要？青春期。

青春期是人生最宝贵的一个黄金时期。青春期有什么特殊性呢？从生理上看，整个生理发育逐渐地完善。在婴幼儿时期，三岁以后大脑雏形基本上就具备了，在儿童期以后，大脑还在发展；到了青春期以后，大脑发育已经比较完善了。

青春期是个黄金时期，但又是一个非常危险和痛苦的时期，很多问题都出现在青春期。因此，从整个年龄层次上来说，婴幼儿时期是基础的基础，儿童期是基础，到了青春期，很多心理问题都表现出来了。虽然心理障碍多发生在青春期，但我们不能把原因都归结于青春期，因为青春期和婴幼儿期及儿童期是不可分割的。在婴幼儿期及儿童期，心理障碍的种子已经种下了，青春期有促使心理障碍生根发芽的复杂条件，到了青春期，不过是这粒种子发芽而已。

一个人心理素质的高低，在青春期就能够充分表现出来。通过对心理障碍初次发生时间的调查，结果显示，初中就出现症状的有 17%～20%，到了高中超过 20%，大学阶段占到 40%～50%。这就说明青春期是心理障碍发病的最主要时期。据观察，一般心理障碍的平均发病年龄是 18 岁，精神病、躁狂抑郁症发病年龄是 16～25 岁。如果一个人心理素质不太高，青春期的负荷量稍微大一些，超负荷了，出现心理障碍就是必然的了。

关于青春期的时间，在中国，女孩 10 岁以前是儿童期，从 10～25 岁属于青春期，而男孩要比女孩晚 1～2 年进入青春期。

我们可把整个青春期可分为三个阶段：青春前期，青春期和青春后期。一般来说，10～15 岁，这 5 年叫青春前期，也是青春萌芽期；15～20 岁，这 5 年是青春期；20 岁之后，就是青春后期。从青春期萌芽到青春后期，这 15 年的变化是人生很重要的转折点。青春期也是儿童向成人过渡的时期，在这个过渡时期，儿童必须学会成人的一切。

与婴幼儿时期的最大不同在于，儿童时期的神经系统逐渐发展完善，通过不断实践，生理上得到了发展，丰富了智力，也丰富了其他能力。在儿童时期和婴幼儿时期，这些能力都是在不断的社会生活实践中取得的。所以，当孩子出生以后，如何教育就是一个大问题了。在出生之前，胎儿就受到母亲的影响，母子共息，有共同的血液环境，因此，所受影响从怀孕时就应该算起了。但是我们一般从孩子出生后算起，因为出生后就要受外部环境的影响。小孩出生以后，像一张白纸，在这张白纸上，你想怎么画就怎么画，你画出什么样的形象，就是什么样的形象；又像一块玉石，你雕刻成什么样的形象，就是什么样的形象。比如，这个小孩出生以后，可能爱哭，这是气质性的问题，但是，后天的一些习惯，我们却可以慢慢地改变。大家都知道，在医院出生以后，一般三四个小时喂一次奶，就有规律，三四天后就形成条件反射了。一过三个小时，到了喂奶时间，他就"哇哇"地哭起来了。如果不养成定时吃奶的习惯，孩子一哭，妈妈就把奶头塞进嘴里去，时间一长，就没有规律了。他可能就不单单是饿时才哭，而是形成条件反射了——没有奶头就哭了。举这个例子是想说明环境对孩子的影响。因此，性格形成的关键在于后天的塑造。

性格的培养是从什么时候开始的？先不论先天因素，从后天来说，出生后就应该注意了。一个很正统的家庭，孩子都是比较忠厚老实的，但是当家教不是很正统时，孩子多半表现得很随便，没有那么严谨。孩子到儿童时期，会逐渐懂事，因为大脑皮质逐渐完善，能够分清什么是甜，什么是苦，什么是爱，什么是恨。甜和苦是从生理上说的，爱和恨是从心理上谈的。因此，性格的发展是连续性的，都是在出生后逐渐奠定的基础。

青春期是从儿童向成人过渡的时期，是对一个人影响最大的时期，也是一个重要的发展时期。在生理方面，虽然婴幼儿时期和儿童时期身体结构基本发育完整了，但并不是到此为止了，青春期受激素内分泌和新陈代谢的影响，是生理发育的冲刺阶段，即高速发展阶段。在儿童时期，激素内分泌与新陈代谢都不是那么活跃，进入青春期以后，激素内分泌包括性腺逐渐活跃，发展迅速，促进了个体全方位的成长，第二性征逐渐地更加明显了。第一性征是生下来就知道的，从生殖器上就区别出来是男孩还是女孩。第二性征就不同了，它受到激素内分泌与性腺的影响。到了青春期以后，各方面的激素、性腺活跃以后，男孩子小胡子长出来了，女孩子乳房也显现出来了，这些都是明显的第二性征。

在心理方面，由于生理上的巨大变化，必定促进心理的不断变化。假如生理在不停地向前发展，心理却一直处于原来的状态，就不能保持同步。在不能同步的情况下，就可能导致各方面的不平衡，起码认识会不平衡。同时，青春期是一生中接受信息量最大的时期，对很多事物都是从不知到知的过程，无论生理上的信息量，还是社会上、心理上的信息量，都是非常大的。

在青春期，生理方面，激素、内分泌非常活跃，这是很多年轻人情绪不能保持稳定的一个重要因素。生理的变化会影响到心理，心理活动、情绪的变化常常又会影响生理活动，这是个辩证的关系。因此，在青春期，情绪的稳定性受到生理变化与心理素质的双重影响。如果小时候没有打好心理素质的基础，在青春期情绪就容易波动，例如，容易激动，热情很高，考虑事情很不周到等。但这也是青年人的特点。此时如果没有正确的引导，一件小事就可能导致犯罪，一时冲动就可能走极端，比如冲动性自杀等，这是青春期的危险因素之一。所以，青春期犯罪率（以第一次犯罪计算）比成人期要高。

青春前期的小学生，一般来说，老师讲什么，就是什么；家长说什么，就是什么。例如，老师在黑板写一个字，老师说很漂亮，孩子就认为很漂亮；家长说漂亮，孩子也同样认为漂亮。可是，进入青春期后，因为他接受了社会实践，自我认识越来越深化，也有自己主观的认识了。老师、家长说好，他不一定说好。

青春期是人生的黄金时代，同时又是一个危险的时期，因为青春期是人生中负荷量最重的时期。很多人认为中年才是人生负荷量最大的时期，中年人是社会的中坚力量，上有老，下有小，很多中年人因为负荷量过大而英年早逝。但其实不应该这样看，而应从生理心理的角度综合来看。从综合的角度看，人生负荷量最大的时期不是中年期，而是青春期。因为，青春期对很多事物都是从不知到知——大量接受信息的过程，加之没有任何经验，就会面对诸多的困惑。中年人已不断积累了应对社会及各类新信息的经验，就不会有那么多的无知和疑惑。

具体地说，在青春期，摆在我们面前有很多"负荷"，如学习、就业、人际关系、恋爱、婚姻、家庭等，基本上都是在这15年之内完成的。因此，青春期的危险性就在于负荷量很大。青春期是个很重要的关口，人生成败的基础都在此奠定。如果一个人适应社会的能力不强，在儿童与婴幼儿时期没有打下坚实的基础，在青春期就可能会遇到障碍，就可能导致各种各样的问题。

就学习来说，在儿童时期是没有问题的；进入青春前期，由被动向主动转化；到了青春期，由主动转向自觉；青春后期，自觉中又增加了负荷量。随着竞争力的增加，紧张度随之增加。很多人既有才华，又很勤奋，最终却因心理素质而在学习上失败，并非智力不够。当心理素质太差，没有良好的适应社会环境的能力，就很难发挥自己的潜力，往往会在学习上卡壳。

目前，高中阶段心理障碍患者逐渐增多，比初中生要高得多，最主要的原因是高中生的竞争压力要大得多。有些对自己要求过高的，就会在竞争中出现心理障碍。这里我讲一个高三学生的案例。

**实例14**

曾经有一个高三学生（C）写信问我："我原来学习成绩很好，现在每天看书看到凌晨两点，但是成绩始终上不去，这是为什么？"

这个同学进行心理疏导后，提高了心理素质，考取了大学，又来找我聊过一次。

C："我总感觉到性格非常难改变，我回去后认识到了，但我心理上还是不平静。例如，有些题目自己做不出来，我就不愿意去问别人。"

LU："别人问不问你呢？"

C："别人也问我，但我就是不愿意去问别人。"

LU："为什么？"

C："我的虚荣心、嫉妒心特别强，我总感觉到别人不应该超过我。我越怕别人超过我，就会想得越多，越想自己越差，想得多了，还真差了。结果，本来数学以前都考九十多分的，却考了七十多分，明显是受到了情绪的干扰。"

这个同学的才华可以达到98分，但与他的才华来比，他的心理素质是不及格的。正像他自己所讲的，"我主要是虚荣心太强"，最后他自己也认识到，就是虚荣心害了他。我们已经多次提到虚荣心，那么，什么是虚荣心？我们所说的虚荣心不是指"某人爱慕虚荣，爱穿名牌，爱炫富"等，而是指"不现实地对自己要求过高"。这位同学就是这样虚荣心强，到高二以后，他心理就不平衡了，就怕不如他的人超过他，要左顾右盼。实际上，他在班上一直是第一名，但他做不到："我学习我的，不去管别人！"他考虑得特别多，由虚荣心发展到嫉妒心，结果就自我妨碍了。

只能别人问他，而他不能去问别人，这是什么样的心理？这恐怕就不单单是个虚荣心了。但是，他后来能自我认识、自我暴露，逐步纠正了这些缺陷，分数就上去了。现在的学生，因心理素质低而导致成绩下降的有多少？大学落榜而导致心理障碍的，又有多少？最可悲的是，自己心理素质不高，却还认识不到自己失败的原因，那他们只能是悲观、失望、消极，走下坡路了。如果自己真能认识到："我的才华是好的，我差的就是心理素质，我只要把心理素质补上去就行了"，他的发展就不一样了。

高中阶段，心理问题开始增多。那么，大学阶段为什么就更多了呢？主要原因是，从中学到大学是一个突变，学习和生活方式有很大不同，进入大学以后，对他们都是按成年人进行要求的，一切都要求独立。适应不良，就容易出现心理问题。

刚上大学，有哪些因素导致出现适应障碍的呢？

第一，离开了"保护伞"。当一个青春期的学生第一次离开父母时，会难以适应，特别是平常依赖性比较强、独立性比较差的学生可能更不适应。另外，由于有些同学有着特殊的性格，就像刚才我谈的一个例子，他本身虚荣心和嫉妒心都很强，一直是在赞誉声中成长的。因此，遇到"群英会"时，显不出他了，他就会不满意。原来是全校第一名，可是到了大学，多少个全校的第一汇聚到了一起。如果一个人心理素质差，他还以以往的心态来适应新环境，往往就难以适应。

第二，面临着恋爱问题。从年龄和阅历上来说，大学生各方面还不成熟，而生理上却发展迅速，有强烈的恋爱需要，因此内心充满了矛盾。如果有的恋爱遭到家长的反对，或老师不同意，他就更加难以正确处理了。就像实例 14 中的那个同学一样，当有两个女生写信追他时，他的考试就受到了影响，亲密关系往往容易激起成长中的问题。

除了大一的适应问题之外，大学四年级的心理障碍也会比较多，最主要的因素是就业压力、恋爱问题的处理等。等真正走入社会后，适应了新的环境后，也就顺利度过了。在此能了解青春期的危险性，不但能保护自己，而且可以帮助别人。

虽然说心理障碍多在青春期暴发，那仅仅是青春期才会出现问题吗？答案是否定的。其实，过头性格就像树根一样，往往是在生命早期就慢慢扎下来的，尤其是小学之前，青春期只是开始发芽和长出枝叶而已。所以，我们才一直强调婴幼儿教育的无比重要性。到了青春期，出了问题，只能算是亡羊补牢，虽然说犹未为晚，但常常是事倍功半。

## 更年期，另一个多事之秋

除了青春期以外，从人生发展曲线来看，成年期、壮年期的时候，生理、心理基本能保持相对的平衡，到了更年期以后，身体要逐渐走下坡路了。

如果一个人从小心理素质不是很好，成年后，虽然相对要稳定一些，但他的情绪仍然会波动很大。到了更年期，这种波动就会更加明显，因为更年期的生理变化更加明显，与青春期正好相反，激素、内分泌都在"走下坡路"，也容易引起各种各样的问题。首先影响到的就是心理。

如果在年轻时心理素质就不平稳，情绪一直波动很大，到了更年期，激素、内分泌"走下坡路"，免疫功能相对降低，他的心身健康就无法得到保证，就会引起各种心身疾病，如呼吸系统、循环系统、泌尿系统等都可能会出现一些问题。什么是心身疾病？如高血压、动脉硬化、冠心病及溃疡病等，这些病都是以躯体症状为临床表现，心理 - 社会因素起主导作用的疾病。因此，更年期也是一个比较危险的阶段。如果一个人的心理素质好，即使生理的变化较大，他也能安然度过这个危险期。

我们再回头看那位实例 6 中的 72 岁的老医生，他有一身的心身疾病：心脏不好，戴着心脏起搏器；因为溃疡，胃切除了 80%，还有哮喘病等，这些都属于心身疾病。而且当他的情绪不好时，这些病一下就加重了；当他情绪好时，这些病就减轻了。这说明年龄大后，所患的心身疾病是与年轻时心理素质息息相关的。虽然他知道得太晚了，72 岁时才接受心理疏导，但当他的认识提高以后，就能平安地度过最后的岁月。他的余生生活质量开始不一样了——他感觉越活越年轻了。他说："我还有好多事情要做，我还有书要写。"77 岁时，他依然说到做到，出版了一本著作。

现在很多年轻人，最大的问题就是缺乏实际行动，虽然说起来总有宏伟的蓝图和远大的理想，但做起来就没有毅力、没有勇气，就不敢付诸实践。而他一旦认识了，就能付诸实践，大胆地去做。虽然他年纪大点，但他尽早提高一点，他就能轻松一点，活得也潇洒一点。虽然后来他很忙，开了诊所为人看病，门庭若市，但他现在是为了自己的心身健康，为了自己的心理平衡而忙碌，这就不是金钱所能衡量的了。

就一般的致病因素来说，心理障碍包含了心身疾病。功能性的、非器质性的疾病多发生在年轻人身上。但是，时间久了以后，功能性的毛病就会变成器质性的疾病。所以，一般的心身疾病多半都发生在成年期以后。例如，某位患者是紧张性高血压，虽然他现在的高血压是由焦虑引起的，是正常的生理反应，并没有高血压病，但紧张的时间长了，血液的生物化学指标就会改变。血液的生化改变了以后，就会导致一些血管的变化，进而造成器质性的高血压——高血压病。此外，长时间的情绪焦虑或抑郁，也可以导致免疫功能的降低，进而导致各种各样的疾病。

所以，良好的心理素质对于每个人是至关重要的，是关系到一个人终身的大问题。实际上，很多社会现象都值得我们反思一下。为什么有的人会长寿，而有些人年纪不大却全身是病？一般来说，长寿老人的心理素质都很高，一生中能基本保持平稳的情绪和良好的心境，而良好的情绪不但降低了他们患心身疾病的可能，还可提高免疫力，增强抗病能力，他们绝不会像林黛玉那样多愁善感，也不像鲁智深那样脾气火爆。

## 第二节　青春期心理的几个关键因素

### 一、人际关系

通过上述知识的学习，可以看出青春期的道路上有很多关口。一个年轻人，如果心理素质不够高，往往过了这一关，却过不了那一关。例如，学习关过了，在其他方面过不去，也会出现问题。其中，最大的问题非人际关系莫属。

人际关系是一个人社会功能的重要体现，也是保障心身健康的主要因素之一。儿童时期的人际关系是很淡的，但到了青春期就充分表现出来了。进入青春期以后，人际关系比儿童时期要复杂得多；进入社会以后，人际关系往往会成为很多人生活的"主题"。心理素质比较差、适应能力比较低的年轻人，往往对人际关系更加难以适应。例如，有些人无缘无故会怕别人，或者不敢接触异性；有些任何人都不敢接触；有的人怕领导、怕上级；有些人又无缘无故地怀疑周围的人对自己没有好印象；他本人非常忠厚、老实，但总是感到与别人格格不入……

这都是为什么？

"怕"是个情感反应，"怕"字后面有没有我们的思维问题？有没有认识问题？思维包括理解、分析、综合、判断、推理等。我怕人，为什么怕？怕的有没有道理？这个道理——我的推理、理解是否正确？这是不是思维上的问题？因此，不能适应社会的人际关系可能不单单是与别人搞不好关系的问题,而是有客观和主观原因的。下面我举两例来帮助大家思考"怕"的实质到底是什么。

### 实例 15

我曾经遇到一个少年班(少年班是针对早慧少年的一种特殊教育模式,针对 15 岁以下的少年群体,通过特殊的课程安排和独特的教育方式达到培养高科技人才的目的)的大学生,他 13 岁就考入了科技大学,他的症状就是怕见人。因为他有才华,父母都是教师,让他把所有的精力都用到智力开发和学习上去了。家庭的教育把他塑造成了一个"头大四肢小"的"畸形人"。"脑袋"很大——智力相当发达;"手和脚"却很小——手不能拿,脚不能走,缺少生存的能力。因此,他没有全面的能力来适应这个不断变化的环境。这类人我们看到的不是一个,而是很多。在他过去的 13 年人生中,他读了那么多书,却很少接触人,缺少与别人目光相视的交流、锻炼机会,缺乏社会实践。当他独自面对别人时,看到人就害怕,独立生活能力也差。比如,同样去买饭,别的同学买完了,他还在那里排队;洗个碗,同学们很快洗好了,他要洗半天。这种情况下,他不可能不产生各种不良的想法和负性情绪。他怕人,主要怕别人看到他的底细——他内心的隐私,但他自己也讲不清楚他的隐私是什么。他刚开始是怕所有人,男生女生都怕。后来,宿舍同学在一起逐渐混熟了,他不怕男同学了,但一直怕女同学。对女同学是不是真的怕呢?真正分析起来,实际上不是。他的内心不是怕女同学,而是进入青春期后,他对女同学既有好感,又感好奇——好奇却不敢注视,越是好感、好奇,越不敢看。

很多有人际关系障碍的人可以结合他这个例子好好思考一下,怕见人的实质到底是什么?实际上,是对自己内心喜欢异性的欲望及竞争力的不自信和掩饰。

### 实例 16

前些年,我还接待过一个大学二年级的小女孩(D),她一直怕与人接触。

D:"我最怕看见男的,恨所有的男同学。"

LU:"你到底是恨,还是别的原因?这个恨到底是真的还是假的?"

D:"原来我并不是恨,我总感觉到我不如别人,我没这个能力与这些女同学去竞争,所以,所有男同学不愿意接近我,都愿意接近她,我就恨这些男同学。"

这之后,她自己越来越孤独,最后,男同学更不敢接近她——如果我整天低着头,你们谁敢到我这里来?谁敢来问我一句话?谁也不敢,她自己孤立了自己。

实际上,她的长相并不差,功课也不差,但她为什么那么自卑呢?因为她的心理素质低,没有社交能力,她没有勇气与别人展开交往,慢慢就形成了心理障碍。当她认识到问题原因后,她就回去上学了。可以看出,她这么多年的困惑,实际上都是自己制造的,是自己虚构和想象的。

很多有社交恐怖的人都是非常忠厚、老实的,他们的家庭教育是非常传统的,也是相当严格和压抑的,导致他们的伦理道德观念过强。到了青春期,当出现对异性的向往、同性的竞争及对友谊的需要等本能的心理变化时,由于她伦理道德观念很强,会极其约束和压抑自己,就会出现巨大的内心冲突。一方面,本能的欲望力量巨大,呼之欲出;另一方面,内心道德极力压制这些欲望,就会出现各种症状。比如,有的人约束自己不看异性——头压得越低越紧张,越紧张越出现余光对异性敏感部位的关注,极为痛苦。比如,有的男孩余光会盯着女性的敏感部位,有些女孩的余光会射向男性的敏感部位,觉得自己不道德,自罪、自责。为了减少这种尴尬和避免别人发现自己的秘密——自己是个不正经的人，就会选择逃避。实际上，对于青春期的孩子来说，想看异性的敏感部位是很正常的心理，看也是一个正常的行为，一般人都不会刻意控制并自责、自罪。正因为伦理道德观念过强，才会"拿不怪当怪"，则"其怪更怪"了。有的患者说："我一紧张，感觉自己似乎到了另外一个世界去了"，如小 S 紧张以后，认为自己被汽车撞死了。实际上，这都是人高度紧张所致的一种自我保护机制——"木僵反应"，就像面对狮子的小鹿，打不过又跑不了时，只能假死一样，这是一种很正常、很常见的本能反应，怕人时的紧张与这些紧张都是一个道理。

除了社交障碍外，人际关系障碍中还有另外一种类型——因敏感多疑而产生的人际关系障碍。因为敏感多疑，处处对人不相信，就很难有好的人际关系。因为，这种性格本身就是异常的心理表现。

那么，正常的标准是什么？对别人的信任多于不信任。

人际关系绝不是一个小问题，它能影响自己的一生。人际关系上的障碍各有各的原因，所以只有自己才能救自己。但如果只是肤浅地说："我认为我怕的是虚假空的，我怕的不对"，是无法拯救自己的。只有通过进一步深化认识自己，并且我们只能把它作为一个内在的因素去进一步深化和分析，分析其根源，剖析实质，才能自己救自己。

### 实例 17

E 是日本某著名大学的博士生，他的问题主要就是人际关系问题。第一年他在上海咨询，大概时间太短，没有解决问题。回去以后没有进步，人际关系更加紧张，病情加重了。到南京治疗时，他写了很多材料——他特别能写，是我所认识的患者中最细的一个——但是他最后分析出了一个什么问题呢？失眠。

他母亲和他认为主要的问题就是失眠。实际上，到最后他才认识到是自己的性格问题导致的一系列人际关系障碍。他的知识面非常广，表面上看，应该不会产生他所表现的障碍，但是他偏偏就跌倒在人际关系障碍上。他妹妹已经在东京定居了，家里就他妹妹和妹夫两个人，他考取博士以后，住在她妹妹家。他不能适应在妹妹家的生活，总认为他妹夫对自己有特殊的看法，认为自己无能。另外，他很内向，不跟别的同学接触，认为日本的同学对自己也有特殊的看法，认为自己日语讲得不好，不如日本人讲得好。他的导师是日本人，他认为导师也是这样的看法。他跟导师讲话英语用得多，日语讲得少，还认为导师因此而不喜欢自己。他每天想的都是这些，自我禁锢，无法摆脱。之后，他从妹妹家搬出，住到了学校，结果学校的人更多，更不适应。吃饭时，别人吃过以后他才去吃，尽量不接触任何人。还有半年就毕业时，他认为还需要再读两年半，他满脑子充斥着一个想法，"我没学好，一定要再读，否则，我回家就是个废人……"但实际上，他的成绩相当好。

经过疏导治疗，他认识到以前的担忧确实是自己的性格和视角问题，拿掉"灰色眼镜"后，看到妹夫与妹妹对自己很好，对自己各方面都很关心，他开始反思："我以往怎么会有这种看法？"

之后，他和导师面对面地交换了意见："导师，我想这次把我的心里话谈谈——我总感觉你对我有看法，会看不起我，因为我日语讲不好……"他导师了解他的情况以后，就对他说："完全是你自己凭空想象的，我的研究生中，我对你是最欣赏的，你不但日语讲得好，而且英语也比其他学生好。"所以，当他自己解除了心理上的障碍，就敢于把自己的心里话讲出来了。后来，他顺利地完成了学业。

人际交往能力只能在人际交往的实践中逐步得到提高，空想是没有任何作用的。当我们的心理素质提高以后，能够积极面对现实了，人际中的很多问题就能解决了。就像 E，一旦把自己的有色眼镜拿掉，景色就完全不同了。

为什么我们在这方面的判断多多少少有些问题呢？原因在于：有心理障碍时，就像戴着有色眼镜一样，不能客观地观察世界、看待问题、判断事物，看到的事物往往无意中染上了自己特殊的颜色——认识歪曲和片面就是必然的了。

## 二、恋爱问题

下面要谈的是恋爱和婚姻问题。

对于恋爱问题，如果一个年轻人心态不好，不能正确地处理，就会进入恶性循环，怎么也拔不出来。有些人身陷这个恶性循环中，不但浪费了自己的青春，而且还会造成各种各样的不良后果，甚至导致一些扭曲的心理。

20 世纪 90 年代初，南京某大学曾出现过一个案件：一男研究生和一女本科生恋爱，后来由于两人性格不合，女孩不愿意再继续，男孩却不罢休，最后闹出了人命案。

要谈恋爱，首先就要知道什么是爱。爱是双向的，不是单向的。如果双方不能心心相印，就不能构成爱情。此案例中女方的态度已经很明确了，当爱情已经不再成立，男生却还不罢休，他的心理或多或少有点扭曲——他认为，既然曾和自己谈过，这个女孩就必须属于自己。他的导师曾就这个问题和他谈过很多次话，都没有任何效果。分手后一年多，当他看到那个女同学和另一个男生恋爱时，他没能摆正心态，任由扭曲的心理在恶性循环中更加畸形，出现了病理性的激情——把那个男孩杀掉了。这就是在高度应激的情况下，因扭曲的心理而导致的严重后果。像他这样的性格，像他这样的心态，能谈好恋爱吗？有很多经验和教训值得我们很好地深思和借鉴。

恋爱问题的复杂性并不是这么简单，我们只是从现象上来分析的。因感情问题处理不好而导致的不良后果各种各样，这里就不一一列举了。如果恋爱不能美满，婚姻中就易出现问题，这是有因果关系的。而一个心理素质较高的人，能正确认识客观事物，在遇到困难时能及时解脱。

除了人际关系及恋爱、婚姻问题，还有一些问题是我们必须面对的，如子女教育、职业发展、就业等，任何一个不适应，都会给自己造成极大的影响。例如，有些人就业以后，总觉得这个工作不合适，那个工作也不合适；这个单位人素质差，那个单位同事不好，调来调去，越调越差，越调越不满意。这是什么原因？因为他没有良好的心理素质，到哪里都是一样的，调来调去，越调人家越不了解他，他也越不适应，就会在这个恶性循环中越滑越远。其实，任何有人的地方都有复杂的人际关系，任何人群中都有左、中、右。不调整自己，而是遇到困难就逃避，你是很难找到满意的地方的。

## 三、性困惑

对于年轻人来说，除了上述问题之外，还有一个很重要的问题——性困惑。我国是一个古老的国度，封建的、旧的传统束缚了我们几千年，性问题更是如此。以前，性教育几乎是一片空白，都尽量回避，不愿谈，很多人都没有正确的认识。但"性"是一个正常的生理与心理现象，是每个人生理上与心理上都不容回避的问题。如果不能从正确的途径接受科学的性知识，那么一知半解甚至错误的性知识就必然从其他各种途径"挤"进来，从而形成错误的观念。因此，性教育对每一个人来说都是非常重要的。很多人就是因为缺乏正确的性教育而导致心理障碍的，心理门诊中常碰到这样的患者。

既然是人生大事，为什么应该了解的、应该知道的科学知识反而被封闭起来，遮遮掩掩？其中的原因很复杂，既有旧的传统观念的束缚，又有其他各种因素的影响。但是，我们所讲的正常的性教育与西方所说的性解放完全是两码事。就像心理卫生知识一样，性教育也是我们应该了解的知识。如果有了正确的知识，我们就不会迷惑不解，就不会把正常现象当成病态，也不会为病态的观念痛苦一生。

那么，性教育应该从什么时候开始呢？应该从婴幼儿时期开始。有人说，小孩懂什么！虽然有的事还不懂，但对他们来说，性教育仍然是很重要的问题。当然，在对孩子进行性教育时，必须讲究科学的教育方法。不久前，我们接待了从东北来的一个小孩，他在婴幼儿时期就没有正常的性教育，后来，他出现了性别认同障碍——他明明是个男孩，却认为自己就是女孩。他这次是骗父亲来的，因为他父亲不理解。实际上他不是来治疗的，他甚至不知道这是不是病。"我也不打算改变性别，就这样能让我生活下去就行了。这次来的目的是让我父母别再老给我介绍对象了，逼我结婚，逼得我太累了，我认为，我是个女孩就是个女孩，虽然是个男孩的打扮，是因为现在没办法，这是社会强加于我的……"他很有才华，写的材料文笔很流畅。由此可见，早年教育并不是简单的或可有可无的问题。有时候，往往大人一句话就会给孩子留下心理的残缺或终身的遗憾。下面介绍一个例子。

### 实例18

一对年轻的夫妇第一次怀孕时，两人都非常高兴，丈夫对妻子讲："你最好能生一个女儿，我最喜欢女孩！"妻子也就随着丈夫说："我也喜欢女孩！"实际上很难说妻子到底是否喜欢女孩，只是夫妻感情很好，就这么说了些知心话。结果，没过几个月，丈夫因为工伤去世，才二十五六岁。他去世以后，妻子非常悲伤，就把他这句话作为遗言记在心里了。后来，孩子生下来了，不是女孩，是个男孩。

一年多之后，她又结了婚，继父对这个男孩非常好，这个男孩很老实，也很聪明，继父后来就没有生小孩了，对他像亲生的一样。当他4岁时，母亲就给他讲悄悄话——这些都是她的隐私，她却对4岁的孩子讲："你的亲生父亲死掉了，当妈妈怀你的时候，你的亲生父亲多希望你是一个女孩啊！生出来你却是个男孩。"就这么一句话，造成了严重的后果。虽然他的大脑雏形已经形成，能够讲完整的句子了，但是他的思维逻辑还是主观的和刻板的。他是怎么想的呢？"我要是个女孩，父亲就不会死了！正因为我是个男孩，父亲才死的！"他母亲讲话时不在意，结果这个孩子就记在心里了。所以，早年的影响可以从他的材料里看出来——他脑子里一直印着"我不应该是一个男孩，应该是一个女孩"。

到初中以后，进入青春期，他还想着这个问题，而且想得越来越多。后来，他看了一本书——《宫廷的故事》，一看到太监的内容，他突然高兴得不得了，想："我要是太监就好了！"从那时起，他就有一阵一阵的心理冲动，一想到自己变成女孩，就很高兴。初中一、二年级时，都很顽皮，有些孩子不走路，翻墙头。有一次，有些小孩一翻墙头，不小心翻到了女厕所上面，有个女工人正在上厕所，就喊"抓流氓"。实际上这些小孩不大，都是十一二岁。最后，抓住一个，送到了派出所。他比较老实，虽然没有翻墙头，但叫他去作证。他就想："我要是个女孩，我就不会被抓到派出所去作证了。"他时不时就有很多这样的想法。

技校毕业，结婚以后，他经常想把自己变成女人。他只要一有想变成女人的想法，就会穿上妻子的衣服。有时候正抱着孩子，就把孩子一丢；有时正在烧火做饭，也不管了，化妆后到公共厕所蹲下来小便。夏天穿戴妻子的裙子和花衬衫，蹲到女厕所小便，常被别人抓住。

虽然他根本没有什么流氓行为或想法，但是女厕所对男性就是禁区，进女厕所就不符合社会规范，屡次被抓。当时，公安人员工作不是太细致，对这个情况也不是很理解，将他关押了十多年。第一次被抓时，他岳父一听说这种事情，"一个好好的人怎么能干这种事呢？"一气之下，脑出血去世了。后来，他的继父在他第三次被抓时也因脑出血死掉了。劳教十多年回到家里，他并没有什么收敛，该怎么做还是怎么做。后来，居委会和派出所没办法，才想到"这是不是个病？"到心理门诊来看。诊断很明确，他就是性心理障碍。

我们到他家里去探访，他的家里非常苦，就一个床，床上就一条被子，不像样子。有两个孩子，一家人就靠他妻子的工资生活。后来，我们对他进行了治疗。病治好了以后，我们还给他出了个疾病证明。经过治疗至今已经差不多20年了，后来成了一个单位的高级技师，情况一直很好。

从他的情况来看，他本身就是个非常好的人，正是因为早年受到的不良刺激，才造成这个后果——当他这个潜意识出现时，就无法控制了。

从这个例子来看，这个心理障碍就是因一句话而引起的，白吃了那么多的苦，说明了一个问题：早年教育的影响有时候是很难找出来的。如果他不是这么细致地去找原因，回忆起4岁时的这一句话，恐怕很难找出原因来。他还回忆到，因为他生下来时就很漂亮，家里人也挺喜欢他，妈妈老是给他扎小辫、涂口红、擦腮红，从小就这样，这个逗一句："小姑娘"，那个喊一声："小姑娘"，从小就是"小姑娘"，所以他的性别意识就很难改了。

早年性教育应该根据孩子的年龄层次，指导他们正确地识别自己的性别。如果在性教育方面出了问题，就会把孩子引入歧途。那么，怎么样根据不同的年龄对孩子进行性教育呢？

我曾接诊过一对从山东来的夫妇，结婚六年了还没生小孩，六年了，也没有过夫妻生活，这位女士的压力很大。山东是孔子的家乡，旧的传统观念挺重的，夫妻俩都28岁了，却一点性知识都没有，不知道结婚了应该有夫妻生活，更不知道怎么过夫妻生活。他到我们这儿来是最后一站，再治不好，他妻子必定要与他离婚了。他岳父是乡领导，有很多风言风语，也受不了了，脑出血没死掉，落了个半身不遂。

所以，孩子的病给父母带来的压力有多重。有人会因此而找借口："我的性格就是小时候家里人给我造成的"——推到父母身上去了。现在我们只找内因，大家都不是三岁孩子，都有自我独立的能力——找原因，应该从现在找起，怎么样面对现实，这才是最重要的。

因此，关于性教育的问题，应该根据不同的年龄层次分别予以指导。不但医生应给予指导，作为父母、教师，也有责任给予科学的性教育。可是，即使在我们医生中间，也有一些对性教育迷惑不解的。有些患者就性方面的问题去问医生，医生不耐烦，也不能以正确的态度去解答这个问题，可能本身没有病，反而造成了病。

那么，性教育有哪些内容呢？性教育的内容是非常多的，如性别的认识、手淫问题、性生活知识等。

性别的认识，即自己认为"我是男的还是女的？"假如在孩子小时候，父母没有正确认识，就可能会导致孩子性心理出现问题。随着年龄的增长，应不断教给孩子应知的知识，这样他就不会迷惑不解。

进入青春期以后，你不让孩子想，不让孩子知道，他是会想尽一切办法去知道的——如果"正门"进不去，他就可能走"偏门、歪门和后门"，甚至有些就不是正道。因此，他们道听途说的东西比"正门"进来的东西要危险得多。即使一些正常的生理现象，有的人甚至到了成年可能还不知道。前面提及的那对夫妻，很难想到他们对性会如此的无知。

怎么样从生理卫生、心理卫生的角度去认识性问题？进入青春期以后，孩子即将成熟，生理上逐渐有所变化。例如，女孩会来月经，如果老师、父母或者医生能以正确方式事先跟孩子交代清楚，孩子就不会出现恐怖心理，就会有一个正确的处理办法。男孩成熟了就会遗精，如果他了解到这是正常的生理现象，就不会恐惧。可是到如今，因此迷惑不解的人仍大有人在，因不敢讲、不敢说而陷入无知，进而导致生病的人比比皆是。

关于遗精问题，我曾在《祝您健康》上写了一篇名为《遗精是病吗？》的科普文章。后来，《祝您健康》接到很多关于这篇文章的来信。这说明，很多青少年依然需要这方面的知识，但是他们往往不愿意对父母讲，不愿意跟老师讲，因为老师和父母都不是他的知己。《遗精是病吗？》这篇文章已经是三十多年前的文章了，当时发表这类文章是很稀奇的。现在大家就了解得比较多了，因为网络宣传得比较多。尽管如此，现在仍然有人对此不了解。之所以迷惑不解，大多是受其他不良知识的影响，没有科学的认识，才会迷惑不解，进而导致出现心理障碍。

## 关于手淫问题

在性教育中，最值得我们关注的，也可能是最多的问题——手淫问题。对手淫问题的错误认识和误解往往是导致青少年心理障碍的主要原因之一。一方面，这些知识太缺乏；另一方面，社会上不科学的宣传造成了不良的影响。古代有种错误的说法，认为精液是血液变的，"一滴精，十滴血"，认为精液是男孩身上的精华，所以手淫是有害的。

这类说法不知道是从哪儿来的，我们查了很多材料，始终没有查出来。以往科学并不发达，这种解释可以说是完全凭空想象的。血液与精液是两码事，精液是排泄物，就像吐口痰一样，而血液是在血管里流动的，是供养人体细胞、组织、器官氧气的，是为新陈代谢服务的。在不了解这些知识的情况下，这些不正确的说法流传下来，就会有一些歪曲的观念："我的身体之所以不好，就是因为我遗精太早；我以前有过手淫，所以把身体搞坏了；之所以有神经衰弱，就是因为手淫引起来的。"

我们曾治疗过一个患者，是一个独生子，他总想自杀。为什么？原来，他看到某杂志上的一篇文章《手淫的危害》后，开始恐惧不安，为自己手淫而轻生。这篇文章是这样描述手淫的：手淫可以生百病，最后可以导致断子绝孙。这篇文章发表后，编辑部接到了很多咨询来信，说明很多年轻人是非常关心手淫问题的。越是耸人听闻的文章越容易让人着"迷"，许多年轻人都"迷"在了这个地方。

另一个16岁的男孩，父母都是知识分子，在青春期，他有手淫现象，在手淫时没有任何异常的感觉，也从来没有感觉到自卑、焦虑。在无意中看到这篇文章以后，他认为自己病得严重，但是在他这个年龄，生理的发育使他有时候很冲动，会控制不住手淫，每次手淫后又很后悔，甚至打、骂自己。后来，悲剧发生了——在一次手淫之后，他用刮胡子的刀片，把两个睾丸割掉了。

这是很痛心的事情！由此可见，一篇不好的文章害了多少人！作者的出发点可能是好的，因为过度手淫确实是个不良习惯，他可能是想劝导青少年不要过度手淫，但是他一点心理学知识也不懂，一点性心理学的知识也没有，生理学的基本概念都不清楚，完全根据自己的想象在吓人，而不是在正确引导人。如果手淫像他所说的那样有百害而无一利，最后断子绝孙，那中国就不用计划生育，也无须控制人口了。国外一次调查表明，20岁以下男孩90%以上都有过手淫。即使只有60%有手淫，如果有百害，都断子绝孙，那大家都是患者了。这么高的手淫比例其实说明了人和动物的不同之处。一个动物成熟了以后，它随时随地就可以满足性欲望与冲动，这也是繁衍后代的一个手段。可是，人有社会性，从青春期到正常的结婚年龄，起码有10年的性禁锢期，这10年也是生理发育的最高峰。所以，成年人适当的手淫并没有害处，但这不代表鼓励大家手淫。

有些人总是关心："手淫到底有害还是无害？"他们常认为手淫有害，否则为什么会导致神经衰弱？此处，要强调的是，手淫本身不会导致神经衰弱，而对待手淫的不良心态才是导致心理障碍的罪魁祸首。因为大家对手淫没有正确的认识，手淫后常常焦虑不安，逐渐导致了负性情绪，如恐惧、自责、忧郁等，陷入恶性循环，才会导致心理失衡。因此，手淫并不可怕，手淫不会直接导致心理障碍，而手淫后的恐惧、担心、自责等才会造成心理障碍。凡是手淫引起的心理障碍，都是因为手淫前紧张、矛盾、恐惧不安，又无法克制自己的冲动，手淫后又后悔、自责、忧郁，有些心理障碍正是这种矛盾的心理引起的，而不是手淫本身引起来的，这是一种明显的归因错误。

父母都很爱自己的孩子，都望子成龙，但一定要注意科学的方法，否则，孩子可能就会变成一条"虫"。由于父母对孩子的性问题处理不当，往往会给孩子造成极大的伤害。我们曾经遇到这样的家长，他把孩子错误地教育成了"虫"，而不是龙。

### 实例19

这位家长虽然是大学文化，但是他和妻子都是农村来的，虽然他学的是科学，但他脑子里充斥着很多不科学的、旧的观念。他的大儿子高中毕业以后考取了体育学院，大学二年级前都很好。有次星期六回家，可能是看书以后有了冲动，就手淫了，不料手淫时正好被他父亲看到了。像这种情况，作为父亲，应该如何处理？应该回避。这个事情谁愿意让别人知道？这是一个隐私啊。

但他父亲并不是这样，他没能理解孩子的心情，突然冲上去一把抓住孩子："你去死吧！"这种时候，孩子本就高度紧张，父亲一冲进来，他一下懵了，意识都不清楚了，噼里啪啦与父亲打了起来。他是个运动员，父亲怎么可能打过他？慌乱中，父亲的门牙还被打掉了，楼上楼下的人被父亲的救命声吓到，陆陆续续赶过来了。此时，小孩猛然清醒，"怎么把父亲的牙齿打掉了！"了解了自己所做的一切后，逐渐出现了心理障碍。后来，所有考试都不及格，学校也勒令他退学。

在治病时，我们与他的学校联系，提出建议：无论如何不能让他退学，他现在是过于紧张，并不是不用功。最后学校根据医院的要求，给予照顾，发了一个大专毕业证书，此后他一直在中学教书，就没再过来。但七八年之后，他还是出现了问题。实际上，这个孩子后来一直都不是很好，他父亲爱面子，隐瞒了孩子的症状，实际上他虽然做了中学教师，却整天到外面去吃人家的剩饭，什么东西都捡——破菜叶子也捡。后来，已经发展成精神障碍了。

我们找他父亲谈话："你怎么能这样做？"他父亲说："他是学体育的，能手淫吗？当时，我也没有仔细考虑。"这说明这位父亲本身很容易冲动，情绪很不稳定。我们教育这位父亲后，他非常后悔，但已经晚了。

在现代大城市里，仍然会出现这种情况，确确实实是很可悲的，也说明了如果心理卫生知识不普及，对人们的危害有多大！其实，性教育的范围是比较大的，而且也是一个非常严肃的科学。本书点到为止，若想了解更多，请参考有关书籍。

## 第三节 性格及其影响因素

下面再谈第二问题——性格。关于性格，不同的理论有着不同的定义，我对它的理解是：性格是在先天基础上从小形成的习惯化地看待事物的方式，即性格包含了先天和后天两方面因素，其中后天的影响更多一些。以往，很多人都认为性格与先天有关，即性格是遗传下来的。但是，从临床角度观察，这个观点恐怕有些站不住脚了。对于性格的形成，先天因素不能排除，但并非是主要的，起主导作用的还是后天的因素。前面已述及，人生下来就是一张白纸，是一块玉石，画一个什么样的图画就是什么样的图画，想雕刻成什么样就是什么样。因此，后天的影响是主要的。但是，为什么孩子的性格总是会像父母？这到底是先天遗传的还是后天影响的呢？其实是孩子从出生起就和父母生活在一起，言传身教的结果。

成人对婴幼儿、儿童的影响是潜移默化且非常巨大的。因此，培养什么样的性格，后天起着主要作用。例如，南方人的性格都比较灵活，北方人的性格都比较倔强，为什么会有这种群体性的性格特征？群体关系是如何影响个人的？南方人的灵活性、脆弱性与北方人的倔强就是总体的性格特征。有时，一个民族也有某些共同的性格特征。例如，二战前的日本人性格是比较倔强的，因从小受到了"军国主义"教育。但这样的教育，同时有着性格缺陷，为天皇而死，用刀剖腹，这很明显都是后天的。不过，现在日本逐渐开放了，这样的人少了，这些封建思想也就逐渐减少了。

但是，群体性格并不代表某一个人的性格。每个人的性格都受到家庭教养、社会影响、个人经历与自我教育等因素的制约。家庭教养、学校教育都在性格的形成中起着主要作用；社会影响包括各种文化、经济、政治等因素；个人的经历和自我教育也有一定的影响。因此，一个人性格的形成不是决定于某个单一因素，而是受多种因素影响，这些因素主要还是后天的。如果从先天去找性格的原因，是找不出来的。当父亲有某种基因，儿子也有这种基因，这就属于遗传病，比如肌营养不良病、神经肌萎缩等，这些病不但有家族史，而且从基因上能找出缺陷来。如果说性格是遗传来的，那么在基因上的缺陷应该是查得出来的，但实际上我们从生物学上找不出原因，所以后天因素在性格形成中的作用是很大的。

既然性格代表个人的精神面貌，世界上就不可能有两个一模一样性格的人，即使是同卵双胞胎，虽然两个人从形象上一点也分不出来，但他们所接触的环境、所受的教育有差别，对性格的形成就有影响，甚至两人的性格可以完全不同。曾经有一对同卵双胞胎，长大后，一个成了科学家，另一个却成了罪犯，他们先天素质是基本相同的，而这千差万别正是后天教育与环境影响的不同所致。

20世纪40年代末，在夫子庙游乐场，曾有过一对连体人的表演。当时，有专人控制他们，靠他们发财，把他们当珍稀动物一样让人参观，到处周游，他们就是一部有生命的机器。这两个连体人，我们称之为甲、乙，他们有两个脑袋，长相一模一样，背部长在一起，血脉是相通的，但是他们的性格却完全不同。甲的性格是外向的，很容易跟人接触。有人跟他打招呼、送他东西，他就接，还很高兴地与观众握手。而乙呢？表现非常沉闷，很忧郁，讲话很被动。而且他们两个都有老婆，也是靠他们挣钱的。为什么甲外向而乙内向呢？从心理学的观点来看，如果甲越主动，乙就必然越被动。他们两个接收的信息就是不同的，如果甲面向观众，乙就要背对观众，甲看到的东西乙肯定看不到，乙看到的东西甲肯定看不到。因此，外界的影响、所接收的信息不同，他们的心理活动就必然不同。甲从小就性格外向，乙就必定内向，不然他们俩就会打起来。为了能够协调，不至于有大的矛盾，乙总是很温顺、很被动。因为甲要去和别人握手，乙就得后退。所以，甲越是活跃，乙相对就越不活跃，就越被动。这两个性格截然不同的连体人可以给我们很多启示，对于个人来说，性格的形成与后天的关系有多大，我们可以结合自己的情况进行深入的思考。

## 一、性格的分类

性格怎么分类？很难确定。因为几十亿人口，每个人都有自己的性格，互不相同。但自古以来有很多人研究性格，例如古希腊的希波克拉底，把人的气质分为胆汁质、多血质、黏液质、抑郁质四个类型；我国古代则把性格分为金、木、水、火、土五型；还有大家常讲的，性格是内向的还是外向的等。所以，各种分类标准及方式各不相同。我们根据临床情况，结合巴甫洛夫学说一般将性格分为强型、弱型和中间型（均衡型）三型。

这三个类型各有什么特征？

强型的性格接近外向的性格，顾名思义，比较热情、主动，容易激动，不易冷静沉着，好强、好胜，以自我为中心，什么事都以我为主，任性、武断、主观。

弱型性格，恰与强型相反，胆小怕事、敏感多疑、好幻想、有事喜欢闷在心里，不愿讲出来。

中间型（均衡型），也就是不强不弱，冷静、沉着、开朗、乐观，善于解决矛盾，勇于克服困难。讲到这些时，大家可以举一反三地理解。

虽然分这三型，这三型在一个人身上并不是绝对的。例如我自己就不均衡，有强型，也有弱型。现在有些青年人，这个特点就很明显，表现为双重性格，既强又弱，在家表现很强，小公主、小霸王，以自我为中心；出门以后，胆小怕事，敏感多疑，像完全变了一个人似的。这说明了性格的复杂性和掩饰性。有的人胆小怕事、敏感多疑，可是又以自我为中心，虽然表面看不出来，但一直会压抑自己。长期下去，压抑到最后的结果是什么？可想而知。所以，对待任何一件事物，究竟是内因起作用还是外因起作用？假若有三个人，甲是强型的，乙是弱型的，丙是均衡型的。同样遇到一个不开心的事，三个人的态度会有什么不同呢？

甲好强好胜，以自我为中心，很容易激动。如果触犯了他的利益，就必定要反击，整天激动不已，上午激动，下午激动，晚上也激动，时间长了以后，会导致什么结果？激动一次可不是好玩的。例如，一发怒就会脸色苍白，或者脸涨得通红，因为一发怒，激素、内分泌就改变了，整个身体都会有变化，如果稍有小事就激动，时间长了以后，心理就有了疲劳感，自主神经功能就会不协调，到最后就会导致心身疾病。

如果这个事摆到了乙身上，与甲相反，他胆小怕事、敏感多疑、好幻想。他会有什么反应呢？遇到这个事，他感觉压力非常大，越想越害怕，越想越放大，最后把它想得无限大时，就把自己压趴下了。但乙还有个特点，自己不愿意讲，什么事都喜欢压在心里头，连自己的父母、老师、同学可能都不知道。痛苦只往自己肚子里咽，不让别人分担。虽然看起来他很善良，但到最后非把自己压垮不行。同样的一个外界因素，虽然他们俩的性格是截然不同的，是两个极端，但最后结果是一样的——心理障碍和心身疾病。

但是，假如丙遇到了这个事情，由于他是均衡性的性格，有开朗乐观的态度，能冷静地分析这个问题，结果就完全不同了。即使这件事太困难，他不能处理，但他还能以冷静、乐观的态度去对待，面对现实去争取最好的结果，与甲乙两个的结果就会完全不一样。

## 二、内因的决定性作用

究竟是内因——性格对人的影响大，还是外因——心理 - 社会因素对我们影响更大？内因与外因到底是什么关系？还是要引用哲学上的结论：内因是主导，外因是条件，外因通过内因而起作用。虽然是哲学上的概念，但用到临床心理学上，也是非常恰当的。如果想克服心理障碍，应该从哪儿入手？从自己的性格缺陷上去认识，可能就入门了——这就是提高心理素质。心理治疗的过程实际上就是自我改变的过程，也是性格逐步完善的过程。性格代表了自己整个的精神面貌，代表了"我"，因为"我"往往是不容侵犯的，如果自己认识不到性格上的缺陷，提高就无从谈起。

中国古代没有很系统的心理学研究，不像亚里士多德、苏格拉底等专门研究心理学与哲学，我国的心理学思想都是从古代老子、孔子、庄子等经书里引用而来的，他们的经书既有哲学，又有心理学，包含许多教育心理学、社会心理学以及医学心理学的思想。在古代，我们有"专门"研究性格心理学和社会心理学的书，一本是《水浒传》，一本是《红楼梦》。首先是《水浒传》，书上一百单八将性格各异，如果能深刻地了解他们每个人的性格特征，就可以看出他们的行为与最后的结果都是和他们的性格相吻合的——性格不同，命运各异。《红楼梦》呢？一百多个人物，性格都不相同，特别是三个女主角，与前面讲的三个气质类型能完全对上号。林黛玉是典型的弱型，薛宝钗相对来说是比较均衡的，而王熙凤是强型。

曹雪芹是一个伟大的作家，不但中国人敬仰他，外国人也敬仰他，之所以伟大，是因为他对社会的洞察力太强了。他不但是一个文学家，而且是一个社会学家、心理学家、科学家，他观察得非常细致，内容非常符合逻辑，这就是为什么大家都喜欢看《红楼梦》的原因。我们还是拿这三个大家熟知的女主角分析一下。王熙凤，连老太太都说她是"凤辣子"，比较泼辣，这个泼辣就是强型的性格。王熙凤确实是以自我为中心的性格，虽然她的头脑特别聪明，但因为失去荣国府的管家权力和荣国府因为衰败被抄家的打击，还是患上了心身疾病，最后因大出血而死。

那么，弱型的林黛玉呢？林黛玉十五六岁到荣国府，没几年就泪尽人亡了。她是典型的弱型性格，她小脾气有多少？一弄就不高兴，一弄就生气，一弄就哭。她不但虚荣心很强，嫉妒心更强，每遇到一点事情，不管是有意还是无意的，她就会想特别多，而且很悲观，总是往不好的地方想。她到荣国府以后，就一直咳嗽，抱着药罐子一直到死，小小年纪，早早丧了命。她心理素质太差，从小就养成了弱型的性格，整天忧郁，虽然不大发脾气，但虚荣心、嫉妒心太强，常压抑自己，最后的结果还是死于心身疾病。

那么，薛宝钗呢？相对来说，她的性格就比较均衡了，这并非是美化她。在整部小说中，曹雪芹没有提到薛宝钗卧床不起，姐姐妹妹去看她的情况，而都是姐姐妹妹生病了，她去看她们。薛宝钗给这个找个单方，给那个请先生。第一次见林黛玉时，她就送给林黛玉补品，希望她保养身体。她的性格比较乐观、开朗，特别会保护自己。林黛玉有时候嫉妒她，讲话很刻薄，她也是一笑了之；要是讲得"拉开脸"了，实在受不了了，她就噘一下嘴，就过去了，从不记在心里头，这就是她性格的乐观。

现在为什么只讲内因，不讲外因？从上述事例就可以看出内因的主导作用。所以，心理疏导多不讲外因，也不强调外因——多考虑考虑内因，对我们更有利。虽然我们的性格很大程度与从小的教养方式和成长环境有关，但我们不可能回到童年或婴幼儿时代，此时不能面对现实而埋怨父母是一种逃避的表现。越陷于过去的失败或成功，就越无法面对现实，就可能越痛苦。对于父母对我们的影响，有个客观的认识就好，要避免一味地抱怨。我们更需要做的是，有了心理卫生知识，勇敢面对现实，挖掘自己的内因，找出性格上的缺陷。

现在整个社会普遍对心理问题有所忽略，绝大多数人都不太了解。因此，大家从本书中了解以后，就能相对多一些知识，多一个工具。今后如何将这些工具运用到自己的生活、工作及人际关系上，这才是最重要的。

## 三、性格之"过"与"惰性病理兴奋灶"

除了上述三种类型外，性格中还有一种特殊类型，即多数心理障碍患者所具有的性格特征：忠厚、老实、善良、伦理道德观念过强；做事认真、一丝不苟、循规蹈矩，一步一个脚印，一点儿也不能错，对自己要求过高，什么事都要求百分之百才能满足；独立性差、依赖性强。有些人从小慢慢形成这样的性格，再加上过强或者过弱的两面性特点，就必定会出现心理上的问题。比如，什么事情都要求过高，要求百分之百，就必定会出现虚荣心，必定会出现心理困惑。在讲到这些原则问题时，请结合自己具体情况好好反思和升华一下，然后具体化，才能挖出真正的"根"。

假如我们从小就是这么严谨、拘泥，墨守成规，不会灵活应变，并且忠厚、老实、善良，伦理道德观念过强，做事情一丝不苟，过分认真，循规蹈矩，犹豫不决，从小经常处于紧张状态，时间一长，这样的性格就必然会有缺陷。

看到这些，你或许会奇怪，难道忠厚、老实、严谨、拘泥、善良也是缺陷吗？这可都是社会所要求和倡导的美德啊！如果这些美德过了头，给自己造成了痛苦和障碍，就不能称之为优点了，而只能算是缺陷了。这些缺陷是什么？一个"过"字。举例来说，曾有过一位患者，她本来学习成绩很好，却中途退学了，就是因为她善良过头了。她善良到什么程度呢？老师讲课时，一擦黑板，她马上就会想"老师真可怜，粉笔末又要吸进去了""老师多可怜，我怎么样来帮助老师呢？"这堂课就听不下去了，成绩就这样逐渐下降。这种善良就是过分的、不现实的善良，因为这种善良于人不利，于己更不利。

当一个人从小忠厚、老实、善良，伦理道德观念过强，就会经常处于紧张状态。每紧张一次，就在内心留下一个痕迹，时间长了之后，即使他一直处于紧张状态，他也感觉不出来，反而会认为自己本来就是这样一个脾气、性格。在小时候，一次次留下痕迹，却不一定会出现什么问题。但一旦到了青春期，负荷量增大时，或遇到一个超强的紧张刺激时，问题可能就出现了。由于不同的人对社会紧张刺激承受能力和评价不同，对某些具有特殊性格的人来说，超负荷的刺激就可能形成一个兴奋灶，即兴奋点。形成这个超强的兴奋点以后，按负诱导的规律，超强的兴奋对其他周围神经细胞必然要形成抑制。周围的神经细胞抑制以后，形成了一个包围圈，这个兴奋灶就成了一个超强的心理兴奋灶——病理性的惰性兴奋灶。什么叫惰性兴奋灶？顾名思义，它很懒惰，不容易消除，这也是我们的恐惧难以克服、症状也总是重复的原因。强迫症、恐怖症就是因为在长期紧张和心理疲劳的基础上，遇到一个超强刺激而诱发，即"性格缺陷→长期紧张、心理疲劳→（超强刺激诱发）惰性兴奋灶→症状出现"。

我们常有这样的症状：想一个问题，老是想，老是想，自己明明知道不应该想，不应该做，但不这样想、不这样做就难受，无法摆脱，正是惰性兴奋灶在作怪。但很多人也有这样的体会：平常怎么也"打"不进去，任何人劝说也劝不进去，可是，当自己心情突然愉快时（这个愉快并不像听个故事笑一笑这么简单）——有发自内心深处真正的愉快、轻松时，会感觉一下子什么症状都没有了，好像什么病也没有了。但当你情绪低落时，这个兴奋灶马上就又扩散了，它可以冲破外面的包围圈，扩散到满脑子都是这个病理兴奋灶，于是怕这怕那。比如，自己本来只怕一种东西，可是，现在这个也怕、那个也怕。这个病理兴奋灶常在情绪低落时或有负性刺激时出现扩散，有时身体不舒服，如感冒发热时也会扩散。由于这个惰性病理兴奋灶的存在，很多恐怖症的患者总是会选择逃避。例如，有人对一些杯子有恐怖心理，他明明知道，这个杯子本身并不可怕，他也知道这没有什么问题，但他就是不敢拿，这就是惰性兴奋灶在起作用。可以看出，逃避往往是心理疏导治疗的大敌。假如真正能做到不逃避现实，大家在第二阶段就能有很大的进步。

为什么说强迫症克服起来这么难？焦虑症、忧郁症的病理机制仅仅是大脑处于疲劳状态——兴奋和抑制的不协调，而强迫症和恐怖症是在这个疲劳状态的基础上又形成了惰性病理兴奋灶，这是个难点。所以本书拿最难治愈的强迫症作为一个样本，通过疏导治疗，强迫症这个病理兴奋灶都能攻克，按照同样的路线，抑郁症相对就会更容易一些。

**反馈提示：**

（1）结合自己，谈谈对内外因的认识。

（2）结合自己，谈谈自己青春期的困惑。

（3）谈谈自己对性教育的认识和体会。

（4）谈谈自己对人际关系的认识，自己在人际交往中有哪些问题？

（5）对自己的性格进行深入的分析，有哪些优点和缺点？

## 附：Z患者反馈材料三

今天，通过上午的讲解和下午的讨论，我的感受如下：

（1）不要强调客观原因，而要抓住关键——内因，才能排除心理障碍。世界上的事情千变万化，千奇百怪，每个人的家庭关系、人际关系、经济状况、所处环境各有不同。当然，不利的环境加上不佳的心理素质和性格特点，容易使人陷入心理障碍的苦海。通过老师的启发教育，我明白，到这里来，不是让鲁教授在有限的几天内调查每个人不同的处境和困难，以开药、打针的方法来帮助自己跳出痛苦，而是调动我们自己的内在因素，靠大家自己的积极主动从根本上拯救自己。内因确实是起决定性作用的，我深信不疑！一定要积极投入到排除心理障碍的战斗中去！

（2）性格上的某些缺点，确实是我逐渐形成心理障碍的主要原因。

至于性格的强型和弱型两种类型，我好像都有一些。表面看起来，我好强好胜，情感丰富，实际上骨子里却胆小怕事，敏感多疑；看起来，豁达开朗，办事利索，实际上心灵深处并不乐观，不爱看有成绩的一面，总是能看到风险和瑕疵，常犹豫不决，前怕狼、后怕虎，并不那么干脆。尤其是自幼受正统教育，养成了过分认真、克己奉公、吃苦耐劳的正统作风，使我至今还是这样任劳任怨。按照传统观念，这些本是好的品质，可是正如你所说，就怕一个"过"字。"过"字深深地害苦了我这个原本应该非常幸福的人。再加上我过分爱动脑，过分会思考，不断积累，到青春期的某一时候，就因一个不良刺激冒出了一个爆发点，从而产生了惰性病理兴奋灶。从那以后，苦恼接踵而来，赶也赶不掉——真是苦海无边。听到这一课，我真正体会到了惰性病理兴奋灶这一学说的可信性。因为以往当我陷入强迫思维苦恼中时，根本不是"看看有趣的小说""与人谈话"等办法可以转移思路或去除烦恼的，这正体现了病灶的顽固性，创立这一学说的医生也是非常了解我们的。

（3）有关惰性病理兴奋灶的解释，大部分我都能理解，但有个别地方不太理解。重要的是要在对这一学说大体了解的基础上，深入认识自己为什么"明知不对，难以改正"的原因，尽量保持良好的心情，防止病理兴奋灶的满脑扩散，注意抓住疏导治疗中有可能出现的豁然开朗的一刹那。

（4）有关高血压的启示。鲁教授讲，心情长期紧张或生气、发脾气容易使血压增高，时间久、次数多了，就容易形成高血压病。我平时偶尔也会向别人发火，搞得人家下不了台，有时发言中也会慷慨激昂，每逢那时，我肯定血压增高，但是，这几年也没当回事。去年12月，一个偶然机会我测量了一次，才知道血压较高。但那时我还是不当回事，为完成上级交给的调查任务每天奔波，结果最高达到136/100mmHg。后来很长一段时间，血压一直比较高。不知道是遗传原因（我妈妈有高血压），还是工作紧张疲劳的原因，因为去年9月份时血压还是正常的。后来我就一直不大管这件事，也不吃药，前些时候血压倒降了下来。可见，高血压病确实是心身疾病。只有凡事不要太认真，放松点，随意点，才能保证心身健康——这确实是治疗的需要，做人之必需，可是我今天才真正认识到这个道理。

几天来，我觉得个人收获还是不小的：①我不像有的患者那么过分焦急，因为这本身又会造成紧张的负性情绪，至于收获大小、成果有无，我也不去过分仔细地估量，而是任其自然发展。我没有产生那种豁然开朗的愉快心境，但我知道自己是一夜旅途劳累加连日的紧张学习，太辛苦了。我不急求马上出现奇迹，我觉得自己在原本比较劳累情况下能够做到精神面貌好，并能注意调节自己的心情，这已经是进步的表现了。②我重视基础理论的系统学习，争取打下牢固的基础。这一阶段讲的神经解剖学、生理常识及最优化的例子等，以前在书上也看到过，但我仍专心听讲，尽量记好笔记。我觉得学过、看过与接受系统教育是两码事，以前学的只是站在"了解"的角度，而现在站在"深化认识、走出障碍"的角度，是真正为了救自己而学习的。我相信我的辛苦记录不会白费，今后翻开一看，鲁教授的音容、声调就会出现在眼前，这两天半的基础知识一定会为第二和第三阶段奠定良好的基础。③这几天我发现我的身体虽然疲劳些（旅途疲劳及不太适应旅馆卫生等），但脑子中病理性的思维运转好像少多了，好像处在一种不很兴奋也不太胡思乱想的状况，这几天别的事几乎没去想。

这几天，除脑子运转少之外，上课能集中注意力听课，较少"开小差"了。当然，偶尔"开小差"，但是可以"拉回原状"。而以往无论听什么，"开起小差"可是很不容易收回的，这也是进步的表现吧。

有的学习体会我就不多写了，比如通过学习我深深地体会从婴幼儿到青春期之前是心理障碍的扎根阶段，并从此奠定了不良基础，我就是属于这一种。我深知：最重要的是自己要知道这个道理！

# 第一阶段总结

　　这个自我心理疏导治疗，共分三个阶段，这三个治疗阶段是由浅入深、循序渐进的过程，一步一步地深入，会越来越难。前面就是第一阶段，即基础阶段，在这个阶段，大家阅读后与自己联系联系，感觉还会比较轻松。接下来是第二阶段，是把我们的认识与实践相结合、真正付诸实践的阶段，对有些患者就会有点困难了，会有点"刺刀见红"的感觉。因为我们要开始解剖自己，这个刀子能不能下去，非常关键。第三阶段是巩固阶段，就更加困难，因为我们要自己动手切除自己身上的毒瘤（性格缺陷），这会更加疼痛——虽然其痛无比，但也会其乐无穷。

　　经过第一阶段的自我疏导后，希望你能够行动起来。原来受症状干扰的人，以前注意力总是不能集中，自信心建立不起来，现在能够有一点点信心了，并且能初步认识自己了。当我们对自己的认识一天比一天深刻，在潜移默化中不断遵循着控制论的原则，通过信息的不断转换，大家的心理也会不断起着变化，一天比一天好。也有个别人，前两天还不能解脱，现在逐渐认识到了自己的问题，这就是一个突变，这个突变并不是偶然的，而是在信息接受过程中的一个"恍然"、一个领悟。

　　所以，打好第一阶段的基础很重要，你只有把基础打好，学会怎么样运用"冲锋枪"这个现代化的武器，才能对付敌人。在学会运用这个武器之后，你还要做好侦察工作——第一阶段是个准备过程，也是一个认识过程，需要认识我们的障碍到底"是什么？""为什么？"有些人会认识到"这个病一直缠着我、控制着我这么多年，也不过如此！并没有什么可怕的！"他初步认识到敌人的本来面目了，就为深入敌人心脏打下了基础。假如不去侦察，而只是在那里凭空估计和想象，就永远无法了解敌人，往往会不打自败。所以，这个过程值得我们很好地深思，这个基础也是逐渐深化的。

　　有些人原来是被动地认识自己，缺少主动性，这样就很难认清自己，更难认清疾病（敌人）的本质，也就很难做到"知己知彼，百战不殆"，往往会在战斗中败下阵来。第一阶段虽然举了不少例子，但都是很笼统的介绍，你甚至可能觉得和自己关系不大，但假若你能根据结合这些例子举一反三，与自己密切结合，那就不同了。第一阶段中，特别是心理知识的内容，会有很大一部分人无法与自己相联系，可能是因为有些人没有完全理解，这属于信息丢失，即信息不理解、忘记了，并不是有意地隐瞒或逃避。但假如是有意地隐瞒或逃避，认识到了却避而不谈，这就是信息失真，而不是信息丢失了。

　　在控制论部分已经说明，信息丢失是允许的，因为不理解或忘记了都有可能，这可以再补回来，但如果信息失真，最后必定给我们带来失败，因为当自己隐瞒了历史的真相，不愿去挖掘、触碰一些自己不愿回忆或带给自己痛苦的东西，那么自己写的反馈材料就没有任何价值了。

　　我们再对照一下，自己有哪些表现与大多数人是不一样的。例如，有的人为什么特别注意周围的人，因为他怀疑周围人对他没有好意；有的人老是刻意注意电风扇，因为他感觉不安全。这些情况他可能也认识到了，但是他没写出来，如果不写出来，信息就可能丢失。因此，当我们认识到某个问题，比如这种注意力过分集中和分散的问题，一定要认识清楚，才有利于之后继续提高。

## 信息失真的问题

下面举个例子来说明信息失真的问题。

**实例20**

F是个大学生，进了大学以后，一直苦恼和紧张，社会功能也受到较大影响。他偷偷地看病、吃药，花了很多钱却不见效果，最后他在图书馆看到《心理疏导疗法》后决定参加集体疏导班。他刚来时并不了解心理治疗是怎么回事，只是过来试试。

第一次，我们将治疗的要求跟他讲了一下，要他写一份系统的、不失真的材料。几天后，他将材料送来了，很厚一叠。刚开始看的时候还可以，可后面越看越不对头，我们发现他写的内容与他的实际情况相差很大。我们知道他是初中毕业后就进了大学的，但谈到自己的症状和原因时，他写是因中学失恋而出现这个症状的。我们并没有给他下结论，因为他进大学是13岁，很难令人信服他11岁就谈恋爱了。我们不能武断地说这不可能或不是真的，于是决定与他再次确认。我问他："你恋爱蛮早的嘛！"F对此回应道："我成熟得很早。"

谈过后，他第二次又写了材料，这次有七八页纸，也是越看越不对头。

过了一两个月，F再次前来："你能不能不帮我治疗，给别人治疗，我在旁边听？我感觉你跟我面对面治疗，效果不明显。"我们同意了。很巧，就在这一天来了个小姑娘，是个高中毕业生，她妈妈和姐姐陪她来的。女孩介绍病情时，F说："鲁医生，我就跟她疏导吧？"我说："你要旁听，必须征求人家的意见。"因为我对他已经有怀疑了，他的具体情况我并不了解。"假如他们家长同意，你就跟她一块儿治疗。"女孩家长同意后，每次给这个女孩疏导时，他都在旁边听，听完了，跟她们一块儿走，至于他跟人家谈些什么我们是不了解的。

这个女孩一个星期以后就基本好了。这个小女孩是什么症状呢？因为受旧的传统观念影响比较大，有着特殊的性格，严谨、拘泥。在高中即将毕业时，由于学习压力过大，没有考上大学，这之后就出现了一些"怕"的症状——怕死人、怕病，怕提到"病、死、死人"，与"死、病"有关的就感觉不吉利，还害怕数字，认为单数不吉利，如1代表父亲不吉利，3代表母亲。可以看出，她从小伦理道德观念过强，太依赖父母，所以怕父母亲遇到不吉利的事。这个女孩每次来看病时，都要坐3路汽车，都要经过新街口，当时南京刚好出了一个杀人分尸案，尸体就丢在新街口附近的一个化粪池里。因此，一开始这个女孩不敢坐公共汽车从那个地方过，都是转车后来看病的。短短几天后，她就敢坐3路车了。

后来，这个男孩第三次前来，一进门就"哇"地哭了起来，我问他哭什么。

他从口袋里掏出了一份材料，这个材料开头就写着："我欺骗了您，我欺骗了对我百问不厌的恩师，我希望你能痛快地打我一顿，痛快地骂我一顿，我心里才能平衡点……"他写了很多。最后他说："我为了减轻心理上的痛苦前来治疗，但我又不相信医生，我总想考验心理医生到底会做些什么事，我观察了3个月，才真正地相信了医生。我给你的材料不是我的真实情况，全是在图书馆《青年心理学》上抄下来的。"怪不得他一写七八张，现在他全坦白了："因为我不愿意别人知道我的情况，实际上，我自11岁时就开始出现症状。11岁时我们村上死了一个人(他是上海郊区的),那时我对这个死人很忌讳。从此开始,我不愿意从这个死过人的家门口过,他家门前的路我不过,也不许家里人从这条路上过,更不许家里人与死者家属有任何交往,以后越发展越严重……"如果他听说某人死了后,例如张三死了,只要遇到一个"张"字,在家里看书看到一个"张"字,就认为不吉利,马上就拿开水浇这个"张"字,所以很多书都被他用开水烫坏了。在图书馆看书时没办法浇,就把字抠掉,后来越发展越厉害。考上大学以后,一进大学,就遇上"灾难"了,因为学校的宿舍建在山坡上,朝南不远处就是一个火葬场,烟囱整天冒烟,读书时他从来不敢往南看一眼,每天晚上靠安眠药睡眠,极其痛苦。这回,不仅仅是张三李四了,他知道的死人太多了,但是他又很喜欢看书,在图书馆看书时若是不把这个字抠掉,整天就会不安。

他的情况实际上与这个女孩基本相同,这个女孩原本怕死人,逐渐地,这个女孩好了。有一次我们单位发的票——参观木乃伊展览,因为我没时间看,就把三张票送给他们了。他们后来去参观的情况很好,他怕死人的问题也基本解决了。又过了几天,一个很热的晚上,我在办公室里看书,已经十点多钟了,他穿个拖鞋和T恤衫就来了。

我问他:"你怎么这个时候来啦?"

F:"我今天来给你报喜了。"

我:"怎么了?"

F:"我是从隔壁的省人民医院来的,我今天一个人到急诊的抢救室,看到那个急诊室躺了很多人,我当时非常紧张。我就在想,我为什么要怕呢?慢慢就不紧张了。特别是有一个老年患者,他想喝水,但是家属都不在,医生也在忙,我就去帮他喂水。因为我从来没有喂过患者喝水,帮了忙以后,感觉心里特别愉快。后来我在那儿待了一个小时,突然来了一个因车祸而受伤的患者,没来得及抢救就死了,当时感觉很紧张。医生找人抬到太平间,但是送来的人都走了,没人能抬,我就帮助送到太平间里去了,我竟然一点也没感觉到害怕。我出来后,又到了对面的胸科医院,胸科医院不像省人民医院,没有多少人。刚进去时,就遇到一个患者'哇'地吐了一滩血,我瞬时很害怕,想逃跑。患者家属当时喊护士,护士、医生口罩都没戴就赶紧给患者注射。看到他们这样,我也就慢慢不害怕了。"

他把这一段过程详细地讲了一下,讲完后,已接近十一点半了。

我说:"你赶紧回去,学校宿舍门要关了,一关你就进不去了。"他说:"不要紧,我可以翻窗子上去。"

他应该从北边走回去的,结果他从省人民医院这边走,转到南边就是火葬场了。火葬场当时已经不办了,是一片废墟,废墟比火葬场更恐怖,特别是夜里,只有骨灰楼上有个灯。他自己到焚尸炉的大厅转了一会儿,感觉"这里没什么害怕的嘛!"后来他又跑到骨灰楼上去看,看到一个老年人在那里,他和这个老年人攀谈了一会儿,就回去了。F后来告诉我,那是他上大学以来,第一次没吃安眠药,一觉睡到天亮,是睡得最舒服的一晚上。这个患者毕业以后分配到南方工作,再后来,来信说到欧洲去了。

从这个例子来看,信息失真一定会给治疗带来失败,而只有真正不逃避,积极面对自己的症状,以现实的态度认识自己、认识疾病,才能取得真正的优化。

**反馈提示:**

(1)对第一阶段进行总结:有哪些收获?有哪些困惑?

(2)自己在写反馈时有没有信息失真的问题?是否回避某些问题?

# 第四讲
## 常见心理障碍的疏导——克服"怕"字

下面是大家最关心的问题：我已经知道自己是心理障碍了，那么该怎样克服症状并且提高自己的心理素质呢？要想解决这一问题，必须联系前面所讲的内容，否则就会因为不熟悉具体的方向、路线，即便迈进大门也无法再深入，只得退出来。因此，进行到这里，我们更要经常复习前面的基础部分。

通过第一阶段的侦察和训练，我们了解了敌情，也基本学会了怎样打枪、开炮，怎样使用现代化的武器之后，就可以向心理障碍宣战了。宣战后，你可能用大炮开炮，也可能是白刃战，也可能是巷战——手交手，关键在于你敢不敢见血。假如你在知道敌情的情况下，开战后仍然心虚，怕"万一敌人……对我……"这个炮你就可能会打歪，你的冲锋枪虽然"哒哒哒哒"响，可能也是对着天打的，甚至有可能在过分紧张时，打不到敌人，反而打到自己身上。

在第二阶段，真正的战争打响后，有些人能消灭很多敌人，也能俘虏不少敌人，他就能感到轻松很多；有些人把自己的问题抛了出来，想靠别人帮自己打这一战；有极个别的人，会往自己身上打。具体怎么样去作战，只决定于你，不决定于其他任何人。而这本书就像一个向导，可以告诉你"登山"的路线和"登山"过程中可能遇到的障碍，也会教给你一些"登山"的方法，但具体的"登山"任务必须由你自己去完成，任何人无法代替。要想获得全胜，要想把这一仗打得很漂亮，就要避免两个字——逃避。逃避的形式多种多样，可以说千变万化，有时甚至你自己都无法发觉。有的人依赖性很强，总依赖权威，希望得到他人的确认才放心，这也是逃避现实的表现。比如实例8中的北京患者，他从北京到南京，从南京又到上海，一看到厕所和厨房离那么近，病情一下就反复了：认为小便会弄到眼睛里，于是立马回北京去了。回到北京以后，一天两三封信，第四天甚至五封信，请求答"是"还是"否"，每个题回答一个字。实际上，他明明知道"是"或"否"，知道该怎么做，但不相信自己，不能面对现实，这也是典型的逃避行为。"逃避"两个字对我们来说极为危险，要绝对避免逃避！假如你选择逃避，最后必定会失败。

## 第一节　认识心理障碍之"树"

第一阶段中，我们知道了自己的问题在哪里，疾病的原因是什么。那么，下面应该怎样付诸行动？"心理疏导疗法"用一个简单的模型——病理之树（见图2）来说明这个问题。

第二、第三阶段都会围绕着这棵树进行讲解，而且这棵树你需要你记一辈子。这棵树代表了我们的心理障碍，且分为根、干、枝叶和土壤四个部分。树的枝叶是患者平时感觉到的和表现出的众多症状；树的主干就是个"怕"字；树的根部则代表患者的性格缺陷；土壤就是患者性格养成的家庭和社会环境。

下面我们来分析一下这棵树的成长过程。一粒种子在土壤中经过适当的温度、湿度和各种营养成分的作用而产生物理、化学的变化,进而生根发芽,成长发育,这个土壤就是每个人所处的家庭和社会环境。在长期的、不适当的教育培养下,或许还有父母遗传基因的作用,使得成长起来的个人的性格(树根)过分忠厚老实、严谨拘泥、认真刻板、胆小怕事,属于过强型或过弱型,这类人往往虚荣心和自尊心过强,自信心过差,伦理道德观念过强,过于谨小慎微,对己、对人要求过高,而自身依赖性又过强。这种显而易见的弱点,使得他在不可避免的困难、挫折或刺激面前,束手无策、不堪一击,从而发生心理障碍,滋生出千奇百怪的"怕"字(树干),进而表现出五花八门的症状(枝叶)——不仅有心理上的,也有躯体上的。有时,这些症状泛化到数不胜数,就像树上数不清的"枝枝叶叶"一样。

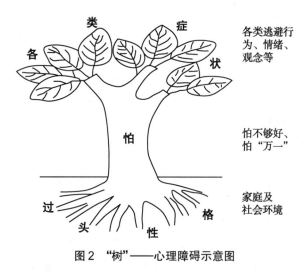

图2 "树"——心理障碍示意图

那么,我们应该怎么解决心理障碍,挖掉这棵树?我们能想到三种方法:第一,先去掉树叶,再砍掉树干,再挖掉树根;第二,直接挖根;第三,先把树干砍掉,让根与干分离。

下面我们来分析一下这三种方法,看看哪种更好?

第一种方法,先去掉树叶。假如我们一个叶子、一个叶子地摘,你可能掐掉一个叶子,又长出来两个,越掐越多,这种办法行得通吗?很多患者对此都有经验,这一段时间怕这个,过一段时间,前面怕的东西不怕了或不在乎了,却开始怕别的东西了,这就是"枝枝叶叶"的变化。所以一般来说,选择第一种方法,是完全不行的。

第二种方法,有的患者认为,既然这是个病,那就连根拔掉。你的年龄无疑就是这棵树的年龄,这么大年龄的一棵树,根系发达,明显不能一下拔掉。除了根系发达外,我们还缺乏足够的力量,也就是心理素质。因此,连根拔掉时困难就很大,比摘一个叶子的困难要大得多。

第三种方法,首先把树干砍掉,让根干分离,这可能是比较合适的。这个树干——"怕"字正是所谓的惰性病理兴奋灶,它是从一粒种子到生根、发芽,经过十几年甚至几十年间才长成的。我们使根干分离,树干就会倒下,当树叶没办法得到营养与水分,自然会枯萎,我们的症状就不存在了,这就是我们需要抓住的主线。这听起来简单,但切不可掉以轻心,惰性兴奋灶克服起来是很难的,根干分离也不是那么容易的。

怎么把理论和实际结合起来？这个问题很现实。假如你只有一个空的概念，那还远远不够，我们还要调查调查、摸一摸"怕"字的脾气是什么？"怕"字的本质是什么？"怕"字是怎么产生的？只有认识清楚和透彻了，才能想办法对付并战胜它。这里有两个重要问题，一个是主观的认识，另一个是客观的实际。一般来说，一个有良好心理素质的精神强者，因为他的主观认识与客观现实往往是一致的，他就能直面现实，可以无所畏惧，他就不存在这个"怕"字。可是，对于我们精神弱者来说，这个"怕"就不一样了，不但存在，而且还无比强大。

拿一个茶杯举例，这个茶杯子里装的是什么东西大家都很清楚，在一个精神强者眼中，就是普通的茶水，是能喝的，他能正视这个现实，就不会怕。但假如是一个精神弱者，他可能会怀疑这里边会不会是毒药或者是炸弹，因此而恐惧。客观来说，这个所谓"怕"字是虚的、假的、空的，是不存在、不现实的，可是患者的主观认识却不是如此，他认为这"怕"不是虚的，而是实的；不是假的，而是真的；不是空的，而是有的。正因为主客观不一致，所以他才产生了一个个的"怕"。

联系自己再好好想想，自己现在怕的东西是不是现实的？

你或许会反问："什么都不怕，那假如遇到真的危险，比如老虎，你怕不怕？"问题是你怕的究竟是真老虎还是纸老虎？应该把这个分清楚。有些患者又会认为："别人的怕都是不存在的，是虚假空的，而我怕的就是实实在在的，在客观上是明摆着的！"这往往就是把纸老虎当成真老虎，自己吓唬自己。退一步说，假如你是一个精神强者，那么即使是真老虎，只要我们鼓足勇气，也是能够和它拼一拼的。

很久以前，《人民日报》上曾经介绍了一个六十多岁的东北老太太，她和她的小孙子走过小兴安岭时，半路上窜出一只老虎，一下抓住了她的小孙子。此时，可以看出这个老太太多爱孙子——她一下子扑到老虎那儿，老虎一张嘴巴，她一把抓住老虎咽喉后的舌根，死命抓着不放，不断喊人。附近的村民赶来时，这个老虎被她抓得动弹不得，最后被打死了。这个六十多岁的老太太，可谓是当代的武松，都是精神强者，具备我们所不具备的勇气。并不是要大家都做武松那样的英雄，而是要有他那样的精神，要有面对老虎而表现出的气魄。虽然我们面对的是被自己当成真老虎的纸老虎，但我们若一味退缩，它也足以致我们于死地，所以我们仍然需要武松般的勇气和斗志去战胜它。

为什么我怕这个东西，别人都不怕？别人认为是虚假空的、不可怕的东西，可是自己却认为是现实的、可怕的？这一点需要自己认真地调查研究，这个本质并不是那么容易认识的，往往是旁观者清，当局者迷。有些人不敢正视现实，不敢正视面对的问题，而且他也不愿意放弃与他做伴这么多年的"怕"字，习惯于逃避，摸不清"怕"的本质，也不知道这个"怕"字是怎么形成的。怕的本质就是"虚假空"，就是主观认识与客观不能保持一致而产生的。

第二个问题是，我们要研究"怕"的脾气。我们每个人都有脾气，"怕"字也有性格，有它的脾气。"怕"字的脾气是什么？欺软怕硬。你认识到它的性格了，知道它的脾气了，就知道该如何应对它。面对"怕"字，假如你强硬，它就会退缩；你一旦软弱，看见它就跑，它就开始穷追不舍，在任何地方都追着你，就算你躲到家里，躺在床上，用被子蒙住头，它仍然会钻到你被子里面，逼得你走投无路，甚至"跳悬崖"。"怕"就像一根绳子，从脚腕开始缠，一直向上缠，让你喘不过气来，甚至让你窒息。

这个纸老虎看起来气势汹汹，一副要吃人的架势，但当我们对这个纸老虎的本质和脾气有一个正确的认识，真正敢大胆前行，走近它，就会发现，纸老虎始终还是虚假空的。假如你不敢接近它,看到它就跑,纸老虎也是会吃人的。它不喜欢吃小孩,最喜欢吃大人。有多少人被这个"怕"追到悬崖边上"跳"了下去,又有多少人被纸老虎吞掉。我们疏导班的统计表明,80%的患者都有差一点被纸老虎吃掉的经历。虽然这只是个比喻,但是值得我们深思。

看到这里,有些读者可能会认为,这些内容与自己关系不是太大,和自己对不上号。实际上,这都是一些原则性的内容,如何结合自己深化认识非常重要,只要你自己能认识清楚,就能和自己对上号,实践起来也就更加容易一些。第一阶段,大家可能一点"血"也没有见,当你能够将第一阶段的理论知识与自己实际情况相联系,找到自己的"怕"字,就可以针对自己开刀了,就要出血了。这就是第二阶段,可能要比第一阶段艰难得多。

## 第二节　通过"三部曲"克服"怕"字

前面不但分析和了解了我们的性格,而且分析了这个"怕"字的本质和脾气,现在就该砍掉这棵树了。如何砍掉这棵树,使其根干分离,从而克服这个"怕"字?使用什么工具,怎么个砍法?

《黄帝内经》上说,"惊者平之"。按照金元名医张子和解释,就是"习以治惊"——"经曰:惊者,猝然临之,使之习见习闻,则不惊矣!"翻译一下就是,"怕"字突然出现了,只要多看、多接触、多了解,慢慢就不会恐惧和紧张了。有人就疑惑了:"为什么我天天看《心理疏导疗法》,我还害怕?"天天看书,你不一定能完全认识自己的心理障碍,你不敢实践或实践的方向不对,也不一定能解决问题。"习以治惊"是我们的老祖先在两千四百多年前就提出来理论和方法,与现代的行为疗法特别是系统脱敏疗法相吻合,但是这几句话又包含了很多含义,远比行为疗法更加高明,它不但要求你去做,而且要从根本上去认识。所以,有些朋友讲:"我天天做,越做越害怕,这是为什么?"假如只是简单地做,简单地进行行为治疗,不深化认识所"怕"事物的本质,疗效往往是暂时的。例如"满灌法",若是恐高,就突然把患者拉到高处;若怕幽闭,你一下把患者推到电梯里。没有认识的提高,单纯的实践锻炼,效果往往是不能持久的。

在心理疏导疗法中,怎么样与"怕"字战斗?就要用"习以治惊"这四个字。"习"包括学习、练习,不断实践,你就必定能理解本书中的内容,进而转变自己的认识。这个"习"字包括很多含义,值得我们详思。当你出现"怕"字时,并不是让你单纯看一看,它还告诉了具体方法:习见习闻——多看看、多听听、多接触接触,当你对这个事物熟悉了,认识透彻了,你对它就不会再惊恐了。例如,有些人"害怕精神病,害怕进精神病院",到医院看病会非常紧张,但去了几次以后,心情和第一次去时就不一样了。他并非简单地在医院里跑来跑去,而是通过观察和学习,逐渐对精神病的知识更加了解了——了解了它的科学本质,"怕"就慢慢消失了。在潜移默化中理解、消化了有关知识,转化了自己的认识,也进行反思了,这就是"习以治惊"的过程。怎样理解"习以治惊"?就是多看、多听、多接触,把事物认识清楚,分析透彻,理解深化,此时再去接触实践,就会有新的体验,就不再恐惧、紧张,这就是"习以治惊"的过程。

具体可以按照以下"三部曲"进行实践:

第一步,分清是非真假。

即认识清楚哪些是对的，哪些是错的，对的、真的，坚决去做；非的、假的，坚决丢掉。丢掉时可能会感到难受，但只要辨别清楚，再难受也要去做，真正按照"习以治惊"的决策做。有时，患者在高度紧张、恐惧的情况下，大脑会一片空白，无法分清真假，怎么办？此时，可以"随大流"，看看其他人在这种情况下是怎么想、怎么做的，我们就这么想、这么做。想不清楚的，就不要去想，应该像大家一样，该丢的丢，该做的做，使自己尽快从恐惧中摆脱出来。否则，越想越紧张，越想越不清楚，最终，必然被"怕"字所吓倒，被纸老虎牵着走。如果真正能按照两个"坚决"去做，并坚持下去，时间长了，我们不但能够克服"怕"字，同时也能改造犹豫不决等不良性格，逐渐树立起果断等良好性格。

第二步，少想多做。

即少想病态的内容，多做"正常的"事情。除了病态的事情，都是正常的事，如工作、学习、娱乐等。只要是正常的，想做什么就做什么，在病态思维和过头的想法出现之前，就把自己的时间安排紧凑，不给或少给病态思维留下时间和空间。通过"不留闲暇"与"尽量多做"，把病态思维"消灭"或"淡化"在萌芽之中。临床上，很多患者都有这样的体会：当空闲下来或情绪不好时，病态思维出现较多；而工作较忙或情绪好的时候，病态思维就出现得比较少甚至完全不出现。但这种情况只有不逃避的患者才能做到，逃避者往往会退缩不前。

第三步，想到就做。

当出现病态思维时，立刻警告自己"这是病态思维"，然后转移思路或中断病态想象，或者淡化病态的恐惧情绪，不要使自己无限制地想下去。当想到正常的事情时，就立即去做，不要有过多的想象或假设——过多的想象只能使自己退缩、逃避。通过"转移注意"与"立刻去做"，逐步减少病态思维对自己的干扰。例如，不少患者"怕"出现病态思维，而实际上越"怕"越出现。这时，不要过分硬顶，也不去追求马上中断，或者要求自己不能受到任何干扰，而是不要理会它的存在，带着症状继续做"正常的"事情。起初，它可能对你所从事的事情的干扰会很大，但当你坚持一段时间后，这些干扰就会越来越少。

下面我们将通过一些真实案例，来帮助大家理解这"三步曲"该如何具体操作。

## 一、"三部曲"之一——分清是非真假

首先，到底自己怕的东西是"虚假空"的，还是"实真有"的？又该如何检验主观与客观一致不一致？按照"习以治惊"的原则，必须根据自身的情况，不断去尝试、去锻炼、去拓展，找出"主线"。具体到病理之树来说，"怕"字就是主线，而"怕"里又有主线，即最怕、最难改的事物。找出这个主线后，将主观与客观区分开，通过实践去检验是非真假。

还记得之前提过的那个怕被车撞而不敢过马路的小 S 吗？在后来的实践中，他鼓起勇气在马路上转了转，回来反馈了克服自己的"主线"——怕走马路的感觉。

"我来时，在汽车站穿来穿去，走着总是不放心，总怕哪个车子撞上来，我从任何角度都跑不掉。我当时很紧张，想跑，但又想把病治好，认为不应该逃跑，慌得都搞不清楚该怎么办了。我考虑得非常细致，怕下公共汽车时突然开过来一辆车压到我。因此，每次逛马路，我都左顾右盼，还总结过好多经验：第一，不能突然后退，否则后面会有车子过来；第二，不能忘记向两边瞭望；第三，不能闭眼睛。我在过马路的过程中不能想到别的东西，也不能回头望，还不能跑，不然跑到汽车跟前，怕驾驶员来不及刹车。我就这样担惊受怕地在马路上转了几天，难受几天以后，感觉不那么难受了，我认为是时间把我治好了，认识上还是不够

深化。"他还回忆了刚来的那天,"那时候,我感觉已经被压死了,已经被车撞了,喘不过气,也没有治疗的必要了,因为治疗只能治心理障碍,我人都不在了,还治疗什么呢?但是现在感觉活过来了,这说明自己之前认识有障碍,认识得不准确。在那个高度紧张的情况下,只能思考有没有被压死,无法分辨其他任何东西了,而经过这几天,我走出来了。感觉最大的事都熬过了,现在小汽车要压的话,随它去!"

小 S 的情况听起来非常古怪,显而易见是"虚假空"的,可他自己却认为是"实真有"的,因为他确实有身临其境的感觉,这就是主客观不相符。

以小 S 为例,在治疗过程中,他先通过了几天的认识,发现自己最怕的是繁忙的交通要道,抓住了主线,找到了最怕的,将主观和客观分开后,通过实践去检验主客观,体会实践的感觉和以往是否一样。当体会到以前的认识和现在的实践并不吻合,检验过了主客观的不相符,明白了这个"怕"字其实是"虚假空"的,就能通过不断实践提高自我认识,最终达到主客观相吻合。

但实际上,深化认识自己很不容易,有些人的"怕"字很好找,有些人却总是找不到,这需要我们结合自己的性格特点仔细去搜寻,去设计自己的"路子",开辟提高自己心理素质的广阔道路,不要去寻求现成的模式。否则,就是纵容自己的依赖性与逃避心理。心理疏导疗法的一个主要要求就是自我认识,倘若这一点无法做到,治疗是很难继续进行的。下面再举一个成功认识自己的实例。

### 实例 21

老 G 最怕与人对视,可是通过和"怕"较量后,他对此表示:"我想'怕'字的问题,本质上还是背后有东西,还是怕我的眼神不够好。如果我的眼神与对方的眼神相等,比如你有神,我也有神,你不恐惧,我也不恐惧,那就没啥问题了。但我却一直怕自己眼睛里会有恐惧的东西。但是如果用虚假空的理论来讲,我所担心的就是个主观的东西,那就是我自己想象出来的,而不是客观存在的。既然我的眼神里客观上没有恐惧的东西,我为啥还要怕呢?"

很显然,"怕"是从小积累的各种因素而出现的惰性病理兴奋灶,并不是一下子就能挖出来的,但只要你敢于剖析自己,总能找到你的"怕"字。比如,有的人花很多精力,把自己的情况画成很多表,分析自己是怎样步入恶性循环的,这样他的自我认识会更加深化。

很多患者被一个"怕"字害得很苦,衣食住行无不痛苦,日夜不安,苦不堪言,心力交瘁,失去一切兴趣,甚至连活下去的兴趣也没有了,只能感到无尽的疲累。所以,一定要找出你活得累的原因,找出"怕"字,抓住主线,否则,就会永远在这个累的泥沼中挣扎,最终越来越累,堕入深渊。

值得注意的是,虽然我们不断进行着自我认识,并且取得了或多或少的进步。但在第二阶段这个刺刀见红时,假如我们对天放空枪,吓自己,就达不到预期的效果,所以不仅要深化认识,更重要在于实践。若是你不能去实践、锻炼,仍像以前一样处处逃避,依赖他人,不去自己努力解决问题,也是不会有任何进展的。所以,要积极探索,勇于实践,亲自去检验主客观的不同,分清是非真假。

随着治疗的进展,大家或许已经找到了主线,并且通过实践取得了一定的成绩,紧张的情绪也轻松了一些,这样的战果会让我们很兴奋。但是,与"怕"字战斗并非易事,这些进步只能算是取得了初步的胜利。在与"怕"字的战斗中,刚开始我们是一步一步去认识它的,接下来的实践阶段,更需要循序渐进。我们初步体验了"怕"的欺软怕硬的脾气,也认清了

"怕"的"虚假空"的本质，下一步胆子就可以更大些。因为在侦察过程中，我们已经摸清了敌人的真实情况，后面的战斗就会更加有的放矢，战果也会越来越丰硕。

有些患者可能会担心：我刚在实践中取得成绩了，但这些成绩会不会一下子跑掉？假如你真正认识清楚了，认识到你的"怕"是"虚假空"的，从此你抓住它不放，而不是继续躲避它，战果就会越来越巩固。曾经是它抓住你不放，一直欺负你，现在反过来，应该是你鼓起勇气抓住它不松手才行。

不少人为了要证实一下自己所怕的是否为"虚假空"，英雄虎胆，深入虎穴。曾有一个患者，他平常怕"精神病"，接受治疗时，他壮着胆子，到精神科门诊部转了转，他发现根本没什么"精神病"，都是正常人。后来，其他患者家属探视患者时，他跟着又混到病房里去了，看看那里的患者，也没有什么可怕的。从这里来看，主动和被动、主动和逃避是两种完全不同的境界。他的挑战，事情虽小，但很值得我们学习。认识一点做一点，一步一步循序渐进，是我们取得优化的重要保证。而他为了去实践，找到了自己最怕的东西，然后循着这个去"习以治惊"，亲自去接触、体验自己所怕的到底是否真的可怕，认识一点做一点，验证一点，最后取得了优化。

下面我再介绍一个例子，她的病情是比较重的，我们在实践中可能会遇到和她同样的问题。她总结出的经验值得我们借鉴。

### 实例22

这位女性来治疗时32岁，但患病已经十多年了，因为不知道这是个病，一直就被拖了下来。她生病时才17岁，当时正在上学。有一天，她拿着钱去买衣服，就在徐州的几个大商店里转来转去，挑来挑去，挑了一个下午，到晚上回家时也没有买到满意的。她否认那时有病，但现在看来她有病没有？肯定是有病了，要是没有病，一个中等城市里竟然没有她满意的衣服？到底是没有合适的，还是她自己犹豫不决？晚上回家以后，她很生气，把钱往客厅的桌子上一甩。她的父母都是工人，都很勤劳，第二天天不亮就起来，扫地抹桌。一不留神把她放的钱当废纸扫掉了。她起床后问父母，桌上的钱呢？找来找去怎么也找不到，她父亲讲，可能是当垃圾倒掉了。这样一讲，不得了了，她就闹起来了，一定让她父亲把钱找回来。她父亲依着她去找了，但没找到。她父亲说："我赔你，你要多少我给多少。"她却不同意，坚持要原来的，一连闹了几天。她是独生女，从小没挨过打，但她父亲实在没办法，狠了狠心，打了她一个耳光。

这一耳光打完了，从此病就来了——家里的任何人不能扫地，不准倒垃圾，必须她自己扫，自己倒。她每天扫地后，拿着垃圾看，看哪些垃圾里有钱，哪些垃圾里没有钱，看过之后，将怀疑有钱的摆在一边，剩下的倒掉。但对有钱的东西还是怕，就用纸包起来放在箱子里。后来，她的病情发展更严重了，她扫过的房间不准别人进。家里人也没把她的情况当成病，只是觉得这个小孩太固执。最后越来越重，医院诊断她是精神障碍，给她用过所有的抗精神病药物，胰岛素休克治疗也做过，十年中吃了很多药，却越吃越严重。后来，不但垃圾不能倒，连自己擦大便的纸、卫生巾也不敢扔出去，怕里面有钱。所以，很多大便纸、卫生巾都摆在箱子里面，她家里的箱子根本就不能打开，夏天更臭。

她结婚以后，好过一阵，生了两个小孩，后来在一职工医院做护理工作。因为她工作过分认真，跟护士长闹矛盾，病情加重后，休息在家。后来，症状更加严重，开始不敢外出，不敢到商店，凡是有钱的地方都不敢去。因为她做事总是重复，领导不了解这个病的实质，就不让她做护理工作了，让她去挂号窗口工作。叫她去挂号后，更热闹了，挂号时要接触钱和发票，她挂一天号，却不吃不喝，24小时不停地在算，只做了一天就做不下去了。后来，领导急了，调她到传达室看门。结果，她一接电话就放不下来，收了报纸后就发不出去。因为她要重复地查，不敢发出去，怕报纸里夹有钱。

后来干脆不上班了，但休息在家，病情反而加重了，特别是生了第二个孩子以后，病情更为严重，就连睡觉前，都要在床上摸来摸去，看到底有没有钱，摸足了、摸够了，相信没有钱了，才一件一件脱衣服，全部脱光才敢进被窝。第二天起床时，不管冬夏，先赤脚下到地上，然后拿着鞋子甩，一个鞋子要甩200下，此时还要数着："123，王八蛋，精神病；123，王八蛋，精神病。"假如有人说"你少甩两下好不好？你这样太累了"，她就要从头再来。她在甩时，即使已甩了199下，中间只要有人一打岔，她就从头再甩。就这样，衣服、鞋子一件一件地甩，边说边甩，在床前还拉了一根绳子，甩好一件挂一件，甩好后再穿，穿一件衣服有时要花三个小时，何等的痛苦，很难想象。当听说南京有一种新药可以治这个病，就从徐州赶来了。当时，这个新药指的是氯丙咪嗪。她来找新药，门诊部一个老主任了解她的病情后，就把她转到我这里来了。

她丈夫陪她来的，夫妻两人都穿着白衬衫，干干净净的，但她夹了个草席，在诊室叫她坐，她不敢坐，就夹着草席站在那里，因为她坐时要念咒，念够了才能坐下来，不是一下就能坐下来的。而草席是因为她不能住旅馆，在旅馆里要不停地摸，不停地甩。当时是6月底，天热了，没办法，夹个草席，看过病以后就住到公园里。她来这里看病，看着她太可怜了，我抽空一天两次给她治疗。

刚开始她不肯写自己的病情材料和反馈，都是她口述，她丈夫写，然后她签字。她丈夫是一个非常成功的辅导员，医生跟他们一起疏导，她丈夫理解后就指导她，通过三天的六次疏导，她的症状减轻了不少。最后，还剩两个问题。哪两个问题呢？第一个，进商店时，分不清楚营业员和顾客手里拿的钱，到底是自己的还是他们的？第二个，上厕所时，分不清楚手里拿的是卫生纸还是钞票。她一上厕所就蹲在那里起不来了，到底是钞票还是卫生纸，弄不清楚，所以，总是占着厕所出不来。但她这个人又很自觉，在里面纠结，非常痛苦。

后来，她和丈夫商讨该怎么办。她说："医生不是说了嘛！要克服各类症状，首先，我们要辨别是非真假。"我前面讲了，大家看别人都很清楚，那个老班长看人家眼睛长得多漂亮，嘴型长得多好看，看人家没有一点问题，可是他自己却感觉屁股大、脚宽，他自己一点儿也没认识。因此，自己辨别是非是十分困难的，不能把这个当成小事。首先，应好好地辨别是非真假。那么，怎么辨别是非真假呢？

她说："进商店以前，首先我看一看，我手里拿了多少钱。我手里一共拿了五块四毛钱，这五块四就是我的钱，除了这五块四以外，其他都不是我的钱。"她是这样辨别的，就这么简单，用这个方法她就克服了。她以往进商店时，总感觉营业员手里拿的钱是她的，弄不清楚，进去就不肯出来。她丈夫有时把她拉出来，仍不甘心，认为是自己的钱。现在，她进去以前自己辨别清楚了，是我的钱就是我的钱，不是我的钱就坚决一些，看都不看！辨别是非真假，是的、真的、实的就坚决去执行，非的、假的、空的就坚决甩。当她进厕所前，拿了几张卫生纸记清楚，用过以后，看着是卫生纸，不是钞票，用过后甩了就走，绝不犹豫。她就是以这样的态度最后把这两个症状都克服了的。

她的其他症状是怎么克服的呢？她平时不但虚荣心强，还有点自私——"我的钱和别人的钱不一样,别人的钱丢了可以,我的钱不能丢。"有一次,我带她去实践。我们这里有栋小楼,刚刚盖好。我自己拿出 200 块钱,都换成了零钱,上到楼上,我说:"××,这个钱是我的,你看怎么办?"说着,我就往下撒。因为通过几天的治疗,她和我有了比较深的医患感情,所以,她感觉我的钱应该和她的钱一样对待。当我"哗"一下把钱撒下来后,不得了了,她赶紧就捡。那里有好多荒草,捡了以后数一数,200 块钱,一点不差。然后,我说:"你能不能拿点钱给我撒撒?"她说:"试试看吧。"没敢拿那么多,拿了 50 块钱,换成零钱就很多了。我撒下去之后,她就不像第一次那么紧张了。后来,慢慢就不紧张了。后来她撒,我和她丈夫在下面捡,最后她也敢放松地撒了。当天,通过这个实践、锻炼以后,她对丢钱就不害怕了。等她基本好了以后,回去就上班了。因为她工作非常好,加上她病情很稳定,不久后又恢复了护理工作。

病愈后,她回忆说:"在生病期间,最痛苦的是什么?我也知道我这种甩无意义、荒谬,但我不甩不行,有时候我流着泪在那里甩。甚至我的两个女儿,当时一个四岁,一个两岁,也跟着妈妈甩,也说着 123……"她没有办法控制住自己,看到女儿也甩,眼泪就止不住了,"这是我一生中最痛苦的事情"。

她优化的过程是比较快的,在南京治疗了三天,但三天不换衣服,也不洗澡,那时天又热,离开时就不像样子了。她好了以后,就完全不同了。恢复护理工作后,她丈夫到外地一个大学读研究生,她一人不但照常上班,而且料理家务,教育两个孩子。她丈夫研究生毕业后,就当了干部,后来还升了局长。不久之后,她父亲病危,得了癌症,在南京住肿瘤医院,她带了许多钱到南京来,处理各种事情一切自如。

她虽然受了十几年的罪,但最终取得了优化。她能取得优化,一方面是她自己的主观努力,充分调动了能动性;另一方面,她丈夫也起到很好的辅导作用,她丈夫比她理解得深,甚至比医生理解得还深。因此,在对她进行辅导时就比较容易有的放矢。但是,医生和家属都不是决定因素,假如她一味地逃避,不敢面对现实,结果可能就不同了。

要取得优化,医生不是决定因素,医生只能起很次要的作用,最主要的还是靠我们自己的主观能动性。能动性调动起来了,我们就能战胜一切。很多患者的治疗都得到了家属的大力支持,常常是父母、伴侣或其他家属一起接受疏导,他们给出了切实的帮助,有利于患者掌握疾病规律,也更有利于取得最终胜利。

我们看到这个例子,可能会觉得是一个故事,实际上,她是为我们做示范的。虽然看起来有些可笑,但是希望大家看了以后再想想自己的痛苦,切实联系自身,我们和她又有多大差别呢?那种严谨、胆小、瞻前顾后的性格又有多少区别呢?所以,提高心理素质真的是非常重要的。她最后恢复了健康,值得庆幸,但若她心理一直恢复不了,最终会怎样?真的无法想象。好与不好,那将会是多么不同的人生轨迹啊。

在自我认识时,有两种不同的情况:有些不相信自己,有些却过分相信自己。有些人,自己做的是正确的,仍然要问别人:"究竟对不对啊?"但有些人与他正好相反,坚持的明明是错的,但偏认为自己做的是对的。这一类人是不是独立性就很强呢?能不能和那些依赖性强的人截然分开?他并不是独立性强,更可能是逃避现实。因此,我们应该从自己的性格上剖析自己,深化自己的问题所在。有些人看起来能大胆地解剖自己,敢说敢讲,可是不去深入地认识"根子",只喊口号,那可改变不了你的本质——原来的性格缺陷。

对自己过分相信,或过分不相信,这两个极端都是我们遭罪的根源,这都与过分的任性和主观认识有关。有个患者表示："在家里我说了算，父母一切都听我指挥。我说一，家里任何人不能说二。"他能认识到这一点，就剖析到自己的"根子"上了。他在反馈中还写到："不管我认为的对不对，家里人都说是对的，特别是我父母，我自己都发觉不对了，但家里人还说对。"很多年轻人在家里是小皇帝、小公主。现在，"皇帝"能反思到自己的问题是不容易的，像他这样去认识，就是自我解剖。

我们需要通过不断的实践，慢慢分清是非真假。但有些人会说："我是强迫思维，这个'怕'字叫我怎么实践呢？"这个实践不一定是都要去马路上走走，碰碰汽车，或者到怕的地方走一遭，而是从自己的性格上去找根源，这样就能不断深化自我认识，认清自己。关于怎么应对强迫思维，在第五讲会详细讲解。

总之，必须要把这个"怕"字弄清楚。如果这一步你能跨过去，能认识清楚，今后遇到问题，就可以自行摆脱，否则，有可能因此而止步不前。也可能只是得到了暂时的轻松，遇到问题又会反复，最后还可能因此而失败。我们也碰到不少症状曾经消失过，后来又进行第二次疏导的人，他们很可能就失败在这个地方。所以"怕"字关过不了，树干砍不下来，挖根就根本无从谈起。

## 二、"三部曲"之二——少想多做

有什么策略能够帮助我们克服"怕"字呢？闲人愁多，懒人病多，忙人乐多，所以"少想多做"，让自己忙起来非常关键。这里的"忙"可不是精神的忙碌，而是躯体的忙碌。大家之所以会进入一个思维或是行为怪圈内，正是因为平日里"多想少做"，将大部分乃至全部的注意力都放在了一个念头或者一个想法上，不去关注自己该做的事情，想得太多而做得太少，久而久之，注意力就会固着，思维会固化，而行为也会养成惯性。

所以，若想要改变，就需要改变生活的状态。正常人在生活中，可能思维活动和身体行动各占一半，但这对我们来说是远远不够的，我们需要尽可能地把时间全部安排满，可以做任何正常的事，以此将病态思维扼杀在摇篮里，让自己没有时间去思考，没有精力去关注。并且，在此过程中，不论是工作、学习、娱乐、运动，甚至是睡觉，都能提高我们的价值感或使我们身心愉悦，这对治疗是有百利而无一害的。

回顾实例9中的患者，在病情明显好转后，领导没有让他上班，而是把他安排到疗养院休养，没想到这一休养，生活太清闲，给了他充足的时间胡思乱想，导致病情更加严重了，甚至频繁出现轻生的念头。第二次疏导后，他回去就开始上班，情况就越来越好了。由此可见，过于清闲不利于身心的健康发展，只有忙碌起来，没有多余的时间去注意病态想法，才能使病态想法较少或不再出现，才能稳定情绪状态，保持治疗效果。

在通过实践认识是非真假时，我们也需要做到少想多做，这里的做，就不只是"正常的事"那么简单了，要多做"所怕之事"。认识与实践密不可分，当想要认识"怕"时，就必须多次体验"怕"，但面对挑战，大家难免忧心忡忡，迟迟不肯迈出行动的第一步，这其实是逃避的行为。所以，当有"怕"出现时，要能及时提示自己，不能逃避，要少想多做，越是"怕"，越要做。要勇于迈出第一步，多次尝试，每次都会有新的体验，做的次数越多，恐惧感就会越淡。

就像怕走马路的小S，他下公交车怕被其他车擦到，过马路怕被压到，怕司机来不及刹车，他怕的东西太多，脑中担忧的事情太多，恐怕他自己都数不过来，种种害怕正像一辆车压在他身上，让他感到窒息。但是他为了缓解自己的症状，毅然决然地把自己放在了马路上，经过了多次的体验，他终于克服了内心的"怕"。小 S 认为是时间治愈了自己，而在我看来，是他的勇敢果断给了他多次体验的机会，正是这一次次的经历与体验救赎了他。

少想多做，怕什么就做什么，旁观者看起来或许很轻松，但对患者自己来说却不是那么容易的。与"怕"字做战斗和性格改造是不同的，克服"怕"字一定要斩钉截铁，必须要快刀斩乱麻，不能心软，不能退缩。乱麻就是各种各样、五花八门的症状，就是我们病理之树中的枝枝叶叶。有些人害怕快刀斩乱麻会对自己不利，怕自己过分紧张，精神上会受不了，希望一个叶子、一个叶子地摘。可以吗？很难。为什么？你没有快刀斩乱麻的勇气，而只是一个一个地摘，摘掉一个，还会长出两个、三个——原本的症状消失了，别的症状却出现了，此起彼伏，你就会渐渐失去信心。对待这个"怕"字，只有快刀斩乱麻，才不会给我们造成不良后果。

况且，如果你确实认识清楚，能客观地对待所怕的事物了，"怕"就不再是个恶性刺激，就能逐步做到果断了。所以，当我们做好了充足的准备，即完成上一步"明是非，辨真假"，真正认清楚它是"虚假空"的，是个欺软怕硬的东西后，一刀下去，绝不会使你的精神崩溃。但是，有不少人在还没有机会做好准备的情况下，就不得不快刀斩乱麻的，同样也能有所收获，而且也不会精神崩溃。就如以下实例。

### ▌ 实例23

小 H 是个有社交恐惧的孩子，她无法适应待在人多的环境。参加集体疏导时，她一直低着头，任何人的目光都会影响到她，而且她还因为无法适应环境而闹着要回家，所有人都是她怕的对象，都是她的敌人。但10天的集体疏导班她还是坚持下来了。她无疑是在没有做好准备的情况下就快刀斩乱麻——出现在大家面前，但这一刀下去后，她自己的感觉是："起码能轻松了，我的头敢抬起来了，我终于可以独自去买饭了，我敢和男性讲话了，我终于不怕人了。"她不但没有崩溃，反而如获新生，获得了轻松与快乐。

小 H 突然进入了自己害怕的环境，相当于在偶然中做到了"少想多做"——还没来得及多想，没来得及害怕与逃避，就不得不直接进入人群中间，开始了实践。这一实践，就是整整一周多，一直暴露在人的目光下，哪怕是被迫"多做"，也取得了显著成效。

如何克服症状？下一步怎样走？"少想多做"是我们完成实践与认识、克服症状的一大利器，要好好利用。之前大家既然已经抓住了"怕"的主线，就可以结合自身情况，把握好方向，有目的、有针对地去"多做"。做得越多，痛苦就会越少，力求一鼓作气，克服内心的"怕"字。

## 三、"三部曲"之三——想到就做

"少想多做"要求我们不能闲着，并且要多次体验所怕之事，而"想到就做"作为克服症状的另一大利器，有着不同的含义和要求。

大家之所以会深陷于不良情绪中无法自拔，就是因为当症状一出现，有的人为了缓解内心的焦虑与不安，选择屈服于内心的"怕"字，由此进入无限痛苦的轮回，不断受着"虚假空"的折磨；而有的人会不遗余力地奋起抵抗，在想与不想、做与不做的双重趋避冲突下反复纠结，试图想要压下自己的病态思维，却最终导致越发焦虑痛苦。不论哪一种选择，屈从或是反抗，都会带来无尽的痛苦，耗费一切精力，消磨本就不多的信心，令人陷入深深的挫败感与无力感中。

但是我们还有第三个选择,当我们注意到症状即将来临,立即告诉自己"这是病态思维"或"老毛病又犯了",紧接着去做其他事情,以转移注意力,淡化自己的恐惧,这就是"想到就做"。

这个"做",也不是那么简单,常常需要我们背负着症状去做。因为在做的过程中,或许症状依然会出现,但我们无需停下手中的事情,尽量将注意力放在当前的活动中,不要听从病态思维的指令,也不要想着让病态思维消失,而是接纳它,任由它自己在脑中飘荡。要试着做到:注意"怕"字,但不跟随;接纳症状,但不屈从;直面恐惧,但不反抗。在症状的干扰下做该做的,哪怕刚开始只能成功几秒钟,也有利于我们建立信心,随着次数变多,症状对我们的影响也就越来越小。同时,也有助于培养我们随性洒脱的性格。

每一个人在自我疏导治疗过程中,都有能动性,都渴望早日解除痛苦,只要我们认识清楚了,就会更好地发挥能动性。比如有个患者,他的主线就是不敢到人多的地方去,怕病毒。治疗过程中,他经历一次次实践,终于敢到人群里去了。但他在实践之前,非常紧张,脑中有很多顾虑:能不能这样做?会不会一下子瘫倒、崩溃?但他依然鼓足勇气,忽略脑中的声音,一次一次去实践,切实做到了"想到就做",就慢慢不怕了。

下面再介绍一个已经取得优化的病例,希望大家体会他是如何向"怕"字战斗,如何做到"想到就做"的。

### 实例24

J先生从小性格就很善良、严谨、拘泥、固执,自尊心很强——说自尊心很强不如说虚荣心很强。因为他是独生子,做事非常认真、刻板、直爽,对自己和别人要求都很高。他读书时成绩很好,15岁时出现强迫症状。刚开始,晚上他躺在床上总会怀疑"门关没关?"起来不停地摸、关门,关过后刚睡到床上,再起来摸、关,反复检查这个门关紧没有,之后发展到不敢写作文。写作文时,总要翻来覆去地看,写完了要一个字、一个字地对,对照好了,自己放心了,上交时再看一遍对不对,最后放心了,才上交给老师。一交到老师手里,瞬间觉得写的好像到处都不对,就又纠结了。就到老师办公室要回作文,"老师我好像写了错别字,能不能让我看看?"若是考试,老师是肯定不会把作文给他看的,回来以后就很丧气,这一丧气,接下来的一个星期情绪都不好,不放心,反复想。一直等到作文下发,他才算了结。再后来又出现到商店买东西,都要出现反复挑拣的症状。他不是小气,而是不放心,他看看这个、挑挑那个,到最后,营业员受不了了,问要不要?他在不得已的情况下会勉强拿走一件。可是,一出门马上就感觉不好,不满意,又回去换。有时候商场不给他换,他出商场门口就会将其扔掉,扔掉后再重新买新的,这样才算满足。

渐渐地,J先生又出现了强迫思维,起初还比较简单。15岁,上初三时,脑子里总是出现"'1+1'为什么等于2?为什么不等于3或者其他数字呢?"反复思考着这个问题,无法摆脱。后来,他不敢到人多的地方去,面对人群就紧张。比如在公共汽车上,看到人就想"人怎么都是一个鼻子,两个眼睛,为什么有大有小?既然都是一个鼻子、两个眼睛,为什么长得不一样?"为此苦恼不已。他自己也知道这个念头是十分荒谬的,但是没有办法摆脱,因此而焦虑、自卑、抑郁。他意识到自己需要看病了。

J先生的父母都是西医,却请了个老中医给他看,老中医不知道这是一个强迫思维,说:"你这个病是痰迷心窍",他一听痰迷心窍,"把心窍迷了以后,我不就完蛋了吗?这说明我的病没救了、没治了!"就更加丧气了。他父亲是个内科学的教授,家里有本老版本的《内科学》，上面谈及精神病，J先生看到强迫症往往是无法治愈的，从此以后，就产生了厌世情绪，开始怕见人，整天躺在床上，不敢外出。另外，他无法做到和别人对视，他不敢看别人的眼睛，也不敢抬头，不敢讲话，后来他们就到上海某专科医院去治疗。该院听说他长期不出门，不愿接触人，就认为他情感淡漠，诊断为精神分裂症，开始按精神分裂症治疗，结果越治越严重，只好又回到老家医院治疗。因为上海专科医院诊断的是精神分裂症，他们老家的医院也不敢贸然推翻这个诊断，就按照精神分裂症治疗。治疗期间一直大量服药，他实在吃不消，只得出院。

22岁时，J先生由一个教授介绍来南京治疗，诊断为强迫症，经过心理疏导治疗，症状很快消失了。首先消失的是他的焦虑和忧郁情绪，随着自信心的树立，他掌握了与疾病战斗的主动权，半个多月后，他的症状逐渐消失了。后来，他每年从老家来南京四五次，来之前，提前预约时间，每次谈两个小时，然后再坐夜车回去。他康复后马上就开始上班了，上班后一天工作也不愿耽误，过来看病都是利用假期，谈过后当天就回去，第二天照常上班。这位患者后来情况一直很好。但是，他是不是一帆风顺的？并不是。

他的症状基本消失后，刚回去上班，就反复了，他是硬着头皮去上班的，开会时大家都坐在一起，他非常紧张，不敢看别人的眼睛，讲话时总低着头，别人说话时，他总是看天花板，但是又觉得看天花板很奇怪，就到处看，引起了大家的注意。领导以为他注意力不集中，于是提醒他，却导致所有人的目光全部集中在他身上。这一下，这么多的眼睛看着他，J顿时浑身大汗。后来他一想，"鲁医生不是告诉我了嘛，我怕什么？我长着一对眼睛，他也长着一对眼睛，我就不怕。"他灵机一动，找了个对象——领导，"火是你点起来的，我今天就要看你"，他两个眼睛就对着领导，领导刚开始不注意，后来发觉老是两个眼睛盯着他，反而先不好意思了。

除了不敢与人对视，J先生还有口吃的毛病，这一问题又该如何锻炼呢？当克服了众人目光注视后，他开始在每一次会议上主动发言，经过不断的锻炼、发言，口吃逐渐也好了。虽然那时候他年龄尚小，有些不正确的认识，但是他经过社会实践走出来了，也锻炼了自己。他的两个症状——口吃和怕人眼睛就是这样消失的。

后来，他自我分析："我性格缺陷太多，特别是孤僻、爱好太少，对任何事情都不太感兴趣，应该改造过头性格了。"于是他就跟父母商讨，自己从小就很喜欢音乐，想培养这方面的兴趣，决定学拉小提琴，他父亲在艺术学院请了个教授，到家里来给他上课。原本J先生的上述症状基本上已经没有了，但是小提琴教授一到他家里，他又紧张了，老师讲GDAE弦时，他的强迫思维就出现了："为什么不是ABCD弦？"听课受到很大干扰。老师走后，因为他的心理素质有所提高，能不断地剖析自己了："我为什么会思考这些？首先确定一点，这是个病，这是我的病态思维在活动；第二，为什么不是ABCD弦呢？本身自己对乐理知识就不懂，应该很好地听老师的。"后来他就自己硬着头皮练了下去，不理这些症状，带着症状坚持练习。他是非常聪明的，自己又下功夫，练了一段时间，他不但完成了老师教给他的课程，而且完成得非常好，当他发自内心地感到高兴时，强迫思维也就消失了。

他的强迫思维没有了，但见人还是有些紧张。他又开始自我剖析了，"我这个人从小就紧张，那是不是对所有人都紧张？并不是这样，对爸爸妈妈不紧张，对妹妹也不紧张，对要好的同学也不紧张，我为什么就对老师紧张呢？"后来他自己给自己下了个结论——"我和老师缺乏沟通，缺乏感情交流"。他把这个话跟爸爸妈妈讲，他父母认为他的剖析是正确的。最后，在上课之外，经常和老师进行沟通，请老师到家里做客聊天，而老师知道他的情况以后，有音乐会或者演出，每一次都带他去，渐渐地两人情感融洽了，症状就逐渐消失了。

J先生的心理素质提高后，认识了妈妈同学的女儿，两人很有好感。可是女孩才15岁，他比这个女孩大8岁，这个女孩很喜欢他，女孩的妈妈也很欣赏他。但他始终感觉这个女孩太小，一直把她当小妹妹一样看待。最后，关系还是确定了下来，但他等了她整整10年。10年后，当他们即将迈入婚姻殿堂的时候，问题却出现了。原来，他在北方工作，当他约这个女孩去办理结婚登记手续时，女孩突然变卦了，说不愿意离开南京。而J先生这时已经33岁了，等了她这么长时间，对任何人来说，这都是比较大的打击。这位患者家在北方，结婚一般是比较隆重的，亲戚朋友都通知了，却突然出现了这个变故，更何况他的虚荣心那么强，恐怕他父母也难以承受，对他而言，压力可想而知。

我告诉他，"换个角度看，我认为这是好事，而不是坏事。因为婚姻是不能勉强的，她如果不愿意到你那个城市去，你又非让她去，如果勉强结婚了，你们的家庭能好吗？等有了孩子，如果一直不能和谐，到那时再离婚，那可比你现在的苦恼要多得多。"虽然有点难堪，但他遭到这个打击后并没有倒下来。

半年多以后，J先生结婚了，还寄来了照片，信中说："这8年来，我不但在工作、学习上感到格外轻松，在改造性格上也真正尝到了甜头。"但是他与医生联系了10年，为什么后来医生主动不和他联系了？因为他给医生的最后一条消息中写道："我们可能要旅行结婚，经过南京，我和我妻子一块儿来看你，"后面又注了一句，"我以往的病没和她讲过。"就这一句话，我考虑了很久：他这个病没有和对方谈，谈不谈倒无所谓，因为病好了就是好了，比如自己哪一年得了感冒也和恋人讲？谈恋爱也不一定都讲得那么清楚。但是，他旅行结婚到南京来，假如对方问他，"你和鲁医生怎么认识的？"他这个人又不会撒谎，问题就不好办了。后来我就和他父母联系，说以后不要往来了。后来，就逐渐失去了联系。

在随访他的10年中，一直都比较稳定，是一个取得优化的成功例子。可以看到，一旦一个人心理素质提高了，不仅能保持情绪稳定，病情不反复，而且在遇到特大的困难——一般人都难以接受的、威胁性的、超强的刺激时，也能够以冷静沉着、开朗乐观的态度对待，渡过难关。到了"勇于克服困难，善于解决矛盾"的境界，是很值得我们学习的。

其实我们不难发现，每一个成功实例背后都离不开这"三步曲"中的任何一步，明是非，辨真假，少想多做，想到就做，即分清主客观，认识自己，也认识"怕"字，避免过度担忧，带着症状不断实践。这可不是简单说说而已，需要大家不断亲自实践、深刻领悟、勤于总结，才能有所收获。这些措施和方法在后面的强迫思维治疗中还会提到，希望大家牢记于心。

关于克服"怕"字，再给大家介绍一个怕脏的恐怖症患者。这是一个特殊的病案，只有材料，没有病历封面。她是住院患者，我们门诊部是从来不接待住院患者的，因为住院患者由住院部医生负责心理治疗。但是，这个患者破例了，不是说她的"来头"大，对她特殊照顾，而是这个人太痛苦了。

### 实例25

这位M女士是从西南某省来的，一个厅级领导的夫人。早年，她和她丈夫是大学同班同学，感情很好。毕业结婚后，正好赶上一个传染病流行，她自此就开始害怕了，怕细菌，怕传染病。虽然她很恐惧，也很痛苦，但那时候还没表露出来。后来她生了孩子，但是夫妻两个都忙着上班，就将孩子一个人留在家里。她害怕细菌，始终不愿意把儿子交给别人，也不愿意叫她妈妈和婆婆带，只有自己带才放心，认为把孩子锁在屋里最保险。她每天上班期间，将孩子留在家里，上、下午各回家一次，看看小孩，喂喂奶，给小孩换换尿布，每次半小时，她家离她上班的机关比较远，她每天就这样骑自行车来回奔波。

结果，有一天，出了意外。

她隔壁住了一个老太太，这个老太太年岁大了，不小心失火了，烧到了她家里，家被烧光了，孩子也被烧死了。她原本就怕细菌，小孩烧死后，她的症状就更加严重了。这时，大家都知道她有病了，但是她仍坚持工作。后来，由怕脏发展到害怕玻璃纤维，她认为玻璃纤维里有致癌物质，怕得相当厉害。不久后生了二胎，是个女孩，她依然亲自带，把孩子保护得很好，不但讲卫生、怕细菌，而且要绝对避免和玻璃纤维接触。她女儿长到十岁以后，她的症状就更严重了，女儿上学时她根本就不放心，每天牵挂着，提心吊胆。她丈夫是一个厅长，但她家里不能来客人，只要客人到她家里坐一下，她家里的沙发、板凳和床单都要洗个遍，而且不能让保姆洗，要自己或丈夫洗才放心。她自己洗不过来，她丈夫有时还要请假帮着洗。因此，她丈夫就没法和人交往了，没有人能到他家里去。

她的痛苦很多，我今天主要谈她是怎么克服"怕"字的。最后，他们到南京来求助，因为脑科医院没有小房间，她就住在一个小的工作间里。工作间只能摆一张床，床摆在这里以后，被褥都是干净的，但必须叫她亲自看了才行；床不让医生和护士碰，认为医生和护士的手都太脏，只有她女儿和丈夫给他铺床才放心。每天吃饭要等丈夫亲自端给她，护士端给她不行，她整天在床上坐着，哪儿也不敢碰。她渴了、饿了，护士、医生送水、饭给她，她就是不吃不喝，等丈夫或者女儿来。因为她的病情很重，最后病房通过院部转到我们这里治疗。

她的病程达15年，她的痛苦可想而知。但是，医生所讲的内容，她都能领会。她女儿给她拿笔，她在床上写，写得非常仔细，而且没有一句废话。看过她的血泪史，我们是非常同情她的。每次治疗后她照写反馈，但是到了与"怕"字战斗时，真正去检验的时候，她往往都是逃避、退却，认识和实践无法统一。有一次，她女儿陪她到我办公室做治疗时，我后面有个窗子，窗子上有玻璃纤维的纱窗，我讲话累了，朝后一伸懒腰，她就说："哎，你小心"，我说怎么了？她说："后面不干净"，她原来是怕我碰到那个纱窗。

第二天，我们依然尝试实践。

M："我基本上都能体验。"

Lu："这桌子上的灰尘你能不能帮我扫一下？"

M："可以。"她扫了。

Lu："这个玻璃纱窗你能不能打扫打扫？"

M："那不行！"

Lu："为什么？"

M："扫灰尘时，我捂住鼻子就可以把细菌挡住了，这个纱窗不行，这是致癌物质。"

后来，她到诊室时，我随手就剪下一块纱窗。

Lu："你能不能拿一拿？"

M："不能拿，无论如何不能拿，你赶紧丢了。"

她说着就要走，我不但没丢掉，反而一下子捂到自己的眼睛上了，这时候她紧张了。

M："哎呀，你丢掉，我来拿，你丢掉，我来拿。"

在这种情况下，她拿了——她怕我的眼睛瞎了。她自己拿起来以后，我说不准丢，她也就没丢掉。我问拿着怎么样？她说："还好，还好。"我说："你把它放在你口袋里带回去。"她开始不肯，后来勉强同意了，我告诉她明天要检查，她说："好。"最后和她女儿两人一起回去了，可是她一出门就甩掉了，第二天直接不来了。

第一个回合就不来了，我就不得不去请她。她女儿说："鲁主任要生气的。"没办法，她最后还是来了。

Lu："你为什么要甩掉呢？"

M："我实在感觉难受，吃不消，就甩掉了。"

Lu："你甩掉了，我今天再剪一块。"

又剪了一块，我叫她接，她不接了，这次我就没往眼睛上捂，而是放到了嘴里。一放到嘴里，她吓坏了。

M："哎，拿出来，拿出来，你说怎么样我就怎么样。"

拿出来以后，我问她该如何。

M："我拿走。"

我从抽屉里拿了针线。

Lu："要缝到你衣服上。"

后来缝到她身上以后，一回到病房，她一屁股坐到病房饭厅的大椅子上。那个护士吓一跳，"怎么回事呀？"她说："我不怕了，完全不怕了"——她完全解放了，这就是个开端。此后，她吃饭也不要女儿送了，敢和别人一起到大饭厅里去吃了。

看来，我们有时候还要把这个"怕"字分分等级。虽然我们很善良、很严谨，虽然伦理道德观念很强，我们不会侵犯别人，但是往往有时候私心比较重一点，想自己想得多了一点，是不是？一个"我"字不是那么容易认识的，她平常不让女儿接触任何地方，女儿和丈夫是第一重要的，而把她自己排在次位了。看来，症状背后都有情感的因素，而且这个情感还是分等级的。假如不分等级，不牵涉到她自己，别人再弄窗纱，她也觉得没关系。

如前所述，只有将"怕"的主线弄清楚，才能有的放矢去克服。因此，心理素质不是自然而然就能提高的，提高心理素质必定要经过学习、教育和帮助。这个学习可以自学，也可以通过其他渠道去学；这个教育可能是自我教育，也可能是其他方面的教育，也可以取得外来的帮助。我们在突破这个"怕"字时，应该考虑多种因素。认识越深化，做起来就越容易。所以，在克服"怕"字以前，如何认识是非真假就是主要的问题，当我们被病理心理所控制时，这一步往往不是那么容易做到的。而在克服"怕"字时，关键在哪里，通过我介绍的几个例子，大家应该差不多心中有数了，他们的经验和教训是值得我们学习、总结和深思的。

# 第三节 克服"怕"字的关键

治疗目前已经进入了关键阶段，对于一些关键问题，在此重点强调一下，希望引起大家的重视。

## 一、树立自信心

第二阶段，是有哭有笑的阶段。在这个关键的阶段，如何树立起必胜的信心，顺利登上山去，是我们必须重视的。自信心在疏导治疗过程中是十分重要的，一个患者取得疗效的大小，绝不会超过他的自信心的大小。特别是对于心理障碍者而言，患者自信心的深度与广度，将直接影响到治疗的深度和广度，关系到能不能取得全面胜利。假如能树立起自信心，就会产生压倒一切困难和障碍的强大力量。经验告诉我们，培养树立自信心对某些人来说并不是一件容易的事，而要把这种气魄和自信融入与疾病战斗的实践中去，更为不易。而自信心也是需要巩固的，很可能今天建立了自信心，明天就又滑了下来，若是滑下来后，再建立自信心就比较困难了。自信心的建立需要我们不断地深化自我认识，通过实践验证，把现实的和不现实的东西区分出来，这样才能得以巩固。所以，脱离开实践，自信心是建立不起来的，这要求我们建立自信心后，把它融入同疾病战斗的实践中去，在这个过程中不断地强化和巩固自信，并帮我们克服"怕"字，这样你就会取得优化。

对于巩固自信心的问题，还有一个要注意的：对于那些性格缺陷严重，特别是那些固执的、让不科学的观念束缚着自己头脑的、满脑子都是"病、死、怕"字的人，他们随时随地、没完没了、无限制、无根据地胡思乱想和忧虑，不遵循科学规律，就会越想越窄，而不是越看越广阔。因此，性格缺陷比较严重的、视野比较狭窄的患者，更不容易树立起自信心，他的病情波动性就比较大，好时、顺利时情绪就好；稍遇到一点困难，情绪就会立刻低沉下来。一低沉下来，他往往不能从主观上找原因，而是怨天尤人——都是外界怎么不好、如何不如意，悲观失望，摇头叹气，认为自己没希望了。在第二阶段，有些人就因为没能树立起自信心而停滞不前甚至倒了下来。

但自信不代表自负。在第一阶段，你取得的战果可能是辉煌的，但也可能存在一些问题。有些人现在是和敌人作战的英雄，可是再过几天可能就是个投降派，要与心理障碍做战斗，战局的变化是很大的。因此，必须要记住几个字——"胜不骄，败不馁"。取得了一点胜利，也只是初步入门；现在还没有任何感觉，一旦获得一个新的领悟以后，问题可能就迎刃而解了，就可能一下前进一大步。因此，取得成绩的人，不要沾沾自喜，困难在后边。因为这是个循序渐进、由浅入深、由易到难的过程，越到后边越难。看到这话时，有的会想放弃"我不干了，现在都够难了，再难的话我太吃力了，我花不起这个代价"。事实虽然如此，但你可别被这个"难"字吓住了。你只要循序渐进，一点也不会感到难；假如你不能一步一个脚印、踏踏实实地走，肯定就会很难了。这里的"一步一个脚印、踏踏实实"并不是要求大家循规蹈矩，而是要一点一点地认识清楚，再一步一步地去实践。

比如，有个患者说："我现在完全好了，完全不怕了。"但医生却会泼冷水给她，"好了以后，也不能骄傲。"为什么？今天自己的症状没有了，是不是就代表真正的全部好了？虽然他的症状确实消失了，但是这个"好"是不是就稳固了？不是的。百炼成钢，需要多次的反复和战胜反复，"好"才能真正稳固下来。所以说，胜不骄，败不馁，切记切记。

## 二、遇反复而不惧，处逆境而不馁

下面谈一下关于病情反复、精神状态处逆境的问题。在临床疏导治疗中，病情反复是客观存在的，这也是个客观规律，所以病情反复并不稀奇。病理之树能够帮我们理解整个治病的过程，我们再次用树来解释这一现象。之所以说反复是客观规律，是因为现在正处于第二阶段中，正在砍这棵树，使其根干分离。但是即使真的分离了，遇到风调雨顺，因为有根存在，还是可以再生出芽来的。因此，病情反复、精神状态处于逆境，并不是什么稀奇事。多数人在心理疏导治疗过程中都会遇到各种困难和挫折，也多少都会出现反复，甚至有些人可能会出现暂时性的濒临绝境,无路可走,似乎只有一条路——死亡。也有些人原来认识不清自己的问题,当他认识到了以后,觉得克服症状轻而易举,短时间内取得了疗效,这个疗效也不是一劳永逸的,多少都是会反复的。要想认识深化,真正与它一刀两断,绝不是容易的事,不花大力气是不行的。与"怕"字的战斗绝不是那么简单的,一帆风顺、没有任何挫折的情况是绝无仅有的。既然会反复,那怎么样对待反复,对待困难和挫折就显得极其重要了。

在精神状态处逆境时,你愿采取什么态度?是垂头丧气、失掉自信心,还是百折不挠、顽强地战斗?这两种态度就是我们在和"怕"字战斗过程中要抉择的,也是你能不能获得治疗成效、取得优化的一个关键。既然在治疗中病情反复、精神状态处逆境是正常现象,那么,治疗中出现反复和逆境就不可怕。真正可怕的是什么呢?怕的是你丧失自信心,丧失继续前进和攀登的勇气。

我们应该怎样对待病情反复和精神逆境?两句话:遇反复而不惧,处逆境而不馁。遇到病情反复、精神状态处逆境,我们就要有这样一个态度——遇反复而不惧:遇到反复,不要怕,要有自我革命的精神;处逆境而不气馁:逆境来了以后,我决不妥协,决不低头。这里自我革命精神不是喊口号,而是需要真刀真枪地付诸实际。你能否自救,完全取决于你能不能自我革命。这个自我革命一点也打不了折扣,任何人不能革你的命,也不能替你革命。临床经验告诉我们,凡是胜利者都属于自信心强、敢于抗争者(和"怕"字抗争),胜利都是在艰苦战斗中获得的。所以,自信心的建立是心理疏导治疗的起点。

在心理疏导治疗中,每个人都希望优化,达到预期的目的,取得永恒的治疗效果,但苦尽才能甘来,取得这个效果不是轻而易举的。在"怕"字面前,一要靠我们自己的实力,就是我们的信心和掌握的战略战术。前面的例子就是为大家介绍经验,希望能在战术上能给你一些启发。除了战略战术和自信心两大必要条件,客观的有利因素也有助于我们达成这个结果。你现在的有利条件是什么?与社会上众多的有心理障碍而无法接受科学心理治疗的人相比,我们都是佼佼者,这是第一个有利条件。我们的家属和各方面都在支持着我们,这也是我们的有利条件。二要靠敢于抗争的勇气。拥有有利条件,掌握了战略战术,也有了自信心,下面就看我们敢不敢与"怕"字拼搏了。敢不敢与"怕"字拼搏,敢不敢实践、锻炼,是很重要、很实际的问题。假若你前面的都具备了,而一直胆小退缩,不敢拼几下,结果当然还是失败。

## 三、克服逃避

随着治疗一天比一天深入,大家一天比一天感到难了。或许感到写不出反馈,无话可写,这也是正常现象。第二阶段和第一阶段不同之处在于,第二阶段要求必须联系自己,不联系自己就写不出来,这也是个非常关键的问题。

现在,有些人取得了一定的进步,但还谈不上优化。真正优化时,会感到一切都是自由的。而现在仍然没有解放自己的人,可能就没有这种轻松感。前一阶段我们都能认识到,自己的心理障碍是造成自己痛苦的根源,但是真正做起来,与它决裂却不是那么容易。主要原因是什么?

第一,处处逃避。有些人虽然嘴上说,我要坚决与"怕"决裂,但做起来并不是这样,还确实"舍不得丢",似乎不敢丢,丢了还不放心,不习惯。例如,小 S 在其反馈材料中写道:

"这个'怕'字跟了我这么长时间了，我三十多岁，它陪伴着我三十多年，假如一旦一刀两断，确实有点舍不得。"很多逃避的患者有类似的矛盾心理。

第二，没有很好地联系自身。这类人看过别人的故事，却没有与自己情况相联系，即使现在讲的就是他，他也不能联系自己，他自始至终都在想"我的情况比较特殊，别人的好办，我的就不好办""别人的怕都是很可笑、不存在的，而自己的怕还是很可能的！"所以不去联系基本的原则和理论。有些人的认识总停留在一个误区，感觉别人的问题容易，就自己的问题特殊，最难克服，这是另外一种逃避方式。总为"怕"字说情，各种"恐怕……万一……也许……"归根结底，是他们不联系自己，不去深化认识自己，甚至最终还没有分清是非真假，所以，就写不出反馈来。

我们不得不再次谈回上一讲的"为什么要自己救自己的问题"了。要想克服心理障碍，不可能找到救世主，痛苦只有你自己能体验到，解决痛苦，也只有自己去做、自己动手才行，没有别的办法。父母再爱我们，夫妻关系再好，他们也只能从表面上去关怀、支持你，无法钻到你心里去，更无法代替你。这本书也只能指导你，而你是一个活生生的人，是一个有高级思维的人，只有自己多锻炼、多实践、多领悟、多总结，不断提高自我认识，才能不断克服症状。除此之外，没有别的路可走。

曾经有个怕脏的女患者，她最怕的是垃圾、灰尘，她在实践中是怎么突破的？有次，我和她丈夫与她一起实践，我们三个人一块往垃圾堆上走时，我讲着话往前走，没在乎，她却停住了，她很早就注意到垃圾堆了，不往前去了。我问："你怎么了？"她说："不能走了，前面太脏。"后来我说照走，我和她丈夫从垃圾堆上一步一步下来了，下来以后她又往前走了两步，垃圾堆就像一条河，把我们隔开了。她很是不安："我怎么办呢？怎么办啊！"我们鼓励她，她也不肯过，"绝对不能过，你们过也危险"，后来我又从垃圾堆上走回来，她在那喊："哎，鲁教授，你讲点卫生。"我过来以后就拉着她的手让她过，她紧张得不得了。我说："走，咱们俩一块儿走。"结果，上了垃圾堆以后，她一下跑过去了，过得比我快。跑过去后，她再回头看看，感觉轻松多了。当下一次路过垃圾堆时，我说："你别过来！"她却勇敢地过来了。这就是突破，也就是那么回事。但是，前提是她认识得很清楚，她回忆到："我以前年轻时不知吃了多少苦啊。"她年轻时就特别爱干净，做什么工作都要搞得清清楚楚，因此吃了很多苦。"我为什么会怕？"她把这个问题弄清楚了，在实践中就由被动变为主动了。从这里看，只要我们不逃避，这个问题就可以解决。当然这里提及的仅仅是她怎样取得和"怕"字战斗的第一步胜利的，其他的不多谈了。

下面再谈另一个不同类型的病例。

### 实例26

小 L 是某重点大学的大二学生，他的家庭很特殊，父亲是军人，兄弟姊妹有 6 个，他最小。虽然是多子女，但是哥哥姐姐都比他大很多，最小的都比他大 12 岁，都将他视为"宝贝"，他从小就处在各方严密的保护下。这个小孩长得漂亮，又聪明，人人喜欢。因为他一直在赞扬声中成长，从小就养成了特殊的性格，很少与同学讲话。

小学一年级时，也就是七岁多，他掉了个门牙，小同桌说："哎，你是小豁牙嘛！"就这一句话，他后来就闭着嘴，不讲话，认为太难看了。为什么会这样？虚荣心是从什么时候开始有的？——他一直是在赞扬声中成长的，没人讲过一个"不"字，这个同学就讲了"小豁牙"，就大大伤害了他的自尊心了。虽然他在班上一直不讲话，闭着嘴，老师问话也不答，但是功课一直很好。进入青春期之前，小 L 只是感觉到自己的嘴有毛病，但有一次沙子迷住了眼，总感觉眼睛不舒服，他一照镜子，"不但嘴巴难看，怎么眼睛也这么丑啊！"越照镜子，越觉得自己丑，从此以后更痛苦了。实际上，他长得很帅气。

他以优异的成绩考取了大学，但因为他以前从没离开过家，从北方到南京，换了新环境，一到大学，要独立生活了，他的病情就加重了，以至于到二年级时已经无法上课。他总觉得嘴和眼睛难看，会影响同学，同学一看到就会上不下去课。上课时，他就忌讳别人托腮帮子。假如有一个同学托腮帮子，他就感觉这个跟自己的嘴、眼睛有关系，这一堂课就听不下去了，而且这一天都感到难受。

另外，他善良、忠厚到什么程度？宿舍八个人，他一天到晚低个头，绷着脸，不愿意和别人讲话，就因为怕自己的嘴和眼睛让同学难过。晚上睡觉时，翻来覆去睡不着，也是怕自己睡着以后呼吸太重，影响其他同学睡眠，越睡不着越不敢睡，有时困了打盹了，会一下惊醒，"呼吸是不是太深了？"同学起来小便或者翻个身，"是不是我影响的？"如此高度紧张，大一时成绩尚能勉强通过，二年级时就有两三门不及格了。

最后他主动来做心理治疗。这个小孩年龄不大，但是发病的年龄是比较早的，我们诊断是典型的体像障碍。体像障碍又叫躯体变形障碍，或者叫丑陋恐惧症，就是个人在客观上外表并不存在缺陷，或者有极其轻微的缺陷，但其主观想象却极为丑陋而产生的极为痛苦的心理障碍。他是看了《心理疏导疗法》后来求医的。当他看到这本书后，心里一高兴，感觉什么病也没有了。他说："我以为这个没有办法和别人讲的怪病，世界上只有我一个人得呢，竟还有和我差不多一样的，而且能治好，我一高兴就什么症状也没有了。"他以前不和同学讲话，现在可以和同学讲话了；他从来不敢到人多的地方去看电影，现在敢到学校的电影院看电影了。前两天非常松弛，发展很快，可到了第三天就又来了。怎么回事？

他在反馈中这样写道："首先，我觉得非常后悔，后悔鲁医生给我看了那个痊愈的病历后，我当时那种轻松和豁然无病时的情形没能坚持住，现在想想都后悔，那天晚上我没吃药，却睡得挺好。第二天在学校看了一场电影，竟然自始至终精神集中，即使想到病时，也感到无所谓。对旁人更不介意了，我认为和旁人接触并不可怕。可是到后来，我就这样想：难道我的病竟然一下子就好了吗？这几年的病态会如此戏剧性地消失吗？大概不会吧。这么容易吗？鲁主任不是还要跟我谈话吗？他和我谈什么呢？告诉我说，只要不想它就没事了这类话吗？这几年，与咨询师面对面谈话又不是第一次了……越想越觉得我的病没好，我这个病怎么能一下子就好了呢？不可能。"他自己给自己打了个问号，回答是"不可能"。于是，就反复了。这种情况我们有没有体验过？当自己有发自内心的高兴时，这个兴奋灶就全部被压下去了，感觉症状80%都没有了，有时甚至感觉到全部没有了。大家有这种感觉吧？所以他不是真的好了，而是他有一个良好的心境后，大脑皮质良性的兴奋把病理兴奋灶压下去了。但压下去不等于消失了。为什么要胜不骄、败不馁？原因就在这儿。而一旦反复之后，再次处于逆境，医生再讲时他就听不进去了。有一次，他自己到了濒临绝境的地步，自感走投无路，没有任何希望了，只有一条路——去死，我劝导他很久，他却哭个不停。

L："我认为我已经没办法了，我只求你帮我一件事，我是个'老巴子'(最小的)，我父亲年龄这么大了，有冠心病，我死以后，希望您能给我父亲做做疏导工作，这样我就尽了孝心了。"

Lu："你有什么打算？"

L："我打算去跳长江，你能不能答应？"

Lu："不能。"

L："不能答应，我也只能像罪人一样离开这儿了！"

说着，站起来就走。确实，在这种病理激情下，他完全可能自杀。后来我也懵了。他要开门时，我火气上头了，一拍桌子。

Lu："你给我站住！"

他一听，我从来没有这样凶过。这一拍桌子，他一下子愣住了，他没开门，后来我走到他跟前，说："你坐到这里，你想死也可以，你先回答我一个问题再去死，你交代我的问题我也替你办。"他摸不着头脑，就很顺从地坐了下来。我说你答复我一句话，他点点头。

Lu："纸老虎能不能吃人？"

L："不能。"

Lu："到底能不能？"

他不讲话了。

Lu："吃什么人？"

后来他悟过来了，"要吃我了"。一联系到纸老虎吃人时，他一下就缓过来了，"哇"一下哭起来了——"我实在受不了！"

怎么回事呢？原来，他有一个心爱的东西丢了——这说明他平常自理能力和适应能力不强，从小在家里就衣来伸手、饭来张口，都是家里人安排好的。他大哥在部队里，送给了他一件非常好的球衣，在学校里也很引人注目，结果他打篮球时，放在场地边被偷走了，这是他病情加重的一个主要因素。情绪一低落，惰性兴奋灶马上就扩散了。

我又重复了前面几句话，深化了他对这个问题的认识。经过一番谈话后，他的情绪危机过去了。后面再谈时，他能听下去了，但嘴和眼睛的问题却始终没解决。我对他说，你的一双眼睛和嘴长得多漂亮，"鲁大夫，你就会……"说我会迎合他的心理。

就在那次我们俩谈话时，恰好来了一个外号叫"老班长"的患者。他16岁就参加了工作，因为表现很好，24岁就开始当班长了，后来别人就喊他老班长。这个老班长进来时，我们正在谈话。我说你不是说我只是骗骗你、安慰安慰你吗？我给你介绍一下，他的外号叫老班长，是其他患者给他起的。介绍以后，我说："老班长，你来看看这个小伙子病在哪儿？"这个老班长看来看去："没看出毛病来啊！"这一看可不得了了，小L的头低得让人都看不到了，我不得不提示他抬起头来。老班长再一次说："我没发觉他有什么毛病啊。"我说你往他脸上看，老班长说："他长得挺英俊的，我要有这个长相，睡着都能笑醒。"这是老班长讲的，这个老班长确实不如他帅。

我问："你看他的眼睛有没有毛病？""这双大眼睛，水灵灵的，多漂亮啊。"老班长也很会形容。我说："你再看他的嘴。""他的嘴也很好，我都没法和他比。"但小L始终不吭声，也不表态。我说人家是刚进来的，不认识你，这里也没有人暗示，是不是我奉承你的？他不表态，不承认，也不讲话。所以，很多人逃避现实，就是这样，往往自相矛盾却还不承认。

后来我让小L反过来看看老班长，病在哪儿？

小L也看老班长了，"他身体挺棒的嘛！"

Lu："你看到什么毛病没有？"

他没看出。老班长确实身体很结实，个子不是很高。

Lu："你看他脚。"

L："他脚上穿的是火箭式皮鞋,这双皮鞋很漂亮嘛!"

Lu："你再往他的臀部看看。"

L："臀部没有什么问题嘛,挺好的,身体很结实,也很匀称嘛。老班长到底是什么病啊?"

Lu："老班长总认为自己的屁股大、脚宽。为什么他穿一双尖头的皮鞋?因为他认为自己脚宽。你觉得宽不宽?"

L："不宽。"

Lu："屁股大不大?"

L："不大。"

当时他两个在一起时,反而碰撞出了不一样的火花。

L："你这个病算什么?"

老班长："你这个病算什么?完全是虚假空的。你长得这么漂亮还想怎么样?我跟你比,又怎么说?"

L："你屁股又不大,脚又不宽,你怎么老是说脚宽啊?这个问题在我身上,根本就不算什么!"

他们都觉得对方的问题在自己身上不成问题,而谈到自己的问题时却感觉都是大问题。所以,在这个"虚假空"面前,互相看都能看出别人的问题,但就是看不到自己的问题。不但看不到,还找各种理由,用"万一""也许""可能"等为自己的"怕"开脱,不敢面对客观现实,这就是逃避。

之后,我又讲了很多与他有关的例子,小L下一次来疏导时,明显好些了。当他和我谈话时,又进来一个领导的小孩,很小就认识我,我让他坐在对面等。我继续和小L谈话,这时他已经放松了,什么话都可以谈。在谈的过程中,对面那个小孩笑了一下。这一笑可笑出问题来了,小L气得坐到我的桌子上,扭着身体坐,不想让小孩看到脸部——他认为小孩在笑他的嘴和眼睛,眼泪直淌,最后哭着走了。小L走后,我问小孩,你笑什么?"我笑这个病不光我自己有,他怎么跟我一样啊?我是笑这个,一模一样。"你们看,大家敏感多疑到什么程度?大家的虚假空有多少?有些人找不到怕,不知道怎么找,现在看来,这些形形色色的怕还少吗?

此时小L的病情已经有所好转,但遇到这样一个小问题,病情就反复了,说明他的性格多么敏感多疑。他离开时,是下午四点多钟,流着眼泪跑出去后,心情低落,没坐汽车,从医院一直走回学校,路程很远。这一走,倒走出效果了——他一边走路,一边战斗,忽然找出了问题——"唉,人家笑我,难道我的行为不可笑吗?""我越是怕人家看,我这种行为反而就更成了别人注意的目标了,这样就必定要形成恶性循环,往往引火烧身。"他认识到问题后,整个人的状态完全不同了。过去,他一天到晚为嘴和眼睛丧气,觉得影响同学,还总认为别的同学都孤立他,因为自己的眼睛和嘴太难看了,一个同学都不愿意和他接近。而他这次自我解放后,心情随之改变,跨进宿舍,他先对同学们露出了笑容,同学们看到他的笑,也都很开心。

小L对反馈的态度也值得我们学习,他总是及时记录、及时反馈,这样才不会忘掉自己的所感所思。他对于这次战斗反馈是这样的,"今天取得了令人振奋的成果,现在我要及时地把它记录下来。今天下午从鲁主任那里出来,我还一直回味着'可笑'这两个字。今天我觉得不但没有什么成效，反而自己产生了急躁的心情，我想我恐惧的不就是可笑嘛！我真是个没用的人，为什么要怕呢？难道就不能像鲁主任说的那样对什么都不怕吗？这时我心里说，我这回就要什么也不怕，我非战胜这个'怕'字不可。平时，每当我下决心时，就会被随之而来的抵制心情和压抑感征服，我就不敢再往下想，不但不往下想，而且开始向相反的方向——不好的方向想。但是，今天我暗暗下定决心，我一定要顶住这个压力，上！我就偏偏要想，想一想我为什么要怕？于是我顽强地想下去，想着想着，我仿佛觉得压力减小了，而我的冲劲在逐渐增大。这时，我突然想起鲁主任的话'怕的特点是你越怕它，它越强；你越强，它越弱'。同时，多少次鲁主任对我的讲话一下子都响在我的耳边，我感到一股强大的力量在支撑着我，'痛苦吧，我迎着你上！！！'我暗自说道。于是，我就这样进行了长时间的苦战。当时我的思想战斗的另一个焦点是我的苦想：有病不在于你的行为如何，而是在于你自己怎么想；不在于你表现得怎么样，而在于你怎样认识。假如你的想法变了，不存在了，即对病态的想法不存在了，就等于没有病了，这是总结的第一个——战斗的焦点，也是个中心。得出这样一个结论了，回到宿舍以后，我克制住自己，一反平常烦躁的情绪，与同学们说了几句话，同学们见我高兴，一个个都显得很高兴。当时我觉得，今天我可能是在走向正路了，可能正在走向光明。我努力回想，一路上思想战斗，想着想着，我突然有一股喜悦涌上心头。我真想大喊一声，我又高兴了，这种喜悦心情对我来讲是熟悉而又陌生的。虽然没有维持很长时间，但我并没有消沉，我冷静地努力维持着我的情绪。我认为，要继续坚持思想战斗，保持那股韧劲，坚持战斗下去，战斗到底，是一定能胜利的。"

小 L 说，同学们看到他高兴，一个个都高兴了，可一直以来，他总觉得同学们认为他的眼睛和嘴不好看，孤立他，都不愿意和他接近。看来，不是同学们变了，而是现在他的心情变了。他平常戴一个黑色的眼镜，看什么都是黑色的。这个眼镜一拿掉以后，看同学面貌就不一样了。同学们还是原来的样子，他的心情变了，感觉同学们也变了。所以，如何评价我们的敏感、多疑？有些人在反馈中谈到，我们戴着灰色的眼镜看什么都是灰的，似乎怎么样也改变不了，只有当心理素质提高了，把眼镜拿掉以后，看法就会有所不同。他在反馈中说，对于那天所感受的快乐有着强烈的表达欲望，说明是发自内心的快乐。我们发现，要想把这个病理兴奋灶压下去，没有发自内心的喜悦涌上心头恐怕是难以做到的，如果你是苦笑、假笑，肯定解决不了问题。因为在提高心理素质过程中，对自己不能打一点折扣，我们可以隐瞒父母，可以隐瞒医生，也可以隐瞒我们的战友，但是自己却无法欺骗自己。假如自己欺骗自己，那种痛苦是不能用语言形容的。小 L 的反馈材料不是太多，但是很具体，给我的印象很深，在这个节骨眼上，可能对大家会有一些帮助。

小 L 最后的一个总结是得出的经验教训："今天我的成绩，是由于坚持两个观念，第一，顶着困难斗下去；第二，即使出现了反复，也要竭力地顶住，千万不可逃避退缩。总之，我今天的成绩非同小可，起码是一个小小的突破。"

对于逃避和战斗，我们都知道，"怕"的特性是你进它退，你退它纠缠，纠缠着你不放，甚至纠缠得你濒临绝境。在前进过程中，假如你稍微精神一萎靡、一沮丧，你整个的精神支柱就会塌陷，即使你本来很有优势，最终也会导致败北。因此，应采取什么样的态度与"怕"字战斗？应该谨记：在与"怕"字战斗的过程中，经过战斗和努力后的暂时失败比逃避、侥幸所取得的暂时的轻松要有价值的多。拼搏后的暂时失败与那种逃避取得的暂时的轻松是两种完全不同的精神境界，因为在你经过努力战斗、拼搏后，虽然结果是失败的，但这种失败只是成功道路上的一个铺垫，失败后面孕育着胜利。假如在与"怕"字的战斗中，暂时失败的你仍然能坚持拼搏，第二次实践就会与第一次有所不同，这远比逃避和侥幸好得多。失败为成功之母，这句话同样适用于我们与"怕"字的战斗。很多患者最终都通过自身的经历意识到：成功之路，道阻且长，但对于愿意拼搏的人来说，行则将至。

从第一讲起，我就不断提醒大家不要逃避，但现在一定仍然有不少患者在逃避，只不过每个人逃避的方式不同而已。有些人不正视自己，光是围绕着这个"怕"字转来转去，就是不敢单刀直插，不敢去尝试和实践一下。如果你怕我，你躲着我，不愿见我，这是逃避，这大家都知道。而有些人抱着侥幸心理，抓住症状的规律，刻意避开症状本身，以此免于实践，获得暂时的轻松，这也是逃避。

在与"怕"字做斗争的过程中，还要注意的一种逃避方式是"喊口号，不行动""只知道，不认识"——"书中讲的我都知道，都懂，但我就是没法去做。"虽然都知道，但他什么都不和自己联系，什么都不做，当然就很难取得进展。从心理疏导治疗的模式"不知→知→实践→认识……"就可以看出，"知"和"认识"是两回事。你看完了书，了解了心理卫生和心理治疗的知识，只能说你是"知"。如果不能将书中所讲的东西与自己结合起来，进行深入认识和探索，就无法做到"认识"。没有认识，你就无法和"怕"字进行战斗，也就无法进行实践。

### 实例27

临床上曾遇到一个患者，平常对自己的身体健康过分关注。有一次，他的输尿管出现了一点结石，导致尿里出现红细胞。到医院检查后，他非常紧张，总怀疑自己是不是肾脏出现了问题，是不是肾炎甚至肾衰竭……由此陷入了抑郁、焦虑和痛苦之中。服药后，他的结石很快就排掉了，但他无视医生的再三保证和解释，一直无法走出心理障碍的怪圈。

在接受心理疏导时，虽然认为医生讲的都有道理，可自己就是无法摆脱焦虑情绪的困扰。这种恶劣情绪一直持续数月，直到他找了一份较忙的工作，半年后，才逐渐从焦虑和抑郁中摆脱出来。一年之后，当他完全摆脱情绪困扰时，他说了一句话，我印象特别深："这么长时间，回头总结一下，我终于有了一个体会，'人要乐观一点！'"这么长时间就总结这一句话?!他以前难道不知道"人应该乐观一些"？他当然知道，我们无数次告诉过他！但当时为什么他乐观不起来？他并没有认识到。

因此，知道和认识是两码事，是两种完全不同的境界，知道容易，认识就很难了。知道与认识，中间就差了无数次的实践。一个比较完整的、正确的自我认识，往往是需要经过反复实践和不断联系自我的实际，总结经验教训才能取得的。我们不能在某一阶段、某一条件下取得了局限性认识，就故步自封，停止不前。只能说，是从无知到有知了，而"知"的程度也仅仅局限于这一点。因此，随着疏导的深入及实践的发展，应该把对自我的认识逐步深化和提高，这也是提高心理素质的必要条件。其中的滋味，大家好好去体会。

我们逃避的方式、渠道是多种多样的。除了上述的逃避方式外，过分依赖医生、依赖父母等都是逃避的方式。为了具体说明，我举几个例子。

前文介绍过一位日本某著名大学的博士生，他认为导师不喜欢他，感觉对自己威胁太大了，学校几乎没法上下去了。实际上，这个日本教授是怎么样对待他的？他妹夫是怎么样对他的？当他心理素质提高以后，他的认识逐渐变了，敢于把以往的情况说出来了，说出来后，他的导师大吃一惊——"这个我真没想到，你怎么会这样想呢？我是非常喜欢你的。"

他若不提高心理素质，不克服"怕"，他断然不敢这样做。所以，一年多来，他真正面对了现实，深入检验了是非真假，也就通过实践的检验，逐渐取得了胜利。反过来说，假如他一直逃避下去，最后的结果会是怎样？因此，如何对待这个"怕"字，逃避还是战斗，结果是完全不同的。至今，有些人仍然在逃避，这不是你认识不认识的问题，而是你不愿意认识，舍不掉它。这里再举一个案例。

■ **实例28** ■

这位患者是个工程师。他从南京某著名大学毕业后，被分到江西工作，后来就在江西安家了。他的虚荣心很强，早年就秃顶了。秃顶后，他整天注意自己的秃顶，无论冬天还是夏天，都要戴个帽子，因此而产生了心理障碍，引发了一系列的症状。他是工学出身，但为人处世能力稍差一些，妻子是个女强人，能力比他强，特别是管理家务方面。他和妻子感情一直很好，但他妻子的一个小缺点他特别忌讳——妻子的右侧额头有个小疤。所以，他每天除了注意自己的秃顶外，还特别注意提醒妻子，"你把头发这样盖起来，这样好看"，他不愿意承认妻子这里有个疤。因此，他俩出去时，他总是走在妻子的右边，他的个子高，希望能够挡住妻子，害怕别人看到那个疤。对自己秃顶和妻子瘢痕的介意总是干扰着他，苦恼总也解决不了，他为此三次自杀。

机缘巧合下，他到南京接受了疏导，并参加了一个强迫症的座谈会。座谈会上，他和他父亲都来了，父子两人都发了言，一发言就是一个半小时。当时的发言相当生动，他们讲得声泪俱下。他第一次自杀是因为感到实在没有办法活下去了，在厕所的水管上上吊。他的个子很高，结果，一挂上去，一下把水管拉断了。当时是冬天，冷水"哗啦"一下冲了下来，想死却没死成，还得赶紧换衣服。他也谈到了三次自杀的经过和痛苦，其实就是被"怕"字纠缠得走投无路。

他好了以后，再也不戴帽子了，我们还拍了不少照片。其实按他的年龄就算是脱发也不应该脱这么多，但他越是紧张，脱发越厉害。外国人称呼脱发较多的人为博士头，他们往往是比较聪明的人。他也很聪明，一旦解放了自己，就完全不一样了。

一个"怕"字能改变一个人，不仅改变他的心理，还能改变他的行为。所以，与"怕"字的战斗可不是小事情。有些人目前并不是停滞不前了，而是还没有很好地开阔思路。假如你能更加开阔思路，问题就解决了，千万不要总是钻着某一个问题不放，否则，就容易出不来。例如，注意力总集中到自己的肚子上，总集中在自己的牙齿上，就很难乐观、轻松起来。谁钻牛角尖，谁就痛苦；谁过分要求完美，谁就痛苦。要知道，过分要求完美本身就是不完美的表现。

系统论讲究大系统和整体性，局部虽是一个小子系统，但是它和整体是有关系的，过分关注某子系统，必然会影响到整体。因此，不能完全将注意力集中在局部的问题上。人生的成功也是如此，我们决不能"捡了芝麻，丢了西瓜"，因为钻到某个小牛角尖里而贻误终身。

**反馈提示：**

(1) 结合自己，谈谈"怕"字的本质是什么？"怕"的脾气是什么？

(2) 从几个患者的治疗中，你学到了什么？

(3) 自己在克服"怕"字的实践中，有什么体会？

(4) 对逃避，自己有什么体会？你曾经逃避过吗？

(5) 遇到反复，怎么对待？

## 附：Z患者反馈材料四

今天鲁教授将心理障碍比喻为一棵树，性格缺陷为根，由根长出树干——"怕"字（惰性病理兴奋灶），再长出茂密的枝叶（强迫症状及其他心身疾病），这是很容易理解的。鲁教授经过多少年科研与实践，才创造出如此形象、准确的"树"的理论！

我一定按照医生的指导，用根干分离、然后彻底挖根的步骤与方法解除自己的痛苦。根干分离，就是要消灭"怕"字，当心理平衡了，症状消失了，才能丢掉思想包袱，用劲挖根。在今后的实践中努力改造性格，挖掉不良的根，不再长出"怕"字，才能从根本上使整个枝叶不复存在。人们常说："要从根本上解决问题"，我现在才真正理解。

消灭"怕"字的方法，是提高对"怕"字的认识，认清它的本质。"怕"是因为客观上"虚假空"的事，在主观上自己却认为是"实真有"的，也就是主观认识与客观现实不一致甚至完全相反。一个人想的都是虚假空的、实际上根本不可能存在的事，却又往往用这种虚无的事物来吓唬自己，自己把自己逼到绝路上，是多么痛苦！通过学习，我知道强迫症患者最怕的肯定是不可能发生的。例如一位男青年怕自己强奸疼爱他的外婆，有人害怕自己偷人家东西或者拿刀杀人……他们往往把自己认为最可耻、最不可能干的想法看得太重，要求自己一点都不能想，以至于总担心无法自控而常年苦恼、焦虑甚至自杀。这些如果不是虚假空，又是什么呢？

鲁教授教我们砍树干，向"怕"挑战的三个步骤是：第一步，分清是非真假，经过实践检验它是否是虚假空的，并摸清怕的性格和脾气；第二步，少想多做，少想一些病态的东西，多去做正常的事情；第三步，想到就做，一有病态思维出现，马上提醒和警示自己，"这是病态思维，不要搭理它"做到自我抵制，并立即去做别的事情，转移注意力，逐渐排除干扰。

我亲身体会到这三步是非常正确的。关于检验是否虚假空，光听老师举例还不行，还要联系自己的实践。而让以后的实践来证明为时太久，而且也说明自己没有志气，为什么打算让它在身上纠缠呢？所以我认为去掉"怕"字只争朝夕的办法是：回顾过去，让"痛苦的岁月"说话。这个事实际上我早已反复总结、后悔、自责过，因为二十多年的强迫症史告诉我：一切我所设想、所担心、所顾虑的事情，经过时间的验证，都不算啥事，没有一件是被我担心"中"的。我多少次怪自己为什么又白白浪费了这么多时间？却往往一边在实际上证明了纯属"虚假空"之后，又继续想出新的"虚假空"折磨自己。通过这次学习，我觉得鲁教授所总结的"强迫症患者最怕的是肯定不会发生的"这句话，好像是很能安我们心的。因为它既是可信的（经无数人实践证明），又可供我们作为战胜心理障碍的武器和今后的座右铭。

其次，是要摸清"怕"的脾气和性格。"怕"就像个势利的小人，你软它硬，专门欺负懦弱的人，并且会见风使舵，看脸色办事，还会死皮赖脸地纠缠没有勇气的人。而一旦碰上硬汉，它就被吓得退让了，你越大胆前进，它越狼狈逃窜，显露出虚弱的、不堪一击的本来面貌。当你怕时，它又像个恶魔，你越怕它，它越张牙舞爪地追着你不放，直到把你吓得躲起来或者逼得你跳下山崖为止！这是何等的残酷！摸清了怕的这种欺软怕硬的秉性，就看我们有没有勇气当个降伏怕字的勇士了。如果没有勇气在认识方式上进行大胆的调整与改革，一遇到实际，又让思维"穿新鞋，走老路"，那么无论口号喊得多么响，旧的病理兴奋灶仍然会在那里得意地闪着光，那不是自己的失败吗？

今天我特别注意听讲及记录，因为我知道心理疏导治疗已进行到刺刀见红的阶段了，是必须高度集中注意力的。我觉得自己虽然还没有出现新领悟的奇迹,可我的思绪是较平静的,不像以往那样不停地起伏了。但我不敢追问自己:到底收获大不大?到底我能不能算已经基本改变了思维方式?因为我怕追急了,又给自己造成恐惧(怕自己不能改)的强迫性情绪,从而丧失了治疗信心。但我又知道我暂时的平静并不是因为我已经战胜了"怕"字,而是没经过实际冒出的怪念头的考验……这种故意不理睬、任其发展的故作镇静的态度和心境发展到今天,觉得很不好办了。因为时间一天天过去了,我应该去认识自己的性格缺陷,去做根干分离,去向"怕"字挑战了,但我现在觉得好像很茫然,我感觉强迫思维的"怕"似乎是虚无的,斗争时好像无处着力。我承认我的性格缺陷是忠厚、善良、认真都太过头,再加上多疑多虑,所以产生了种种不必要的顾虑和思考。

今天,鲁教授循循善诱,要我们勇敢和"怕"字斗争,我觉得如果目标是准确的,"怕"是不足挂齿的。可是我又好像不是怕什么(当然可能就是逃避),而是觉得:1)这几天没有什么内容来检验我的"怕字";2)虽然经过多年的历史证明,我所担心的那一切都是没有发生的事,可是每次遇到实际念头时,总会觉得自己分析的、顾虑的问题不是完全没可能,所以新念头又逼得自己非考虑不可,直到后来被实践又一次证明是虚假空的,才又懊悔过去浪费的时间与脑力。但就是这样,我还是不断在新念头面前投降……因为主观臆想中往往掺杂着"客观可能性"(这客观可能性往往不能实现,但从坏处着想,确实有这种可能——在设想的发生范围内),所以我非常苦恼,害怕我以后碰到问题又会沿着老方法走。

改造习惯了的思维方式固然不容易,但只要注意将科学的领悟与痛改毛病的决心结合起来,在医生指导下,经过"实践—失败—再实践"的反复,相信我一定能取得最后胜利!

# 第五讲

## 特定心理障碍之一：强迫思维——视而不见

在常见的心理障碍中，有很多类似强迫思维的病态思维，如某些疑病观念、某些恐怖心理、对未来的忧虑感以及对自我体貌的忧虑等等，这些病态思维的特点是：一方面自己明明知道没有必要，另一方面，又控制不住地担心或忧虑。其中，以强迫思维最为典型，也最具代表性。因此，本讲以克服强迫思维为主要内容进行讲解，通过对强迫思维的了解，便于大家掌握这类病态思维的自我疏导方式。

### 第一节　强迫思维之"怕"

在临床实践中，不少强迫思维患者认为克服"怕"字，按"习以治惊"的原则去纠正不适合自己，强调"我是强迫思维，不是我怕它，而是它不由自主地冒出来的，我控制不了，也并不存在怕的问题。"那么，强迫思维真的不存在"怕"吗？下面就讲一讲强迫思维的问题。表面上看，强迫思维和"怕"字关系不大，不会像怕灰尘、怕细菌、怕狂犬病、怕艾滋病等表现在行为上，强迫思维是脑子里想的或是不断冒出来的，"怕"并不明显，似乎没有"怕"一样，但实际上其依然和"怕"有很大的关系。

虽然强迫思维千奇百怪，但万变不离其宗，都存在一个"怕"字。不然，那么多的重复、不放心等，是什么作怪呢？例如，有的人总"怕"自己注意力不集中，往往越怕越集中不起来；有的人怕自己做的事情不够好、总不放心，要反复向别人确认；有的人陷入"1＋1为什么等于2？"的泥沼之中，不放心，"怕"不清楚，怕数学规律是错的，但又怕想，越怕想就越控制不住自己；有的人"怕"自己会无法控制自己从高处跳下去，或在公共场合讲出有违礼节的话；也有的人"怕"自己乱伦或为有乱伦的想法而痛苦不堪；有的"怕"自己注视异性的敏感部位"不道德"……实际上，这些怕都是"实实在在"地存在于患者内心的，但却"确确实实"是虚假空的！大家为自己划下的诸多"框框"所囚禁，这类"框框"真实而又无形地存在于各自内心，并时时刻刻禁锢着自己："我一定不能想……这样想是不道德的！""我必须集中注意力，不能有丝毫的分心！""一定要千真万确，否则，万一……就……"

实际上，这些"框框"所要禁锢的想法或行为往往是正常人都会有的，如注意力的不集中，一些非分之想，一些不放心等，大家都会有，但大家都接纳这些心理或行为，允许它们的存在，并不刻意去排斥它们，但强迫者往往无法接纳它们，对它们横加排斥，反而使自己陷入与这些心理的反复斗争中，无法自拔，痛苦不堪。这些"圈套""框框"究竟是什么性质的？为何而设？为谁而设？为什么要把自己禁锢起来？为什么知道没有意义却控制不住地想？为什么被这只纸老虎吓得无路可走？是意志力、控制力不够？还是习惯、条件反射？仔细、深入地分析，回答以上问题，将对"怕"的来源、本质有一个更深入的认识，更有利于找出克服"怕"的策略。

大多数患者的"怕"主要有两类：

（一）怕"万一"。往往盯着万分之一的可能，而忽略另外万分之九千九百九十九的不可能。为"万一"找出种种的理由和借口，并围绕着这个"万一"而想入非非，不但想象出不存在的纸老虎，而且将其无限扩大，想象的种种后果不堪设想，令自己不寒而栗。可以说，很多患者为了并不存在的"万一"而浪费了"亿万"——青春、家庭、亲情、爱情、生活，失去这些人生最宝贵的财富仍执迷不悟，为自己的"万一"而后悔、懊恼、痛苦，然后在后悔和痛苦中继续着"万一"。其实，他们往往忽略了自我经验的总结：很多患者平常所担心的"万一"会经过多次的检验，没有一次得到证实是"真实的"，事实足以证明其"虚假空"的本质，但他们并不从其中得到教训，也不去进一步地认识，重复着"怕'万一'→事实证实其'虚假空'→同类心理-社会刺激因素→再次怕'万一'"的恐惧循环。结果是，没有认识就无法进步。

（二）怕"不完美"。要求自己一定要十全十美或严格按照社会道德的规范去想、去做，稍有违反，则自责、痛苦。事实上，完美者常常忽略一点：完美是相对的，真正的"十全十美"是不存在的，不完美才是普遍存在的，也是自然的本质。社会并不完美，事物的发展往往也并不完美，不完美才是事物的本质属性，是事物发展的动力。人生正是在不完美的挫折中成长和成熟，十全十美的人和事都是不存在的，不能把社会倡导的最高标准当成自己必须达到的目标。否则，过犹不及，过分追求完美的心态反而会束缚自己的手脚。唯有在承认"十全十美"并不存在的前提下尽力去做，顺其自然，反而更有可能达到"近似完美"的目标。有的人要求自己过高，如自己不能有半点非分之想，否则就是不道德，就不是"真正的"自己了；不能有半点差错，否则，……

本质上说，"完美"与"万一"虽然词义不同，但本质上是一回事，都在追求确定感和绝对感。两者往往共同影响着患者，使"怕"字似乎更加真实！正是这些"万一"和"完美"禁锢了自己，与"万一"和过分完美的角逐必然导致"怕"的出现，进一步导致症状的泛滥。这些"万一"和"完美"事实上都是不存在的，这也就证明了"怕"字"虚假空"的本质。应用"习以治惊"的方法去检验一下你所怕的是不是"虚假空"的，当你真正认识清楚了，你的"怕"字也就不存在了。

强迫思维和性格特征有着密切的关系，惰性病理兴奋灶也和性格密不可分，所以，我们先学习了性格特征，之后才讲病理惰性兴奋灶。正因为如此，要克服强迫思维，必须和性格改造联系在一起，放在最后来讲。

什么叫强迫思维？从前面的举例中大家都知道了，下面我再举个具体的例子。

### 实例29

这是一位1988年2月来诊的女患者，她原来被诊断为精神分裂症，三次住院，一共住了两年多。每一次住院时都被诊断为精神分裂症，但因为治疗一直无效，最后一次诊断为精神分裂症伴发强迫观念。两年时间并不短，她甚至想办法把病房里的铁丝网弄开、跳楼，这个痛苦是当时诊断精神分裂症时所没有考虑到的，后来她自己讲到跳楼的原因时，我们才知道她的感受。因为三次住院都无效，就被建议送收容所。

她的症状严重到什么程度？家家户户看到她都害怕，看到她一来就赶紧关门。为什么建议把她送到收容所去，就是这个原因。她的症状很多，也很可怜。我举个例子，她睡醒以后，一看到被面，是个花的，就要看这个被面上的花有多少横的、有多少竖的，要查清楚。这能查得清楚吗？所以，她不吃不喝，就这样在那儿查，别人还不能干扰她。她出院以后，常常跑到别人家去，她自己认为是为别人家做好事，但是别人都不能理解。比如，她第一次到别人家去，问别人几点上班，人家告诉她了。她接着又问："你们一个月要吃几次炒饭？"并且记录下来；"你身上穿几件衣服？"一件一件地记录下来。大家感到莫名其妙，根本不明白她在做什么，为什么要这么做。因此，第二次再来，主人就不让她进门了。一段时间后，进入夏天，不管天有多热，她就在她们家附近的三栋楼房间转来转去，干什么？她在给大家看门，怕有小偷进去。转来转去，也不喝水，太阳把她晒昏倒了，被人抢救过来后，再去"巡逻"。这么辛苦，并没人能理解她。

后来，她写的一包东西被拿到病房，诊断为精神分裂症。因为她写的是什么，谁也看不懂，这些怪异行为，医生也理解不了，但实际上她对此都有自己的解释。当她好一些时，就在家里打毛衣，可是她打打拆拆，拆拆打打，毛衣没打成，毛线却弄成了一段一段的。当没法打时，就拿秤称毛线，称后记录下来，称的数字总是不一样，手都磨出泡了，还要称。她的父母都七十多岁了，但她要求父母在家里不能私自说话，要说话时必须获得她的同意，告诉她："我们俩要讲话了。"讲话时，一个在门里，一个在门外，她站在中间，这才让父母讲话，否则就要闹。

从这几个症状来看，多痛苦啊。她住院时一天要吃58颗各类抗精神病药物，病情却始终不见好转。第二次出院后，跳楼骨折了；第三次出院以后，没几天，就跳秦淮河了，差一点没抢救过来。再次来脑科医院就诊时，因为她有点强迫观念，因此，门诊部主任就将她转到我们这里，来做心理治疗。刚做心理治疗时，我们让她写个材料，她不写。她父亲虽然患肺气肿，但还是帮她写了这几年的病情，写得很详细，对医生开展工作很有帮助。我和她谈了三次，症状有了明显的好转。她是2月19号转过来的，第一次治疗以后，23号她就开始写东西了。23~25号三天写的材料有些内容看得不太懂，只能懂点意思，字还有些乱，到了27号，字体就变了，内容清楚了，药也从每天的58颗逐步减到每晚4颗，后来就减到2颗。

我们可以看看她写的内容——虽然很简单："以前，常想日子过得没有意思，自从跟医生谈三次后，昨天下午和今天全天我觉得人活着还是有意思的，对于战胜疾病，我找到了信心。心里想，经过鲁主任的指导，别人能神秘地战胜疾病，我也可以被妙手回春，我今天和昨天只看过一次被子上的绿叶子。"下面是两天后写的，"又是愉快而没有图案回忆的两天过去了，从前，医生护士都认为我无疗效，只是去青龙山收容所（南京的一个精神病医院，主要收治慢性精神病患者）的料子，而唯独鲁主任说我是可以治愈的。在鲁主任的多方列举、证例和心理哲学的循循诱导下，在鲁主任坚定而热情的'能好'的回答中，我树立了战胜疾病的信心。家里人都说我变了，变活了，变开朗了，这样才能大剂量地减药。但愿我能一天天地好下去。"

后来几天一直坚持每天都写反馈，到了3月2日，已经一个多星期，情况已大有不同，"回忆往事，多少个炎热夏暑之下，我在三栋楼房下巡逻，现在看来很可笑，十分可笑、荒唐，交代人家'你们家要关好门，关好窗子'，目的是要家家关好门，要随手关门，我跑得汗水淋湿了一件件的衣服，并把它记录下来甚至整夜地记录，一天要跑无数趟，询问人家家里做了什么饭？上班到几点？几点下班？多少个日日夜夜，多少图案，看图看得汗水淋漓，眼睛发红；腰痛得站不起来，但我还是要偷偷地看记录；有时候昏倒，昏倒后停下来，我还要记录。起来以后还要记录，一切都历历在目。""现在呢，我就不同了，饭量正常，睡眠又香又甜。曾经在医院时，每天要打针，吃两次安眠药，打了针只能睡几个小时，甚至整夜不睡；吃饭吃得很少，一点点，还是勉强吃下去的。现在，脑子里已经几天不想任何问题了，于是我心情也轻松愉快了，家务事也能做一些。强迫症的痛苦整整折磨了我三年时间，摆脱痛苦后的初步快乐是难以用语言形容的。我要牢记鲁主任说的，树干就是一个'怕'字，一切枝枝叶叶都是由它引起来的，'怕'的实质就是'虚假空'的。在今后漫长的岁月里，特别是引起图案回忆的强迫思维出现时，我要勇敢和疾病战斗，彻底治好我的病，积极陶冶自己的性格。但现在我怕病情再次反复，由于多年受尽了疾病的痛苦，仍然有惧怕的心理。"

这时是 3 月 2 日，离来诊时不到半个月。之后，她把她三年住院的整个情况，所受到的什么样的待遇，哪些人讲的什么话都清清楚楚地写下来了，整整写了八张，是个血泪史。她回忆得很清楚，对我们医务人员来说，也是一个很好的教育，起码我们在工作上要很好地改进。

好在，这位患者后来逐步康复了。当她病好以后，她送来了一包自己写的东西，拿来以后，她妈妈看到她要把这包东西给我，在后面给我一直摆手，我有点慌，不太明白她妈妈的意思。后来才知道她妈妈意思是不让我接，根据她在家里的经验，任何人只要一碰她的这个东西，她就会闹起来，而此时她妈妈还不知道她已经好了。她说："这是曾经我写的材料，以往谁也不能动，一碰我就紧张，就要闹，现在也没用了。"要不提高自我认识，她能这么自我解放吗？

## 第二节　"三部曲"的运用

关于克服"怕"字及"病态思维"的具体方法，除了上述"三自一转移"之外，心理疏导疗法还提出了"三部曲"（前一讲已谈过了）和"四不"策略。下面结合一位病友的情况来谈一下这些策略及其实际运用。这位病友的病情自述写得很简洁，这里就直接摘录给大家。

"我自小学起就会出现一些摆脱不掉的担心。有一次，在和别的小朋友玩时，我将一枚 5 分钱的硬币放到嘴里，后来硬币丢失了，我就怀疑是不是吃进肚子里去了，并反复想吃进去的恶果。这种担心影响了自己很多年，虽然不是连续的，但总会不经意间想起并有恐惧感。到了初中，有一次到一个亲戚家做客，在吃完饭后，突然想他家的猪肉里会不会有绦虫。如果自己吃了，会钻进脑子，那不就完了吗？这个担心又断续影响了自己多年。这些只能算是强迫思维的萌芽。真正出现强迫思维并导致巨大痛苦是在高三时，有一天，睡觉时，自己突然担心'如果睡不着怎么办？'此念一出，真正的痛苦人生就开始了。每天晚上，只要一上床，我就围绕着怎么快点入睡胡思乱想，似乎总想找点办法让自己尽快入睡，同时，又担心睡不着怎么办。如此的思想矛盾和斗争，后果可想而知。欲速则不达，从此，自己对睡眠的放松心态一去不复返了。为了能保持睡眠，别的同学晚自习后挑灯夜战时，自己九点钟就早早地回到宿舍，唯一的想法是早点入睡，恢复往日的睡眠。但往往是同学们十二点多后回到宿舍都入睡了，自己还在翻来覆去，到了一点多钟，实在疲劳了，才能慢慢睡去。而第二天又醒得早，往往六点不到就醒来了，这样的恶性循环使自己疲惫不堪。而上大学以后，更痛苦的事还在等着自己。

大一时，有次上英语课时，外面一声鸟叫，吸引了自己的注意力。我又突然想到：'万一我注意力就这样跑到外面，回不来，怎么办？'这一念头，更把自己推向了'注意力强迫'的痛苦深渊中——暗无天日，而且似乎没有爬出来的希望。从此，我整天处于一种惶惶不安之中，无论任何时候，无论看书、写文章、看电影、打扑克甚至在散步时注意力都难以集中，而自己又时时刻刻在努力想使自己的注意力集中。这样的战斗，越斗越惨烈，最后只能以自己的失败告终。陷入了'越想集中注意力反而越无法集中'的恶性循环和焦虑之中，并且一直伴随着或强或弱的紧张感，而注意力也没有一秒钟集中或放松过。我的一切一切，似乎都失去了希望……这样的痛苦和折磨是难以用语言形容的，但是，我束手无策……"

很明显，他陷入了强迫思维的困扰，大家应该能够体会他的这番痛苦。经过心理疏导后，他将心理疏导的原理和策略与自己的实际情况密切结合，通过两三年的实践，逐步摆脱了强迫思维的困扰，取得了很好的调整效果。下面，是他总结的心得体会：

"在我陷入迷茫和无助之中时，很幸运，我碰到了鲁龙光教授并参加了集体疏导治疗班。经过集体疏导治疗和自我摸索，我成功地克服了强迫思维。在克服强迫思维的过程中，鲁教授的'三步曲'起到了主要作用。对于'三步曲'的方法，我是这样认识和实施的：

首先，对第一步'明辨是非'的认识和运用。对于'坚决''果断''习以治惊''随大流'等，我认为正是体现了克服'怕'字需快刀斩乱麻的要求。但做起来，有时真的很难，因为习惯于以前的病态思维——充满了恐惧和担心，无法真正做到轻松和果断。但自从接受疏导治疗后，我有意地与正常人比，找出了自己为什么会出现病态思维的原因。实际上，注意力不集中或失眠大家都有，为什么大家都不在乎，我就这么在乎呢？而在乎的结果又是什么呢？除了痛苦，没有任何好处。问题的关键就是我对自己要求太高了——要求自己一点也不能分心，一定要保持百分之百的注意力；要求自己上床后最好快点入睡，千万不要失眠。我给自己套上了无数的条条框框——只能这样，千万不能那样，整天戴着个'紧箍咒'。如此过分要求，放到任何人身上，都会形成心理障碍的。当要求自己必须百分之百集中注意力时，至少有一部分注意力就会被分散出来，用于监控自己的注意力本身，注意力当然就无法集中了。自己越紧张，越要求注意力集中，注意力就越无法集中；越要求快点入睡，注意力越集中在'是否入睡了'，造成大脑的兴奋，就越无法入睡。别人也会出现偶尔注意力不集中或失眠的情况，但别人并不在意，就随它们去了，当他们不在意时，这些干扰就不称其为干扰了。而我不同，对于正常的心理现象特别敏感——把不怪当怪，其怪就更怪了，致使自己滑入了恶性循环的怪圈。我也应该向大家学习，出现这种情况，也不应该太在乎！

但'随大流'学起来并不容易，问题的根源在于自己高要求的性格，而性格并不是那么容易改的。找到了根源，我就针对这个问题进行调整——降低标准。原来要求百分之百集中注意力，怕病态思维出现和干扰自己，现在，我只要求自己集中百分之十或者更低的注意力，看书时能看进去多少就看多少，做事情时能集中多少就集中多少，试着不在乎它。对自己的睡眠也降低标准，原来要求至少要睡六个小时以上，现在尽量不做要求，能睡三四个小时就可以了。慢慢地，自己开始能够接受注意力不集中和不能快速入睡的现实，对不集中的感觉以及由之带来的干扰也不是那么恐惧和排斥了。随着我对这两个主要问题关注度逐渐下降，一个令我意想不到的效果产生了——我的注意力竟然能在断断续续中集中了，有时还能保持一两分钟的时间，这是我几年来没有过的；睡眠也因为我的放松而大有好转——当我不过分关注睡眠时，睡眠就不成问题了。

结合'明辨是非'来说，就是我意识到我的'怕'是没必要的，是自己'太过头'的性格放大的结果。所以，允许不集中、允许睡不着、不再要求百分之百、减少自我控制，是明辨是非后的正确方向。

其次，对于第二步'少想多做'的认识和运用。以前，我总'怕'出现强迫思维，有时甚至似乎在等着它来，而实际上越'怕'越出现。现在，病态思维一出现，我马上就警告自己'这是病态思维，是纸老虎，不要怕它，也没必要和它纠缠，该做什么就做什么。'这时，不去硬顶，更不去想马上就中断，也不去要求自己不能受到任何干扰，而是接受这种思维，但不理会它的存在，就像自己身上带了一件可有可无的小挂件一样，不去注意它，带着它继续做'应该做的'事情。比如，看书时，病态思维往往会一直干扰自己，一看书就习惯性地冒出这些思维，严重影响看书的效率。但我马上告诉自己：'不要急，更不要怕，能看多少看多少（降低标准），它出来就随它出来吧，少搭理它就行！它的出现，与自己刻板、对自己要求过严的性格有关，说明自己的性格缺陷还没有改造好，自己应该更随便、无所谓些！'我伴着病态思维继续看书，虽然效率不高，但当我坚持看下去，一段时间后，我发觉这些干扰越来越少，注意力越来越集中了，效率也越来越高了。最主要的原因是我改变了以往强迫思维一出现我就紧张和要求十全十美的习惯，坚持多做——做该做的事情，做的过程中，'怕'及由之产生的排斥感减少了，就逐渐放松了。

最后，对于第三步'想到就做'的认识和运用。我认为有两方面的含义：①一想到病态思维，就马上去做应该做的事情，有意转移思路。我的体会，转移思路有两个方向：可以去做别的事情。可以转移到自己的不良性格上来，'我太刻板、太拘谨、对自己要求太严，应该更灵活、更无所谓一些'，每次都这样转移思路，就可一举两得，不但有效地转移了思路，而且挖掘并改造了犹豫不决的性格缺陷，逐步形成果断、坚决的性格。②当想到做'应该做的'事情时，就立即去做，不要有过多的想象或假设。因为，按照我们悲观的性格，过多的想象只会让我们习惯性地想到糟糕的结果，必然会使自己退缩、逃避。而且，做了也不要多想，更不要后悔。以前我常为'泼掉的牛奶'而苦恼，常常对做过的事或讲过的话反复纠结——'会不会不妥呀？会不会有什么后果啊？会不会得罪××呀？'越想越悲观。现在，我坚决地警告自己，'这是病态思维，想了也没用'，就能够坚决地中断和转移了。"

从这位病友的实践和总结来看，他的治疗过程实际上是由"病态的条件反射"向"良性的条件反射"转化的过程。在有心理障碍时，只要不良思维一出现，他就充满了恐惧感，因此，导致"越恐惧，越排斥→越排斥，越出现→出现更频繁，更加恐惧"的恶性循环，使正常人也会偶尔出现的一些普通思维迅速膨胀，显得不普通了，也就恶化成了病态思维。经过心理疏导后，他认识到了自己病态思维的关键所在，通过重新认识它，不再那么恐惧它，淡化开始了——"病态思维一出现，马上警告自己'这是大家都可能有的思维，我不应该去过分关注它或排斥它，过分紧张和关注反而使其成为病态思维了，不要怕它，该干什么干什么'。如果控制不住地想，那就让它想吧，一边想，一边把关注的焦点转移到正常的事情上去，或者转移到自己的性格缺陷上去——这说明自己太……，应该更……一些。转移的过程中，虽然会提示自己，'不要太在乎'，但尽量不刻意、不强求，试着接纳任何的念头和感觉，无论这些念头和感觉是'正常的'，还是'干扰的'，都当作正常的接纳。"通过淡化、转移、性格改造等，长期坚持，终见成效。

# 第三节　三自一转移

对于强迫思维，除了"三部曲"之外，下面这位病友结合疏导疗法自创的"三自一转移"的方法也很具体实用，相信可以为大家提供很好的借鉴。

这位患者来自北京，患强迫症已经二十多年了，近七八年加重了，几乎没法工作了，由杭州精神专科医院介绍到我这儿门诊。经过几天疏导后，他病情有明显的好转，后来因为没有按医嘱去执行（这不能怪他，因为家属、单位领导等都不了解），给他安排去疗养了。虽然疗养院的条件很好，但住疗养院不到一个星期，病情就反复了，后来还到了濒临绝境的地步，不得不第二次来到南京。来了以后，他妻子来陪他三天，他一直想要自杀。经过第二次疏导后，回去不久，他就到单位上班了。开始每天只上半天班，后来逐渐增加工作量，不但恢复了正常工作，而且还做了单位的领导。

通过对疏导疗法的实践，他总结出了一套应对强迫思维的具体方法。

他的症状主要是怕死人，这个"怕"字是怎么引起来的呢？他单位里一个所长的小孩被人打死了，他处理了这个事情，后来他就开始害怕了。他症状重到什么程度呢？和小S有点差不多，小S总怀疑自己被车压死了，活的还是死了，他都不清楚。他也是这样，例如，他和我面对面谈话，他连我是活的还是死的都不清楚，他总感到死人在纠缠着他。他最后一次的总结共4页纸，他怕些什么东西？"死人、鬼魂、太平间、尸体、坟地、送葬、埋人、墓地、火葬场、他杀、枪毙、整死人、自杀、跳楼、骨灰盒等等。"他看到这种字眼就紧张，但最后他说："我曾经写到这些时会很紧张，但后来越写越轻松了，现在症状已基本消除了，这些都是我经过实践让他们消失的。"

他是怎么样取得优化的？我把他的经验总结分享给大家。

"二月份从南京回家后，在家休息了二十来天，过了春节，于二月底去疗养院疗养，因不习惯疗养院的生活，住了不到两个月就出院了，回家后又在家里休息了一个月，于五月下旬开始上半班至今。回家七个多月了，五月份以前，无论在家休息还是在疗养院疗养，整个症状没有见到明显进展。根据您'不同意你在家休息和去疗养院疗养，一定要上班'的教导，五月下旬，我硬着头皮去上了半班。开始上班时，因为多年不工作，我顾虑重重，怕这怕那，处于紧张、焦虑状态，但在此面前，我没有退缩，还是顶着各种困难坚持了下来。自上班以后，主要是进行自我锻炼，自我心理疏导，因而整个症状逐步减轻。到目前为止，病情还不算痊愈，但整个症状明显减轻了，基本上能适应各种环境，基本上能应付各种事物，因而感到一身轻松，整天有说有笑。这是我患病六年来从未有过的精神状态，你可想象我是何等的高兴哪！我的病今天能好到如此程度，万分感激您。"

可以看出，休养在家和付诸社会实践这个差距有多大？

"下面就谈谈我这几个月来对待疾病的一点体会，作为体会，实际上是你的教导，是'分清是非真假，贵在实践'在我身上的体验而已。我觉得在整个症状特别严重、自我控制能力基本丧失的情况下，用一定的药物是必要的。如去年九月我第二次来南京时，当时强迫症状、忧郁症状和焦虑症状特别严重，连活人和死人都分不清，一心求死，濒临绝境，是您给我开的阿米替林才使我当时症状得以缓解，终于重获睡眠。但我认为一旦症状有所减轻，自知力有所恢复以后，药物作用就处于次要的地位了，而按照医生的启发进行心理疏导则变为主要的了。

在心理疏导方面，我主要总结为'三自一转移'，所谓'三自'，就是对待疾病在精神上要做到'自我矫正，自我控制，自我改造'，'一转移'就是转移思路。

下面我就具体谈谈怎样进行'三自一转移'的。像我这样强迫症状又多又重的患者，强迫观念和强迫行为随时随地都在缠绕自己，使自己有时到了濒临绝境之地。病情之所以发展得这么严重，主要是在没有得到您的心理疏导之前，自己的思维和认识上犯了一个大的错误，即老是往病态上进行联想，因而产生了许多正常人没有的病态反应——强迫观念。因此要使病情减轻一直达到痊愈，首先要在认识上来一个大转变，认识心理障碍的规律，治疗的规律，然后再认识自己，这就是自我矫正。当不自觉地出现非正常的思维活动——强迫观念时，我就立即认识到这是病态的，如果继续下去，这个条件就越强化，越强化症状就越巩固，因此我就马上中断这种思维，换一个思维内容，也就是进行'自我抵制'。这样，久而久之，许多强迫观念就淡薄了，只偶尔出现，有的基本消失了。

行动和思维是一致的，有了思维就可能有行动，所以'自我矫正'和'自我抵制'收到的效果还体现在对待强迫行为上。因过去我的强迫行为也是很多很重的，如有的东西只能这么放、不能那么放，严重时，这么放不行，那么放也不行；做件事也是如此，这么做不好，那么做也不好，总是犹豫不决，最后就弄得自己一身难受。现在我就在认识上先自己矫正过来——这些病态完全是自己给自己划定的框框，自己给自己套上的枷锁。正常人怎么做，我就该怎么做，其他的行为都是病态的。对病态的行为，首先在思想上要有正确的认识，并随时矫正，这样我就进行自我抵制了。

这样矫正和抵制的时间长了，就逐渐形成了好的条件反射。形成了好习惯，强迫行为自然而然就减轻直至逐渐消失了。'习惯成自然'，这一切都形成了一种良好的习惯。"

他不说强迫，不提病态，而说自己养成了好的习惯，而病态是个不好的习惯。所以，有些朋友非要问"我这是什么病？"你可以把它当成是病，也可以不把它当成是病，而当成一个不好的习惯。确实，如果形成了一个好的习惯，有些强迫症状就会慢慢地减轻或者减少了，到最后，自然而然就消失了。这就是习惯成自然，只不过从不良习惯改成了一个好的习惯而已。坏习惯谁没有呢？所以，我讲的不要给自己扣帽子也是这个意思。

"另外，由于我的'过'字的性格缺陷——办事过于认真、过于胆小，做什么事都要求十全十美，对自己要求过严，不能叫别人有看法、说闲话等。在患强迫症以后，慢慢又产生一种新的病态——说话、办事时总喜欢不自觉地去回想、琢磨，什么事都放不下来，疑心重，说到底其实就是个'怕'字。但由这些性格缺陷产生的这种病态关系，在没有得到您去年九月的第二次疏导以前，我思想上认识是很不足的，或者是基本没有认识，更谈不上去进行性格改造了。

自去年九月您在第二次疏导时严肃指出：'你要是按我讲的做到20%～30%，病就不会反复到这么严重。'您的这一教导，我最近一段时间通过实践才体会得越来越深了，因为这段时间时刻记住您的教导，进行'改造性格'，每当我不自觉地去回想、琢磨时，我就意识到这是性格缺陷而产生的病态，就有意识地去进行自我抵制，改变这种思维方法。我冷静地想过，像我这样'严谨'的人，一般是不会做错大事、说错话的，即使是偶尔做错点事或偶尔说错点话，也不去预先想那么多，作可怕的预测，搞得自己紧张、害怕，而是走一步，说一步，做到'不要想得太多，到哪个山就唱哪个山的山歌'。一旦出现不自觉的回想和琢磨，我就设法去想别的问题和做别的事情，这样做的时间久了，不自觉的回想、琢磨的症状也就慢慢减轻乃至基本消失了，伴随着的疑心病也就明显减轻了。从这里我才开始真正尝到了改造性格的甜头。

所谓转移思路，在上述内容中我已经谈到了其中的一个方面，即当不自觉地出现强迫观念时，就有意地转移思路，去想别的问题或做别的事情，这样就避免了过去老往病态上进行联想，长时间去这样有意识地转移思路，强迫观念也就越来越淡薄了。转移思路的另一方面，就是在体质和思维活动能勉强上班时就去上班，这是一种不自觉地转移思路。上班后干点自己力所能及的工作，思考一些与工作有关的问题，无形中也转移了思路，避免了一个人独自闷在家里或在疗养院里，在强迫观念里兜圈子。"

"体质和思维活动能勉强上班时就上班"，我们怎样去认识这个体质呢？一些朋友对身体倍加注意，我觉得还是别太过关注了，过头了反而就成问题了，最好把心理素质提高以后再考虑体质的问题。像我就有严重的心脏病，若是我情绪一低落，马上就心绞痛，可以看出身体状况与心理状态的关系，和我的精神疲劳也有关系，但和躯体疲劳关系不大。所以，对我来说，当我有病时，从来不愿意躺下来，我发高热也不愿意躺下来，我一边挂着水，一边还要工作，为什么？因为这样好得快。如果让我躺在床上，三天不起来，心理负担反而会导致病期延长。上班就是不自觉地转移思路，越是忙，越没有时间去考虑这个病，不紧张了，良性情绪往往就有利于减轻症状。

"敬爱的鲁主任，上面我汇报的最近这几个月来自己进行'三自一转移'的收获，通过这一段时间的锻炼，的确收到了可喜的效果。但话又说回来，在开始的实践中，是相当痛苦的，几乎是时时刻刻、处处事事都要进行'三自一转移'的苦战，但这种苦战却给自己带来了胜利后的喜悦。由于强迫症状明显减轻和好转，随之忧郁、焦虑情绪已大为减轻。食欲和睡眠也好了，真是一好百好。但是这种病是相当顽固的，时时有反复的可能，是不能掉以轻心的，还需要在初步胜利的基础上继续奋战。"

他这里也可以回答一些有忧郁情绪的朋友，当他的病理兴奋灶消退了以后，他的忧郁、焦虑情绪自然随之消失了。假若强迫思维和恐怖是由"怕"字这个树干衍生的，树干砍掉以后，枝枝叶叶——焦虑和抑郁就消失了，睡眠和饮食问题也能得到解决。

从他的来信中，可以看到他后来几年的情况，"我患病到今年已经第十个年头了，前五年是在疾病的折磨中度过的，弄得我死去活来，痛苦到了无法忍受的地步。好在现在已经死里逃生了，我的病现在可以说已经痊愈了。我的病得以痊愈，主要不是药物的治疗，最根本的作用是您的心理疏导治疗，我总结摸索了一条如何对待这种病的方法，我时常根据您教导的原则和自己总结的方法来对待症状和处理问题。久而久之，很多症状自然而然地消失了，可以说，我现在得到了精神上的彻底解放。如果拿现在的精神状态与五年前相比，我现在是另一个人了。我从1985年上班到现在，情况一直稳定良好，没有出现过大的反复。小的波动有时还有一点，但已不影响我的正常工作和生活了。这几年一直上全班，工作量越来越大，担子也越来越重，但我都能基本适应，吃饭、睡眠均正常。药已经全停了，只是在情绪波动时偶尔服用很少一点。以上是我近几年的情况，特向您汇报，我想您也一定会感到格外高兴的。"

下面是他2005年底的来信，是我们在北京见面后他写来的。"我们几年没见面了，这次能有机会在北京见到您，我和我妻子都很高兴，见到您比见到亲人还要亲……在中国、在世界上还有多少人像我们过去一样在疾病中受到折磨，愿您用高超的医术和医德，帮助他们从疾病中摆脱出来，同我们一样享受幸福与欢乐。"

他的经验总结是值得我们借鉴的，因为他写得非常具体，很多人从中受益。

## 第四节 "四不"策略

除了"三部曲"和"三自一转移"外，对于克服病态思维，"心理疏导疗法"还提出了"四不"策略——"不排斥、不投降、不停步、不求高效"。

"四不"策略是怎么来的呢？疏导疗法认为，对待病态思维，可以像对待一个"自己讨厌的人"一样去面对——视而不见，少搭理；少想多做，别停下。

如何对待自己讨厌的人，每个人对此都有自己的体会。这个讨厌的人就像"小痞子"一样，当他来纠缠、骚扰自己时，该怎么办？对待他的方式有三种：1）来硬的：和他争斗，骂他、赶他走；2）来软的：逃跑，或听他的；3）不软不硬，不理他：视而不见，继续做你手头的事。

哪一种方式比较合适呢？来硬的，你和他吵，赶他走，他偏要死皮赖脸缠着你，你越着急上火，他越开心；来软的，你一逃，他便追，追得你无处可逃。最后，你只能听他的，他当然也会乐此不疲，继续折磨你。而你如果视而不见，随便他在身边闹腾，就不搭理他，忽视他的存在——即使他存在，也当作他不存在一样，该干什么干什么，时间久了，他就会自觉无趣，另寻其他人了。开始阶段，因为他的恐吓（你不听我的，我让你后患无穷）和诱惑（你听我的，我就放过你），你很难不受这些思维的牵制和干扰，无法视而不见。当你试图努力做到不理会他时，他还会不断地来干扰你，因为他知道你怕他，而且怕他很多年了，这都是很正常的。但如果你能坚持采用视而不见的方式，随着时间的推移，这个"小痞子"就会越发觉得：无论他如何努力，你都不受他的干扰——就会逐渐感到无趣和冷落——无法得逞，于是不得不慢慢离开你，另找他人去了。这样，病态思维对你的干扰就会越来越少。反之，如果你常搭理他——无论与他争斗还是听命于他，他都会一直纠缠着你，让你无法脱身。

需要强调的是，要想真正实现"视而不见"，"该做什么做什么"是非常关键的，正所谓"别停下"，通过做正常的事情，才能更好地转移对病态思维的关注，才能更有效地减少病态思维对自己的干扰！

根据以上应对"小痞子"的理念，疏导疗法提出了"四不"策略。

### （一）第一"不"：不排斥——也可以叫不硬斗、不刹车

人的幻想或敏感是人类灵感和创造力的源泉。每个人都会有很多奇怪甚至"难以启齿"的幻想、感觉，这是再正常不过的事情。出现某些念头、画面、感觉，是一种心理上的自然现象，多数人并不在意或偶尔关注一下也就过去了，但因为"过头性格放大镜"的存在，或因羞耻，或因内疚，强迫者会把本来很自然的事物当成了洪水猛兽，对这些念头、画面、感觉产生"闪念性"的恐惧——"怕"，就怕这种思维再次出现，总想排斥它、甩掉它、躲开它。结果，越怕出现越出现，越想躲越躲不掉，越出现越紧张，不断把这种"怕"强化和巩固了下来，陷入了"觉得其怪，其怪更怪"的怪圈。

为什么强迫者一直排斥它呢？因为强迫者有个幻想，总觉得通过自己的努力，总有一天，能够彻底赶走它。好像排斥了、努力了，自己才能心安。如果不排斥、不努力，它一直缠着自己，不就完了嘛！却不知，对于想法、感觉这些人类本能性的心理活动，并不是越努力，

越幸运，而是越努力越不幸，越控制越失控。

排斥、硬斗或刹车，是"怕"的表现形式之一，只不过以外强中干的方式表现出来而已，内怕外不怕——外在表现为"不怕"，而内心是非常"怕"的。否则，若是不怕，为什么一定要赶人家走呢？这种伎俩，小痞子一眼就看穿了。

很多患者战斗了几年甚至几十年，一直无法战胜它，原因就是不能做到"顺其自然"。举例说明，病态思维就像一块石头扔在水面时激起的涟漪，怎样才能使水面平静下来——症状消失呢？是不再往水里扔石头，还是继续扔呢？显然是前者。同理，对待病态思维也是如此，是不理它，忽视它的存在，还是不断地关注它，不断地"扔石头"？同样是前者。不再扔石头，一段时间后，水面会平静下来，而忽视病态思维的存在，不再关注它，症状自然也会慢慢消失。又如拍皮球，想让皮球静止下来，就不能总去拍它（关注它、排斥它），而是随它弹，不去拍它，它就会慢慢静止下来。

不与症状本身斗争或硬顶，不能像对待一些强迫行为那样通过和"怕"字做直接战斗而逐渐"习以治惊"，而是要通过策略性的"战斗"——淡化、转移、调整过头性格等方式逐步去摸索、体验以达到"习以治惊"的目的。事实证明，和病态思维的症状本身正面战斗，是斗不过它的。与病态思维的战斗正如作用力与反作用力一样，越和它斗、越过分关注它，它对你的干扰就越大。什么时候你不关注它、不在乎它了，它对你的干扰就没有了。之所以病态思维如此痛苦，正是大家不断和其激烈战斗的结果。硬斗，不但解决不了症状，还会因一次次排斥带来的一点点心安而强化症状。所以，不能以病态压病态。

是什么导致了病态思维的形成呢？还是"树根"——过头性格在作祟。试想，如果没有对自己要求完美、伦理道德观念过强……等一系列"过"的性格，而是对什么都不过分在乎，能够见怪不怪，还会有这种恐惧感吗？还会有这种思维吗？因此，对于病态思维，我们首先要改变思路，必须釜底抽薪——不去摘叶子，而是去挖树根——和过头性格算账，逐步调整性格上的"过"字。在优化性格的同时，不断深化认识自己"怕"的虚假空的本质，改变以往对"怕"的歪曲认识，形成新的认识。只要你的性格稍有所改变，对自己不那么要求完美、不再执着于百分之百了，可以"糊涂"一点、随便一点了，可以接纳那些所谓的干扰了，可以允许自己"出轨"了，"怕"字——树干就会逐渐腐朽，症状——枝枝叶叶当然也会随之枯萎！

有的患者在经过初步治疗或者心情愉快时，病态思维会大大减轻甚至很久不出现，这时，他们会想"病态思维好久没出现了，会不会再出现？可千万别再出现了！"这么一想，病态思维果真就出现了，而且往往会开始新一轮的病态思维"恐惧浪潮"。这种反复是必然的、正常的，但究其原因，还是因为排斥或刹车心理在作怪。对于这种情况，我们提倡的态度是，"不来不想念，来了不驱赶！"每出现一次反复，就用"四不"策略对待它——"你爱来不来！"淡化其于无形之中。当然，还应该注意的是，有的人时时刻刻想着与"怕"字做战斗，时时刻刻想着改造性格，这也是一种"以病态压病态"的做法。我们提倡的是在"怕"字出现、症状反复、情绪低落时采取这些策略，而不是要求自己随时这么做。在症状消失，感觉比较轻松时（当然，不是逃避换来的轻松），就应享受轻松、快乐，而不需要刻意地时时盯着"怕"字。

**（二）第二"不"：不投降——也可以叫不屈从、不逃避**

很多人面对"怕"字时，会采取和上述硬斗这种外强中干不一样的方式去应对，内怕外也怕——内心怕，外在投降。

1. 投降，在行为上往往表现为两种形式：

（1）行为上的抵消仪式：它让自己做什么，自己就做什么，反复检查或检测、询问或核实、洗手、尝试、感受、求医、搜索等。

（2）行为上的不作为：因为"怕"让自己痛苦，所以，该做的不做，该去的场合不去，逃避日常的社会功能，如人际交往、学习、工作、日常生活等，甚至被怕字逼入绝境而选择自杀。

2. 投降，在思维上具体表现为：

被"怕"字追着跑或牵着走，比如分析、推理各种可能性，总是想最坏的后果；毫无根据、毫无限度地想象、假设，越想越害怕；为自己的"怕"字找各种借口。

强迫者内心往往有个雪崩式的推理过程，拿"洁癖"患者来说，这个过程就是"脏了，没洗干净的话，万一进到我的嘴里，那可受不了。"甚至内心的一系列推测过程："在外面踩到狗屎，回家通过换鞋区传染到拖鞋上，拖鞋就会把狗屎涂满地面，家人躺在沙发上，不小心就会带到沙发上，然后带到睡衣上，那就可能沾到了被子和枕头上，最后会进入我的嘴里或者身体。"一顿推测猛如虎。经过这么一番操作，如果出门在外不谨慎或者回家不洗干净，当然无法忍受。有的人并非怕自己得病，而是怕因为自己的不小心，让自己的亲人得病，那还了得？于是，就会控制不住地反复洗涤。

与面对上述"不排斥"的对象——人类本能性的想法、感觉等心理活动的态度不同，对于这类有一定主观性的悲观推测，一定要学会及时刹车，及时从悲观推测里脱身，否则等跌入深渊后再想出来就比较难了。

如果拿 0～-10 比作悲观推测的程度，0 是不推测，-10 是最坏的、最可怕的推测。为了安全，每个人都会偶尔出现一些悲观的推测，但不会陷得那么深。他们偶尔会怕万一，但他们会通过提示自己"没关系，应该没事的，到时候再说"，较快地从"悲观坑洞"里跳出来。而强迫者会顺着悲观推测到最坏的结果，"万一"一来，瞬间就到了 -10，难以自拔。所以，心理健康者走的是"0～-2～0～-1～0～-3"的路线，有小波动、小烦恼，但没有症状；而强迫者走的是"0～-10～0～-9～0～-10"的路线，波动巨大，陷入"万一"漩涡，出现症状。

有的患者在长时间陷入这个误区后会想，"大不了一死""真要是到了那个境地，大不了……"话说起来容易，但如果真有这个胆量，就不会陷入强迫里了。实际上，那些无限夸大的、病态想象的后果，哪怕心理素质好的人都很难接受，更别说深受"万一"困扰的强迫者了。所以，并不是痛下决心就能真的看得开，做到无所谓。豪言壮语听起来很好，但往往作用并不大。而最好的做法就是在下滑到 -2、-3 的时候就及时提示自己，早些拔出来，不要等到跌入 -10 的谷底时再努力往上爬，那个时候就太难了。

### （三）第三"不"：不停留

不停留，是指当"怕"字袭来时，能够坚持做手头的事情，少与"怕"字纠缠。停留，则是把手上的事情一放，和"怕"字纠缠起来。手头的事，指的是你正在做或需要做的、现实而非病态的事情，可以是学习，也可以是娱乐、运动、工作、与人交流等。

这里拿看书打个比方，代表你手头正在做的事。假如你现在正在看书，"小痞子"突然出来了，你的第一反应是感到紧张，把书放到一边不看了，开始和强迫思维纠缠不清。这时，通常会有两种错误的反应方式：第一种，是跟强迫思维对抗，"快滚！""怎么又来了，烦死了，又来干扰我！"，进而陷入排斥的误区。第二种，是顺从强迫思维，或者和他讲道理，"为什么不能放过我？求求你别干扰我了吧！"然后反复去洗、去检查等，可最后他还是不放过你，这就陷入了投降的误区。其实，合适的做法应该是这些想法来了之后，接着看书，不理他，视而不见。

当然，正如前面提到的，刚开始去视而不见的时候，可能会很难，因为你已经长时间习惯恐惧他，习惯于跟他纠缠不清。所以，就算你眼睛盯在书上，想视而不见，但心里面还是会不由自主地关注和担心。上一讲也强调过，思维是很难控制的，但控制行为相对而言却容易得多。所以即使你控制不了自己的恐惧和紧张，你也可以控制住自己的手脚和眼睛，继续拿着书、坚决不离开座位，眼睛盯着书，哪怕心里像猫抓了一样难受，几乎看不进去，但也绝不放下手中的书。小痞子虽然狡猾，但他也有弱点，他只能看到你外在的行为表现，而看不出你内心的想法和感受。只要你没有排斥或投降的外在行为，假装不怕他，多次之后，他就"误以为"你真的不怕他了，慢慢就不会再骚扰你了。

### （四）第四"不"：不求高效

采取"视而不见"策略对待强迫思维时，要求"该做什么做什么"，但这并非易事，就算做到了，做事的效率也必定会受到极大影响，效率不可能很高，表现也不可能很好。因此，能否降低效率要求，接纳"效率不高、表现不佳"的状态，就成为你能否走出不良循环的关键。

再拿看书打比方，如果没有小痞子干扰你，在放松的状态下，你看书的效率很高，一分钟能看五行，但是有小痞子干扰你时，你可能一行都看不下去。因为这个时候，你的心思可能90%都在"小痞子"身上，只有10%的注意力在书上。以往可能你就受不了了，把书一推，"效率这么低，烦死了，根本看不下去！算了吧，不看了！"这反而让小痞子看出了破绽——你是怕他的。现在我们要做的就是，无论有多低，哪怕只剩下10%的注意力，还是要坚持看下去，就利用这10%的注意力，能看多少看多少。可能你特别紧张的时候，每一个字都明白是什么意思，但是连起来一句话是什么意思就不清楚了。这是很正常的，说明你的注意力受到了很大的干扰。能不能顶住这种难受，接纳这种效率不高的状态，坚持"做"下去，是非常关键的。只要坚持下去，小痞子出现的频率就会慢慢减少，你做事的效率也会慢慢提高，从10%~20%直至90%。至于你什么时候能恢复到从前的几乎百分之百的状态，取决于你面对干扰的心态。当你慢慢不在乎它了，自然而然就能做到了。

有的人说，"当我高度紧张时，我的注意力会完全被小痞子占据，连10%也空不出来。"10%没有，那1%总有吧？你再紧张，问你1+2等于几，你还是能算出来的吧？星星之火，可以燎原，我们就要利用这1%或10%，去坚持多做，逐步扩大正常思维的"根据地"，一点点"蚕食"病态思维的领地。

这里的效率不高和表现不好是同义词。在受到"怕"的干扰时，我们因紧张而效率低、做事慢，甚至会在众人面前出丑，这都很常见。而这个时候，要允许自己表现不好，允许自己丢人，将来才能表现更好，才能不丢人。实际上，这一点是关键中的关键。因为我们都是完美主义者，而"效率不高，表现不好"恰恰击中了我们的"命门""七寸"，是我们无法接受的，但越无法接受，小痞子往往就越猖狂。因此，通过实践，敢于低效、敢于丢人、敢于出错、敢于不完美，慢慢地才能更高效、不丢人、不出错、相对完美一些。

通过上述"三步曲"和"四不"策略的反复实践，你会感到越来越轻松，越来越有信心。"习以治惊"，直到习惯了，所有"怕"都会不复存在！当小痞子再次出现，你认清了其本来面目，轻松面对，不在乎他时，他也就失去了威胁与诱惑，暴露出虚假空的本质，不再对你造成干扰。这个"习以治惊"的过程也是一个正常的条件反射代替病态条件反射的过程。上述

"三步曲"和"四不"策略决非孤立、刻板的，而是系统性的、融会贯通的，是可以灵活运用的。

只有深刻认识了症状的本质，摸清了症状的"脾气"和规律，才能有效地对付它于"无为"之中，真正做到"顺其自然"。勇于接受它，再慢慢忽略它，不苛求自己，也不过分要求完美。力求将认识疾病、认识性格缺陷和改造性格紧密结合起来，勇于否定自己——对于病态思维，能够随时认识到这是自己的性格太严谨、过分要求完美等造成的，这种思维模式是过头的，并努力调整这种病态的思维方式；也敢于肯定自己——当你想去做一些非病态的甚至是有挑战性的、对改造性格有益的一些事情时，要敢于相信自己，减少犹豫，坚决去做。

因此，对待强迫思维的实践，并不是让你一点也不怕它，而是在它出来干扰你时，你能采取什么心态对待它。这种以"无为"的态度应对干扰的过程，也是一种可贵的实践，也是一种"习以治惊"。这种实践，就像一种"地下工作"，有时，甚至比看得见的、明刀明枪战斗的实践还要难。通过这位病友下面的总结，我们更能深刻地认识到这一点。

"我认为，治疗强迫思维是一个过程，需要一定的时间，需要自己不断地总结、摸索和领悟，不可心急。其中，'领悟'是最重要的。症状的消失，一靠认识，二靠实践。认识自己所'怕'的事物需要一定的时间，和症状的战斗实践也需要时间，在反复实践中才能体会'习以治惊'的作用。千万不要在治疗时再给自己套枷锁，定过高的标准，或想让它在短时间内消失，越急越慢。只有在不断的实践中，结合疏导疗法的原理，总结自己的经验，不断'悟'出一些应对它的具体办法，才能真正对自己的治疗有所帮助。否则，不认识，不实践，不领悟，任何一个好的疗法，可能永远都无法在自己身上起到效果。

对于鲁教授'强迫思维的根源是性格缺陷'的论断，我非常赞成。我认为，最终的治疗目标必然还是改造过头性格。失去了'改造性格'这个指引航向的灯塔，可能自己永远也无法到达'最优化'和人生成功的彼岸。而改造性格是艰难的，需要付出巨大的努力。因为，不良的性格都是从小形成的，是与正常的性格特征同步发展的，内化成了一个人习惯化的行为及思维方式，往往有时连自己也很难辨别哪些是病态的、哪些是正常的。因此，必须深化自我认识才行，否则，停留在'我知道我的性格缺陷是什么'的空喊口号上，就无法推进'知道→实践→认识'的进展。那样，就会习惯性地回到病态思维和行为的老路上，再次'迷路'，分不清是非真假。有时自己很痛苦，面对改造过头性格时，就像切掉自己身上的恶性肿瘤一般，虽然痛恨之，但让自己动手时，又很困难。所以，认识后纠正起来也需要极大的毅力，只有坚持、坚持、再坚持，方能真正提高心理素质，不断进步。"

**反馈提示：**

（1）对于强迫思维的"怕"，如何认识？

（2）如何对待病态思维？

（3）克服病态思维，如何进行实践？

（4）对于几位病友的优化经验，你有什么认识？

## 附：Z患者反馈材料五

我知道，这次学习结束时，最理想是能达到"不知—知—实践—认识—效果"的阶段，然后回去再自觉遵守疏导模式继续努力达到"再实践—再认识—效果巩固"的美好结果。我虽找出了性格弱点，但无法用实际行动与"怕"斗争（我担心这几天内没有什么念头来考验自己，但回想往事，每次碰到具体问题又确实很难不想），因此我担心这几天不能尝到与"怕"

字斗争胜利的喜悦心情，怕继之而来的是悲观消极、无可奈何的情绪。

鲁教授，我真不想当战场的逃兵，真痛恨缠身多年的强迫思维，但为什么难以很恰当地结合自己？我为什么要当那种"怕"字当头的懦夫？难道我真的向困难、"怕"字低头了吗？如果不能取得认识和实践同步的初步胜利，何谈回去后的效果巩固？所以我今天确实有点茫然和不安。今天鲁教授苦口婆心地讲那么多优化的例子，我深深了解到他们的斗争也是很痛苦、很艰难的。但我到底是勇气不够还是方法不对？我也问自己：鲁医生能治好那么多强迫症的人，为什么自己就听不进他的启发，还那么顽固地为自己的"怕"字辩护？今天举的那么多生动的例子，每个都是非常严重的症状，我比他们轻，为什么没信心？反思一下，自己确实有很大依赖性，是说话的巨人、行动的矮子，想挖根，但见了"怕"字就逃跑，一点不沾边。

我这样想过：强迫思维确实比可表现出来的强迫动作难以治愈。但这几天我看到一些强迫动作的人改一个动作竟也那么不容易，那么痛苦，我真是不好理解，因为这两者的差别就在于动作是有形的，是可以强制克制的，少一遍是一遍，而没想到他们也那么艰难。而强迫思维看不见摸不着，很容易滑到老路上去。就像您讲座所说："知道病态东西是根刺，一直在刺你，虽然刺得你不舒服，但是习惯了，觉得丢了可惜！"就像平日里虽然总为脑子里盘旋东西而苦恼，但习惯了，好像没东西是不可能的，难以尝到脑袋轻松的感觉。

这些天我只是比较集中精力学习，所以脑子里竟很少出现苦恼的、没意义的问题。正因为这样，我担心没有更多杂念的袭扰，无法检验自己的学习成果。可是，强迫症所有症状出于一个怕字，这个结论我是完全赞同和相信的。昨天还在忧虑如何检验自己的病态思维，担心在这里治疗时没有经受强迫思维的检验，以后回去后再次出现的话，怎么办？今天，鲁教授的讲解很好地解除了我的忧虑。首先，我的"怕"是的确存在的；其次，我以前对待强迫思维的方式是有问题的：当这种思维一出现，自己就首先害怕了，总希望不要出现，总是排斥它，实际上往往适得其反。正确的方式是，首先我不怕它，然后我不理它，不在乎它，拿出这个大无畏的勇气，一切都不在乎的态度，这种思维就会在"习以治惊"中慢慢淡去，不至于进入以前的"死循环"而苦恼不已。"三自一转移"和"四不"策略确实讲得非常透彻，为我们前行指明了方向，提供了很好的帮助。

鲁教授，我还有一点疑惑，就是有时遇到问题都考虑几次，往往不知道是属于正常思维还是不正常的思维？如果都不正常，我这个人怎么还能正常地工作、学习？如果正常，怎么又那么容易焦虑及反复？

今天我听课中，觉得有的教诲可以当作自己的座右铭，比如"心理素质提高后，一顺百顺""在实践中，经过艰苦努力斗争而失败，比侥幸、逃避所取得的暂时性的轻松好得多""失败是成功之母，失败之后不怕，再去做，这失败背后蕴藏着持久的胜利！"等，我应该努力学习、实践这么多病友总结出的这些真理。

# 第六讲

## 特定心理障碍之二：其他症状——走出困扰

### 第一节　抑郁症的心理疏导

#### 一、关于神经症性抑郁

抑郁症有精神病性抑郁（内源性抑郁）和神经症性抑郁（心因性抑郁、反应性抑郁），我们这里讨论的是神经症性抑郁。

神经症性抑郁又可以称为心因性抑郁或者反应性抑郁，是指由于心理刺激所致的抑郁。在当前的分类中多归于抑郁发作，少数可能归入急性应激反应或创伤后应激障碍，主要有核心症状和附加症状之分。核心症状主要有三种：①不明原因的情绪低落；②兴趣缺乏、乐趣丧失；③精力不足或过度疲劳。附加症状包括以下几种：①自信心不足或自卑；②自责或自罪；③想死或自杀的想法，以及自杀的行为；④认知功能障碍，比如思维比较迟缓、注意力不集中、记忆力下降等；⑤睡眠障碍，入睡困难或者早醒；⑥精神运动性抑制或兴奋的表现，患者反应比较迟钝，效率比较低下，也可能过多关注某一样事物，比较兴奋；⑦患者的食欲可能会改变，体重也会相应地有变化；⑧性功能障碍，会出现性欲缺乏、性高潮困难等。

心因性抑郁的原因很多，有的是经历巨大心理应激后，如失恋、离婚、生育、事业失败、经济破产、亲人丧失等，陷入抑郁状态无法自拔的；有的是面临巨大压力，如考试、晋升等，自我要求高，压力过大，从而陷入抑郁之中的。当然，因为强迫等其他心理障碍无法解决，导致继发性的抑郁也很常见，也可以列入心因性抑郁。

当然，以上都是外因。"外因是条件，内因是主导"，心因性抑郁的内因是什么？多数是小时候的经历及随之形成的性格。临床可见，小时候长期被忽略、被高要求、经历创伤等，容易出现心因性抑郁。下面举三个例子，简单说明一下。

案例一：被忽略的女孩，21岁。在她一岁多时，因为外婆自杀，妈妈有两三年陷入抑郁状态，无暇照顾她。自初中起，她开始出现抑郁症状，表现为人生无意义感、自杀念头严重，随时游走在自杀的边缘，无论如何努力也摆脱不了抑郁的困扰。

案例二：内疚的女孩，19岁。她的父母性格非常严谨、节俭，从小比较关注她的学习成绩。上高中后，学习压力大，出现焦虑和抑郁情绪。父母开始降低对其成绩的要求，"只要你开心，考好考不好都没关系！"但她却自我要求很高，怕考不好，对不起父母，焦虑感一直无法缓解。高考成绩还不错（外人看来），但她不能自我满意，很是内疚。大学入学成绩在班里靠后，甚为自卑，想奋发图强，立志一定要考班级前三，否则就对不起父母。第一学期，她废寝忘食，达成目标，但自感压力很大，已达到心理承受极限。第二学期，她继续严格要求自己，但注意力却无法完全集中，效率下降，成绩有所下滑，内疲加剧。大二开学，她达不到理想的学习状态，情绪低落、精力减退、兴趣降低，诊断为抑郁症。服药后，情绪稍有缓解，但嗜睡，因此只能完成部分课程。

案例三：被猥亵的女孩，24岁。在她小学二、三年级的时候，遭到过一个猥琐大叔的猥亵，此后，对一切男性甚至爸爸都有一种恐惧的心理。到了青春期，开始觉得自己不干净、不纯洁，对男性的紧张加剧，且因为自卑、自责，很少与人交往。从初三开始，她害怕与男性对视，在班级里始终处于紧张状态。上大学后，紧张感有所缓解，但情绪开始低落，一方面，自我要求很高，在意他人的评价，另一方面，又想破罐子破摔。最终长期陷入抑郁状态，经常有自杀念头，偶尔会自残，并且常有虐待小动物的冲动。

当然，还有其他各种原因导致的抑郁，我们就不一一列举了。

## 二、抑郁症的自我疏导案例

下面介绍一例因家庭教育和失恋受挫而导致的抑郁性神经症案例。患者，男，21岁，是一位企业管理人员。通过几次个别心理疏导及观看"集体心理疏导班"录像进行自我疏导后，他慢慢进行了心理调整。

### ▓ 实例30 ▓

病情自述

……现在我终于无牵无挂了，终于可以决定自己的命运了；也许命中注定我只有21年的生命历程，可我又不甘心，真的不甘心，因为我好想活下去，而且好好地活下去。我的生命还可以通过人类的力量来挽救吗？

我老了，尽管才21岁。我曾因为自己的成熟而骄傲，而今这种成熟已变成一种衰老，一种让人绝望、让人死亡的衰老。我说我老了，因为我对人生、对命运看得是那么明了透彻，我在死亡的边缘，而现在依旧看不到一线希望。

这个世界最痛苦的莫过于精神上的折磨，人类最大的不幸莫过于孤独，而这一切全降临在我的身上。让我把一个完整的自我展现在您面前。

我是一个城南人。父亲是他的兄弟姐妹中最小的一个，他太软弱、太自卑，所以当年在林业学校读书时受不了离家的孤独而退学。但这不重要，要命的是他暴躁、多疑和孤僻，从我有记忆时起，我就知道我的家庭永远处于争吵中，母亲太随和、太无能而常受委屈，父亲与别人永远不和。从我懂事起我便决心要离开这个家，可爸爸从小就很宠爱我，所以我永远生活在又恨又让我不能离开的家庭中。

我考上了重点高中，看上去成熟老练，然而却有一颗无比懦弱的内心，我是来自所谓第三世界的人（城南人），我的父母是工人！心理上的压力导致了一场灾难，我不幸得了肺结核。从那以后我的成绩每况愈下，看书怎么也看不进去，考试的时候甚至怀疑自己的名字是不是搞错了，一个题目要看好几遍才敢下手。期终考试我的数理化亮了红灯，高考对我更是一场难以形容的灾难。

也许我比别人的情感强烈、丰富，从高中时我便与自己的表妹谈恋爱，或许是忍受不了学习造成的心理压力，或许是寻找精神寄托，我有了拥抱、接吻。与表妹的关系一直维持到我在夜大毕业前与美的相遇，从那时起我便认为我是这个世界上最幸福的人。然而最终却走向了死亡，走向了自我毁灭的极端。为什么？为什么？是什么造成了我这种性格，我怎么会是这样一种人呢？

美是保送入大学的高材生，聪明又漂亮，父母都是大学教授，而我算什么呢？在我自信的外表下，永远有着一种无与伦比的自卑感。我们曾以为是天下最热恋的一对，可彼此的心里都清楚，这只是短暂的瞬间，永远无法长久，我除了宠她、爱她，还能干什么呢？

夜大毕业后我应聘进了一家房地产开发公司，分在管理部门工作，可我厌倦那种应酬、吃喝、虚伪的场合，我更讨厌整日待在工地，讨厌与农民工打交道，我孤僻的性格也使我不善跟领导、同事交往。我在厌倦工作的时候，还要对美保持笑容，不时地像她一样，向对方暗示自己工作的愉快与美好的未来，可我的未来在哪里？我常常在她走了以后泪流满面、伤心不已。

维持关系一年半后，美终于提出了分手。这对我是怎样的一个打击。尽管我知道这一切终究会来临，我还是垮了，我赖以生活的精神支柱倒了。我对自己彻底失望，我软弱、孤僻、暴躁的性格是不可能适应这个社会的。我的痛苦是由于失恋而带来的人格缺陷的暴露。我看到了我灵魂深处最丑陋的东西，于是我想到了毁了美，然后再去死，我杀她绝不是因为我恨她，而是我爱她。

我孤僻到整日把自己封闭起来，感觉自己已被这个世界分离了出去，又感到自己像头困兽，任凭怎样挣扎也逃不出去。我恨我的家庭，恨我的父亲。我得了病，我萎靡不振，我真的死定了。

工作快一年，我就要转正定级了。而我对这个世界是那样厌倦，我在悬崖边缘、在死亡边缘跟您讲话，我该怎么办呢？我孤独、空虚、乏力，我真的太累了。清晨醒来，想着离晚上上床还有整整的十几小时，该怎么打发？

### 反馈一

经过您的疏导和观看录像后，现在我的心情很平静，仔细分析自己，再联系您讲述的道理，现在我真该把自己放在手术台上好好剖析一番。

我生活在一个充满争吵、相互埋怨且孤独的家庭环境之中，从小身体就不好，父母对我非常宠爱，造成我自负、骄横、依赖性强、独立性差的性格，这些性格使我每逢一些重大的挫折便承受不了。这次失恋更是诱发我绝望的一个主要因素，然而"塞翁失马，焉知非福"？它却使我真正有了自我认识的机会和自我改造的决心和勇气。

我的情况也许与别的患者不太相同，尽管在我身上也有不少强迫症状，如做事犹豫不决、买东西挑三拣四等，但真正折磨我的不是具体的症状而是我的不良性格，它使我太不能适应社会了。我在单位里给人的印象是内向、不爱与人交往，实际上是我逃避现实的态度，如果不改造性格，注定要在社会上碰壁。

我对家庭不满，我讨厌父亲，尽管他对我很好，我却无法接受他。这个家庭孕育了我不健康的性格，使我对待问题太不切实际、好高骛远，失恋使我痛恨自己的无能，原以为与美的分手主要是因为家庭与自身地位的悬殊，但在理智清醒的时候，我知道真正分手的原因是我性格上的软弱。我目前最迫切的是要提高自己的心理素质。

我知道自己应该放松情绪，可谈起来容易，虽然自己也充满信心，可真正做起来就难了。世界上最难的事恐怕就是改造一个人的性格了，因为这不像普通的躯体疾病那样，治疗中医生占主导地位。过头性格是性格条件加社会心理因素长期作用而形成的定型，认识它难，改造它就更难了。但通过自己坚持不懈的努力，不断实践，也是可以达到改造目的的。

我现在深深地意识到，我的毛病的根源绝不只是因为失恋，为一个女孩子想不开！它只是一个引爆的雷管，造成爆炸的炸药应该是深埋在心底的过头性格。

是的，我活得实在太压抑了，我有家却不愿回，我有工作却不想干，我多么渴望自己能够改变。听着您的教诲，我觉得自己又充满了信心和决心，可这种信心和决心随着时间一分一秒地消失，也淡忘了。因为现实使我感到压抑。看到前女友与别的男孩在一起，我又陷入崩溃的状态中。我唯一的念头、唯一的避难所就是跑到您这儿来，跪在您面前痛哭一场、发泄一次。我知道我的承受力很差，甚至不敢想象，若她知道我是这样一个人该怎么轻视我。我逃不开这一切，而最逃不开的还是我自己，我的灵魂、我的精神。

晚上与别的病友在一起深入地交谈，他们的真诚和热情，又让我感到这个世界充满了理解，充满了爱，还有许多人的不幸远远超过了我。我依旧困惑不解的是，一个人的幸与不幸、乐与苦该怎么评价呢？

人生如梦，我是一个被主宰的弱者，所以总感觉一切是梦，有一天我成为主宰自己的强者，到那一天我将永不做梦。

**反馈二**

您说我这人是不是太自私、太虚伪、太脆弱了？在您面前我不想隐瞒内心深处的任何想法、任何秘密。我从前是那么真挚地对待女友，而同时我的占有欲又是那么强烈，我不隐瞒与她发生过关系。按理说分手后我至少可以得到一点点平衡，可我还是无法忍受她与别的男孩在一起，想到她与别人会有的亲热，我简直要发疯，受不了，我甚至会用手淫来发泄。上帝，你可知道一个人的灵魂和人格扭曲之后有多可怕，我痛恨自己怎么成了这样一个可怕的魔鬼，我还能算是人吗？

看了这些，知道了我的灵魂，您一定更看不起我，会更鄙视我吧？我想任何人都会瞧不起我，就像我对自己充满敌视甚至仇恨一样。

**反馈三**

我已决定好好地活下去了。我从来没有像现在这样对自己有深刻的认识，也从来没有对生命、对生活的价值能有如此清晰的了解。经过一系列的"打击"之后，我才发现自己是一个精神上的弱者，一个心理素质极差的人，一个极其脆弱以致无法适应这个社会的弱者。这短短的十余天里，我最大的收获便是认识了自我；而当我知道人的性格主要是在后天环境中形成，虽说"江山易改，禀性难移"，但只要调动我的主观能动性，还是可以克服这个难字的。我心中的疑团终于被彻底解开，于是我又有了继续生活下去的勇气，虽然这个难字对我这个精神脆弱者更是难上加难。

其实，我与很多病友相比，自己又真的很幸运，我的经历算得了什么呢？我更幸运的是自己还年轻，而且找到了可以理解、帮助自己的咨询师。我曾想逃避现实，更想毁灭这个世界。回想当时自己的冲动有多可怕。其实人永远也逃避不了现实，最实在的办法还是面对现实，努力地改造自身，从而改造环境。

我决定根据自身的客观条件并结合对生命、生活的意义的充分认识，为自己以后的人生道路选择一个目标，而最根本的是我必须首先确定一个价值目标，再确定自己的奋斗方向，最终目的是为了一生的幸福。以前我曾一度彻底地否认工作、学习的意义，现在才知道性格确实是第一性的，但良好的性格必须在工作、学习中得到锻炼，在社会实践中得以培养，如果没有了实践的土壤，一切都是枉然。

现在的我必须脚踏实地、真正地为自己定一个现实的目标，做到少想多做，趁着自己年轻，还有许多有利条件，坚定地走自己的路。我相信这一定会成为我人生的转折点，也相信一定会走出一条属于我自己的路，最终能够获取成功和幸福。

**反馈四**

这个世界怎么会一下变得如此广阔，我怎么会变成现在这样，我不敢相信这一切是真的。我的性格在短短的几个月内已起了极大的变化，变得连我自己都不认识自己了，我还是以前那个懦弱、空虚、无能、自私的我吗？似乎很难再找到我以前的影子，因为我已不再流泪。这个世界原来是如此美好，在我身上潜伏着的能量居然这么大，一旦释放似乎一发而不可收。

现在我单位的同事说我完全变了，我与每个人都有说有笑。从前我怕见总经理，怕到他办公室，现在我能以平常心跟他们聊聊，同事们也觉得我可爱了。在心态调整以后，原本具有的调侃能力在不知不觉中发挥出来了。老同学、好朋友见到我更是不敢相信，以为我的活跃仿佛是喝醉了酒，又处在情绪高潮，只有我自己最清楚、最了解自己，我不是一时冲动，而是心理素质提高以后自我解放的表现。我没有了自卑，在心理上我已完全战胜了自己。以前，我为我的家庭、为我的条件自卑，那种悲痛欲绝和被整个世界孤立的感觉是怎样的一种痛苦啊！

挫折可以让一个人生，亦可令他死，我现在真正知道心理素质提高以后能给人带来多大的喜悦和多大的自由。现在的家还是那个家，现在的公司还是那个公司。情感的变化使我觉得在这个世界上，在这个社会中，我真正成了主人，我有了一种强烈的自我意识，而这不是以我为中心，是一种为自己付出了爱以后所得到的回报，一种收获后的喜悦。我爱人人，才会人人爱我。

整整三个月的抑郁症把自己折磨得痛苦不堪，我现在才真正站了起来。人在社会中不战胜自己就无法战胜别人，到头来终身得不到幸福，只能怨天尤人地生活在痛苦之中。这个世界是变化和发展的，没有改变不了的东西，性格也一样。

我深深地意识到性格改造是个长期的过程，可能会有反复，但不管怎样，既然现在我活得很好，我就要保持下去，让我的好心情一天天保持下去，做到良性循环。相信自己今后一定会活得很好，一定会在工作学习中做出一些成绩的。

## 三、抑郁症的自我疏导要点

### （一）药物治疗

心因性抑郁，顾名思义，是因为心理因素导致的抑郁。心病还需心药医，要想走出来，心理调整当然是最重要的。但在进行心理调整的同时，如果抑郁状况在中度以上，服用抗抑郁药物也是非常有必要的。此时，药物可以在一定程度上帮助你缓解不良情绪，更有助于你进行心理调整。在你情绪极度低落、无力进行心理调整时，药物应该是你的首选，它可以帮助你渡过难关。

### （二）学会适当表达愤怒

由于过去的经历或者外部的压力，抑郁者往往习惯于自我压抑，不能或者不敢对外表达愤怒和攻击性。

抑郁，本质上是一种自我攻击。抑郁者，因为种种原因，内心的愤怒和攻击性无法向外，这些愤怒及攻击就会转向自身。曾经有一个女孩，有抑郁症，在投河自尽时，河面上突然游过来一条蛇。她特别怕蛇，拔腿就逃上了岸。后来家人帮她找了咨询师。咨询师问她："你还想不想死了？"她说："不想死啦！"我相信，她至少在一段时间内不想死了。为什么？因为自杀是向内攻击的极致，相当于拿匕首扎自己，而不敢扎别人。她一直向内攻击，认为自己不好，而那条蛇来自外部，把她对内的能量调动了出来，瞬间转向了外部，这样一来，她对自己内部的攻击就减少了。

所以，抑郁者要试着表达愤怒，而不是陷入"要么一直压抑，要么极端爆发"的两极模式。就像一个不断充气的气球一样，当内部压力过大的时候，适当放一点气出来，气球就会保有弹性，一张一弛，就不会爆炸。否则，若一直在充气，而不放气，气球就会失去弹性，要么麻木——抑郁状态，要么爆炸——自杀或攻击他人。

当你尝试摘下"自我压抑""老好人"的面具，适当表达愤怒的时候，你会发现，表达情绪的后果也没那么可怕，别人并不会因为你的情绪外露而嫌弃或疏远你。相反，别人会因为你的真实而喜欢、靠近你。

### （三）少想多做

当大家陷入抑郁状态后，除了药物治疗外，日常生活的调整也很重要。疏导疗法的核心理念——"少想多做"，对走出抑郁会有很大的帮助。那么，对于陷入抑郁者，如何"做"呢？可分三个层次：①最好的"做"——多参与正常生活，多挑战自己恐惧或回避的情景，在实践中慢慢增加勇气；②次好的"做"——尽可能地恢复正常的学习、工作等社会功能，即该上学就去上学，该工作就去工作；③基本的"做"——对于有些逃避在家、逃避人际交往已久的抑郁者来说，当前两个"做"难以完成时，每天让自己忙起来就是基本的要求。比如，做做家务、每天能够外出锻炼一两个小时等，均对缓解焦虑、抑郁情绪，提高自信心有帮助。当然，这里的锻炼，可以是跑步、散步、打球，也可以是唱歌、跳舞等。德国思想家歌德说："只有运动锻炼才可以除去各种各样的疑虑"，非常有道理。这三个"做"的层次，要求是由高到低的，如何选择，取决于各自的心理状态和勇气。虽然要求有高低，但都是帮助走出抑郁状态的好方式。如果有的人陷入焦虑、抑郁中不能自拔，当你建议他去尝试"基本的'做'"他都做不到时，那他就只能在痛苦中兜圈子了。

最新的研究表明，"记忆替代"是记忆遗忘的两种机制之一。2011年左右，剑桥大学认知和脑科学部的罗纳德·贝努特（Roland Benoit）等教授的研究发现，对于引起不快感觉的记忆，如餐桌上的失态表现或者一个令人极度恐惧的事件，忘掉这些不想回忆起的记忆有两种方法：①记忆抑制，即关闭回忆系统；②记忆替代，即通过促进重组系统来占据意识，代之以其他记忆。少想多做就是替代记忆的一种好方式，通过转移注意力，有效地淡化病态思维，摆脱"怕"的困扰。从这个角度看，少想多做是有科学道理的。

在少想多做的过程中，有两个悖论值得注意：

1）越想逃避的时候越要行动。少想多做的理念是：越是抑郁的时候，越是没有精力、更没有兴趣参与社会交往或承担责任，就会越想逃避，逃避与人的交往，逃避自己的责任，直至封闭自我。这样逃避的结果会是什么？更加焦虑、抑郁。这是一个不良循环。那么，如何破解？越是状态糟糕的时候，越要逼自己行动起来，通过转移注意力，把投注于内在的心理能量向外分流，减少"自责、无价值感、无望感"等自我攻击，这样，焦虑、抑郁感就会慢慢减少。可以说，"少想多做"是从不良循环向良性循环过渡的方舟。

2）越要求完美越要打破完美。多数抑郁者都是完美主义者。抑郁者往往会认为自己不好，总是充满着自我怀疑与自我否定。因此，多数都有"是我不够好，如果我再好点，也许结果就会不一样"。所以，往往陷入"求完美、求认可，达不到要求，破罐子破摔"的两极化思维中。

因此，抑郁者要试着理解自己、善待自己。因为自己有不同的成长经历和所处环境，所以，会出现和别人不一样的自我评价和内心反应。这些内心反应只是适应当时环境的一种方式，现在，外界环境不一样了，自己已经不需要那么小心谨慎了。所以，适当改变一下，看看会有什么不同。

这种自我评价也是适应的产物。其实并不是你有多差，而是在你还小、还没有力量的时候，你必须那样扭曲自己，才能活下来。这是在一个扭曲环境下的适应性的"扭曲"的结果，现在，你可以试着慢慢"舒展"开来了。降低要求，也许你会很不适应，感觉不是自己熟悉的模样，但这正是改变和成长的开始。

少想多做的理念是：通过行动和体验，打破完美主义，接纳自己的不完美，才能减少内心冲突。否则，对自己要求过高，就会陷入"自己表现不好"和"别人肯定评价不好"的怪圈中，无法自拔。当开始少想多做时，"怕自己表现不完美"会诱惑自己逃避和放弃，而不敢"拼一次，不管别人怎么看，尽力就好"。如果不敢行动，纸上谈兵，就会缺乏"原来自己不用那么在意别人评价"的内心体验。没有内心体验，改造性格、打破完美主义也就成为空谈。所以，改变还是需要行动，通过行动中的体验实现改变。

表面上，"越不想动，越要行动；越怕不完美，越要打破完美"均是自相矛盾的，但实质上却是"相反相成"的。因为自相矛盾，所以对任何一个个体来说，都不是那么容易克服的。所以，必须有破釜沉舟的勇气，才能有破茧成蝶的成长。

### （四）住院和心理咨询

当药物、自我调整效果都不太理想的时候，如果抑郁情绪仍然很严重，可以考虑住院治疗。住院治疗的好处是，医生可以根据你的情况进行药物与心理的综合治疗，也方便药物的联合运用和及时调整。等到状态有所恢复，出院之后，可以寻求长期的心理咨询。抑郁症很多和从小的成长经历有关，如长期被贬低、被虐待或被忽略，正是这种慢性创伤性的经历，导致一个人出现了低价值感、自我攻击等内在关系，从而陷入抑郁之中。所以，一般短期的咨询很难起到大的作用，而通过长期的咨询，可以在一段安全、被包容、被理解的关系中，慢慢获得修正性的、不一样的情感体验，逐步填补内在关系的空洞，从而获得治愈。

## 第二节　疑病症的心理疏导

### 一、关于疑病症

神经症里面还有一类疾病，叫躯体形式障碍，主要表现为持久担心自己患有严重躯体疾病。其中，主要有两类，一类叫疑病障碍，即疑病症，另一类叫躯体化障碍。

### （一）疑病症

一个人总怀疑自己某一两个部位有严重问题，做各种检查，证明没有问题，每次检查后也能轻松一阵，但过一段时间，这种不适感会卷土重来，又开始担心了："是不是上次没检查出来？或者上次还没有毛病，过了这一段时间，大病开始萌芽了？会不会是癌症早期？有没有可能癌细胞数量已经由0到1了？"所以，再次去检查。陷入怀疑的怪圈，无法自拔。

## （二）躯体化障碍

与疑病症纠结于某一两个部位或器官不同，这类障碍表现为在不同时间段会担心不同器官或部位生病。比如，这三五个月怀疑肝有问题，做各种检查，排除了肝病可能，放心了。可还没放松几天呢，心脏感觉不舒服，开始怀疑是不是心脏病，检查之后，暂时又放下了。又过一段时间，腰疼，是不是肾有什么问题？奇怪的是，他不会想小病，比如胃炎、肺炎之类的。小病对他来讲，冲击力似乎还不够，要整就整严重的，比如癌症、冠心病、肾衰竭早期之类的。所以，一旦我们内心出现问题，就一定要在自己身上或者外面找个东西让自己恐惧，似乎这样才能"满足"，焦虑感才"够味"！

还有一种叫未分型躯体形式障碍，不是这边不舒服就是那边不舒服，实际上没有任何器质性疾病。可能潜意识中希望通过这种躯体化症状，得到别人的关注。更确切地说，这是一种心身反应，即心理引起的生理反应，是内心的冲突无法解决，进而以症状的形式表达出来而已。

## 二、疑病症的自我疏导案例

下面介绍的是一位同时有疑病和疾病恐怖症状的患者的心理疏导历程，通过他的自述，我们能有所收获。虽然疾病恐怖症和疑病症有所不同，疑病症是怀疑自己身体内部出现什么严重疾病，而疾病恐怖症是十分担心自己患病，但随着"怕"字而出现的一系列躯体异常感觉及反复就医、询问等类强迫行为，是非常类似的。更重要的是，他们怕的都是万一，都是"虚假空"。

### ▋实例31

我的症状：

我的强迫症状从小学四年级就有，到高中时最为严重，但总结起来其实主要是疑病和强迫思维两种。疑病困扰我的时间最长，也看起来最可怕。疑病的种类现在回想起来真的几乎所有的重大的疾病都被我怀疑过，小学的时候课本上、课外书上看到的骨癌、白血病、狂犬病等，上课害怕的时候就去问老师和学校的校医，班主任老师和校医就反复给我解释但是也听不进去，那个时候长身体，腿疼总怀疑是不是骨癌（当然那个时候课外书描写这些严重的疾病主要是写得了病的人如何坚强地面对生活），反复去骨科医院检查，也听不进去。然后小时候还担心弄脏姥姥、奶奶的饭菜，如果拿着老人的饭菜，经过垃圾堆总会担心是不是弄脏了，自己拿着也担心是不是唾液、耳饰掉进去了等。五年级的时候××市出现了杀人犯一直抓不到，然后我就总担心自己家的衣橱里面有人，后来严重的时候总担心自己的父母是坏人假扮的，需要他们背诵他们兄弟姐妹的名字才相信他们是真的爸妈。当时妈妈带我去看了××市的儿童心理医生，医生说是"男孩嘛，勇敢一点，没啥大事儿！"也没多说，看到没有影响到学习，也没继续太当回事。

到了初中，在疑病的基础上，又出现了综合性的强迫症状，比如我会强迫自己做一些有"仪式感"的事情，当然这个仪式感可不是我们现在说的"生活要有仪式感"那个仪式感（看到家里观音菩萨和弥勒佛的像，我会要求自己每当正面看到它们，必须做一些特定动作来表示对"它"的尊重，比如鞠躬，比如点头……）还会害怕我的内心故意说出"我想死"然后菩萨真的让我死。我是个成绩很好的学生，但却总很自卑，和女生在一起玩，考试总觉得会考砸，不敢考试，但实际成绩都还不错。初三的时候，症状多的自己受不了，父母又带我去看了××市的一名心理医生。他说："不用担心，你这种毛病其实是有点强迫症，你回去吃点药就好了，有病吃药，不能讳疾忌医，合理地用药才能好。"我以为心理治疗可能就是这种方法，他给我开了盐酸氯米帕明，每晚吃完药都昏昏欲睡，整个初三都没有写作业，不过成绩依然没有受到影响，吃药后症状也确实有了减轻，就这样进入了高中。

到了高中，一下子学习压力更大，而且高中还住校，一下子我变得根本不能适应高中的学习环境，期间我最好的发小的妈妈因为脑瘤去世，小学的一个学习很好的女生得了脑瘤，开了刀，一下子就有了对脑瘤的害怕，结合生物学习的知识，总觉得自己走路神经好像被压迫了，走路走得不利索，手也感觉发麻，做了CT检查没有问题；高一成绩还凑合，到了高二，晚上突然出现"害怕宿舍有人打呼噜睡不着"的念头，有时晚上出现惊恐，就好像世界末日要来的那种感觉。后来实在没有办法继续上课，就不去上学了，天天在家里待着。本想好好休整下，可一待就是两年。在家待着期间，又看到了网上关于"网吧传播艾滋病"的谣言，天天担心自己被扎过，去疾控中心做检查，没有问题，但总是害怕万一出现问题怎么办，后来在爸爸朋友的介绍到去了南京脑科医院，认识了鲁教授和黄老师。

疏导治疗的实践

疏导疗法讲究"实践"，把自己害怕的内容"一刀切"，这是一个非常粗暴的方法，开始的时候有很大的困难，具体操作其实有两种：一个是主动出击，一个是不去理症状。我的情况不太适合主动出击，这个对我当时来说难度太大了，我总不能去找个艾滋病患者试试，去和他握手，这个实际操作起来也有难度，对于我当时挑战也太大。而且关键是我的症状是不固定的，害怕A的时候就不会害怕B，也不一定挑战某个疾病就管用，所以当时我也没有使用这种方法。而对于强迫思维，比如当时害怕睡不着觉，害怕余光，这种思维性的东西更是不太容易主动出击的。

最好的办法就是不去理症状，但是症状来了又会非常的害怕，这个时候开始要有决心，首先是客观环境一定不要帮助自己逃避，比如父母，朋友，因为自己有时候会忍不住去寻求他们的帮助。

对于"害怕"的成分居多的症状，一定要坚决斗争，坚决丢弃，在这个过程中要让自己的态度变得狠一点。强迫的人通常是执行力非常好的，记住疏导的原则，丢弃，一刀切，哪怕一开始做得很生硬，在态度上也要坚持，不要逃避，不要给自己留太多的空间。对于询问父母朋友、百度查询、医院检查确认等，要坚决丢弃，不留空间。

因此我决定要找点事情做，一定要找个能让自己非常开心的事情，把生活安排满。我当时已经脱离学校两年多了，就找了一家维修电脑的小店上班。因为我平时非常喜欢电脑，直到现在，每当我有不开心的事情，看到电脑硬件相关的东西都能转移走很大一部分注意力。说白了，以我的经验来说，转移注意力能解决的问题就不要去对抗，也不要去想明白，用粗俗的话说就是有一点"匪气"，建议大家看一本书叫《高兴死了》，学一下里面女主角的那种粗鲁地对待难受的方法，做让自己绝对开心的事。抛弃之前的一切规则，想出门就立刻出门，想吃冰激凌就吃冰激凌，想玩就玩，尽一切所能让自己开心，抛弃"精致的生活""努力的奋斗"这种东西，甚至不要把集体疏导班上学的内容太当回事。如果是那种认真记笔记，完全按照要求做，又特别在乎学到了方法一定要做出成果的，一定做不好。一开始实践就能出成果，有的人可以，但有的人可能就不行，都没关系，要坚持细水长流，我们疏导班有好几个在开始根本什么都弄不明白的，后来也调整得很不错。这种时候，一定要粗鲁一点，效果才好。

我还有自己后来总结的方法，这个不一定对大家管用，那就是当自己难受或者症状多的时候，让自己的普通生活夸张一些，比如买的东西、看的电视、说的话，可以让自己的感受夸张一些，让自己沉浸在这些事情而非症状里的力度大一些。

对于"强迫"成分居多的症状，比如害怕余光、害怕睡不着觉这种，过多的对抗会让自己丧失信心，对抗的太多相当于关注这件事情本身就越多，应该用略微柔和的方法去对待这种症状，视而不见为主，对抗为辅，当然转移注意力永远有效，永远效率最高。这个感觉不太好描述，慢慢地，时间久了你就会知道，余光早晚会消失的，而对睡觉的担心也不用太在意，一定会在自己身体疲惫的时候入睡的，这个时候要保持耐心，慢慢地你会自己总结出一套适合自己的应对强迫的经验的。

症状反复是必然会遇到的一个问题，这个东西第一次来的时候会让你很难受。尤其是那种经历了一段时间的实践，可能会变的一下子症状全都好了，甚至和没有症状时一样的开心快乐，那时候会沉浸在这种美好之中，而往往症状反复会在不经意间发生，或者是快过年了，或者是别人的一句话，或者是生活中的一件小事，总而言之，突然之间，曾经摆脱了的难受全回来了。好难过啊，不是都没有了吗？怎么又来了!？又要重新对抗一遍，为什么不能永远快乐下去呢？这些念头扑面而来的时候，我就会怀疑是不是方法不好用啊等。其实这都是必然现象，疏导可以让症状短时间消失是毫无疑问的，但是因为根子没有去掉，会回来也是必然的。当然没有必要时刻等着它回来，快乐的时候就让它快乐，不过难受突然来临的时候，不管它来的多么突然，哪怕你前一秒还开心得要死，也都不要害怕，每个人都会这个样子，方法就是继续耐心地保持，坚持着去做，去慢慢地转移，每一次的反复都会是一个质的提升，当次数多了的时候，应对症状会成为非常理所当然的事，会成为骨子里的本领。

总结及感悟

疏导疗法是一套很有效的很有操作性的方法，能让我们短时间内认识到自己产生问题的原因，并且可以很快地让自己变得舒服起来，而且通俗易懂，他对症状的处理能力是我这么多年见过的最有效的方法，我们疏导班现在很多人都已经走出来了并且过得很不错。总结下来，接触了疏导疗法使我重新走上了正轨，尤其是短时间内从待在家里无所事事到恢复社会功能，恢复一个正常人该有的学习生活的节奏。说实话，我也没什么特别的经验，每个人都有适合自己的方法，当我们坚持用"不停地实践、摸索"去处理好症状以后，我们以后的路会宽敞很多，在日后的生活中慢慢改造自己的性格就会舒服得多。

我是 2008 年才接触的疏导疗法，我们那个时候大部分的医生都是开药，我父母走遍全国找熟人、找亲戚朋友、找专家，医生却无一例外的不是简单的蜻蜓点水的咨询就是直接开药，一度使我的父母失去信心，所以在接触到疏导疗法以后，我和父母都把它当作了救命稻草以及治疗的终点站。现在回想一下，这种对疏导疗法、对黄老师的百分之百的信任，对疏导疗法提到的问题和方法，全家人共同努力去解决，这种信任本身也是一种最有效的治疗。现在已经是 2020 年，互联网时代，我们已经可以非常容易地预约到全国的专家，体验不同的疗法，这是好事，也许可以少走我十年的弯路，但不知道会不会让人变得眼花缭乱而放弃对一种正确方法的几乎迷信的坚持呢，希望大家能一门深入地坚持下来，切不要因为一两次失败和一次症状反复而跌倒就不再坚持。

接触疏导以后我也看过很多别的类型的书，但随着自己长大发现，所有的东西都是道不同而理同，很多时候还是经验出真知。

转眼间十二年过去了，回想起过去的点点滴滴，也会觉得虽然耽误了很多宝贵时光，但心理治疗和学习一样，永远不会晚，只要努力，只要坚持，终究会得到回报。

### 三、疑病症的自我疏导要点

#### （一）认识到自己的症状根源——过头性格

看不到问题的根源，就会被表面现象所迷惑，会认为自己的"担心、怀疑"是应该的、是必须的、最起码的。岂不知，你的"最起码"，已经达到了"杯弓蛇影"的高标准。除了要逐步认识到疑病心理是自己的过头性格所致之外，还要认识到自己的过头性格怎么来的，过头性格为什么会拿身体说事。比如，自己的性格和父母的性格、父母的教育方式或者自己某些经历的关系。认识自己、理解自己，然后才能为坚决丢掉"怕"字打好心理基础。

#### （二）行为上要做到"三戒"：戒医院、戒专家、戒"百度"

有了上述理解症状和认识过头性格的基础，在面对"怕"字时，就要在行为上进行果断和勇敢的调整。对于疑病者来说，在自己行为上，要做到"三戒"——戒医院、戒专家、戒"百度"。如果不能做到"三戒"，你以为询问或搜索就能解决你的问题，那肯定是方向性错误，你必然会在"怕万一"的漩涡中越陷越深。为什么？你的病在心理，不在身体。你的求医或搜索，并不能解决你的根本问题。也许能暂时缓解你的恐惧，但"万一"总会找到你逻辑的裂隙，钻进来，吓唬你。很多时候，搜索并不能让你放心，人家解答中的悲观选项，很容易被你的"万一"抓住，进而把你带入恐惧的无底洞中。去医院筛查，就能完全放心吗？也不尽然。比如，有的人怕自己染上艾滋病，去医院抽血化验又怕抽血过程有感染风险，因此会仔细盯着护士抽血的每一个细节。但千叮万叮，当他带着一个显微镜般的眼神去筛查各种万一的时候，就总会出现各种他推测的漏洞。到最后，不去检查不放心，去检查也不放心。以至于每次去检查，都战战兢兢、如履薄冰。

#### （三）顶不住时，寻求心理咨询

在你极为焦虑担忧时，相对于奔向医院，寻求心理帮助才是更为正确的方向。当然，适当服用抗抑郁、抗焦虑药物，帮助自己缓解情绪，也比到医院四处检查要好。

## 第三节　社交恐惧症的自我疏导

### 一、关于社交恐惧症

社交恐惧症又称社交焦虑障碍，多在17～30岁期间发病，男女发病率几乎相同；常无明显诱因突然起病，中心症状围绕着害怕在小团体中被人审视，一旦发现别人注意自己就不自然，不敢抬头、不敢与人对视，甚至觉得无地自容，不敢在公共场合演讲，集会不敢坐在前面，故回避社交，在极端情形下可导致社会隔离。常见的恐惧对象是异性、严厉的上司和未婚夫（妻）的父母亲等，或是熟人。可伴有自我评价低和害怕批评，可有脸红、手抖、恶心或尿急等症状，症状可发展到惊恐发作的程度。临床表现可孤立限于如公共场合进食、公开讲话或遇到异性，也可泛化到涉及家庭以外的几乎所有情景。

但需要注意的是，有社交焦虑的不一定叫社交恐惧症，比如说上台发言紧张、目光不敢注视别人等，这些都是恐惧的表现，但不代表就是社交恐惧症。因为在别人面前发言，大家心里多少都有些紧张，也是正常的。大学生可能百分之八九十上台都紧张，只不过其中大部分人故作镇定，大家不太看得出来而已，过头了，可能就叫作社交恐惧症了，大家尽量不要用这个"症"往自己身上套。

## 二、社交恐惧症的自我疏导案例

说实话，因为存在与人互动及即刻反馈等，社交恐惧克服起来不太容易，很容易逃避。但下面的一位社交恐惧症患者让我有些吃惊，他参加疏导班后，短时间内判若两人。回头看看，他的变化过程却不是我对他有多大帮助，而是他功到自然成，二十多年黑暗中的摸索与积累"到点了"，"万事俱备，只欠东风"，疏导班只是那一阵东风而已。

该患者在 2015 年 8 月初参加了集体疏导班后，以"过正矫枉，别总做正确的事"为主要理念，勇于挑战，短时间内取得了较好的疗效。随访至 2020 年 11 月，总体情况较好。疏导班结束后，大家会在 qq 群里进行定期交流，我将他在疏导后近两个月（8 月 11 日—9 月 28 日）内的部分实践经历及感悟如实摘录下来，从中可以看出心理疏导疗法的实践，供大家参考。

### 实例 32

疏导班前患者提供的信息：

黄老师，你好！我今年 34 岁，患有严重的社交恐惧症和强迫。从小开始经历过对视恐怖、厕所恐怖、体臭恐怖、脸肿变形恐怖、肝炎恐怖、手淫恐怖、对人恐怖、不吉利恐怖等，为此非常痛苦，一直生活在不安和恐惧中。我的工作、学习、爱情都因此不理想甚至毁了。现在谈了个女朋友，所有的心理问题都浮现出来了，社交恐惧症、强迫的我谈恋爱真的感觉很吃力，看女朋友都觉得自己的眼神不自信，怪怪的。而且由于之前手淫，性功能也不是很好，为此很焦虑。我不能再拖了，其实我社交恐惧症 3 岁多就有了，可那时尚小，也不懂，能接纳自己，只是在大人眼里看我胆小怕羞罢了。社交恐惧症严重妨碍我的生活应该是从初二开始的，距离现在整整二十年了，这么多年来一直很痛苦。五年前，看到你写的《强迫症心理疏导治疗》，介绍了集体疏导的案例。我希望能通过这次集体心理疏导治好我二十多年最头痛的对视恐怖。

下面介绍一下我对视恐怖的病情：对面坐个人时，我的眼睛就感觉异常难受，不自在。想大大方方地看人，可就是觉得自己的行为不当，觉得我直视别人是一种冒犯和挑衅。即我和对方眼睛对视或者正视时，马上感觉眼睛紧张不适，有一种说不出的痛苦感觉。最严重时还会觉得"我眼睛那么痛，眼神肯定是痛苦的、不好看的，会给别人带来不愉快的感觉"，让人觉得猥琐、丑陋、阴险狡诈、死鱼眼、呆板、无神无力。有时还有一种强迫行为和观念，即喜欢绷紧眼肌、张大眼睛看对方，觉得这样看得清楚有神，可是又觉得这样瞪大眼睛好像太凶神恶煞。但是不张大的话，又觉得眼睛无力、无神，看得不爽、不惬意，看还是不看，就很矛盾。

我的性格是"争强不好斗，过分老实善良，从小受侮辱，不会维护自己"。遇事总想坏的，悲观推测，冷眼批评，不会善意地欺骗和隐瞒，不会说好话，不会适度地吹牛。此外，长得矮（不到一米七）令我很自卑，劣等感很强。

总怀疑别人，不信任别人。一方面希望别人不骗我，说的都是实话，另一方面又不断地在怀疑别人，比较多疑，用母亲的话就是"疑心病重"。用打油诗形容我小时候的性格，那就是：

性格内向不说话，

沉默寡言像哑巴，

除了爸爸和妈妈，

基本从来不发话。

即使在亲戚面前也是胆小拘束，很难适应。

从大二开始至今十五年了，我天天便秘，腹部胀满，没胃口，没食欲。一直不敢谈女朋友，错过很多优秀女孩，三十岁后性功能也随之越来越弱，工作上研究生学历的我却在物业干活，反正工作、事业、爱情都因社交恐惧症遭受严重挫折。用一首打油诗来形容我的过去就是：

社恐伴我三十载，

不敢出门家里待，

韶华之年不敢爱，

唯有书本把头埋，

岁月蹉跎年轻不再，

期望社恐好起来，

事业爱情双双来。

疏导班结束之后的经验分享（qq群交流实录）：

我的伦理观有问题，不适应当下社会；朋友太少，社会交往能力太低，人际关系处理能力欠缺，对人没兴趣；感性不足，理论太多。明天挑战，准备去交个朋友。

中午吃饭时准备挑战下自己，单位一个老头老是喜欢说些损我的话，每天都这样，都快半年了，我不能再让他了。以其人之道还治其人之身，用同样的方式说说他，不过我是有分寸的。人性假恶丑，有些人就是这样的，或许这就是必要的恶吧。我的攻击本能太弱了，在遭到别人挑衅侮辱时，都没法保护自己了，太多年了。

还要改造我的伦理观，因为内心里的道德强迫太多了。必须矫枉过正，否则太痛苦了。良心之殇，道德之痛。试问那些"假恶丑"的人有道德焦虑，有社交恐惧吗？

（8月14日）感觉还是很好的，我的社交恐惧好了90%，一些痛苦很小了，很满意。一些深层次的性格改良是我今后的目标。挑战一下，每天写反馈，矫枉过正这个观点太可贵了。

（8月17日）我的社交恐惧好了很多，这次来南京真的不虚此行，本来我都对人生失去信心了。神经症是可以好的，而且，好了以后感觉真的超爽，感觉有自信心，并且也勇敢、机智、果断多了，之前遇事可差劲了，我现在的生理功能随着心理好转也在好转中，胃口很好，准备换份好点的工作了。

现在我每天坚持上班，早晨跑步锻炼身体；坚持和人接触；坚持矫枉过正地挑战自己；坚持学习心理理论；坚持总结剖析自己；坚持反对"真善美"，坚持拥护"假恶丑坏"，坚持"说谎吹牛说假大空话"，坚持"脸皮厚素质差道德败坏"；坚持"恶毒腹黑玩权谋"。

视恐让我眼睛很痛，看了一些资料，我知道了躯体疼痛在精神分析上就是退行，越退行越关注，越关注越痛。勇敢地面对，居然不再视恐，眼睛不痛了。我用"尝试一下、挑战自我、矫枉过正"的思维作为武器来克服强迫思维。

虽然还是不会享受生命，还有太多的无能为力，不过总体上已经从谷底出来了。

（8月18日）实践的心路历程举例：开口还是不开？开吧，总觉得不好。不开口吧，难受。心里觉得矛盾，可是答应爸爸借冲击钻的，安装门吸没冲击钻不行啊。我的内心剧烈冲突着：觉得自己胆小，脸皮薄，更怕人家拒绝，觉得很难开口；可是另一种声音呼唤着我，"脸皮厚点，挑战一下自己，过正矫枉自己的性格"。换作以前，100次我99次会逃避。就这样僵持了半个小时，拼了，我小声地开始说……

症状背后深层次的东西是什么？我一直在思考。或许我们可怜的能力、性格和那夸张的欲念太矛盾冲突了，这让我们很痛苦。改变认知、提高能力和改善性格吧！从琐碎小事中日积月累，点点滴滴中获得成功的喜悦和自信，其实大家努力地挑战下自己，都是可以成功的。

下个挑战，和哥哥商谈周六订酒席的事情，告诉他我周六要准备一桌酒菜……关键是我从小就没有自己订过饭店，之前都是爸妈包办了，这次是第一次尝试！

遇事，往往是一开始没做但想做时，最最痛苦难受，做的时候就不难受了，做完后就更好了，心里就舒畅了。

（8月19日）实践的心路历程举例：电梯徐徐上升着，到了，我不再焦虑，左手拿着从南京买的特产花生酥，信步来到二姨家。此时心情很平静，就想把礼物带给二姨。走出电梯，就听见姨父的说话声，"姨父，"我称呼着，抬头一望，爷爷也在，快五年没见了，马上打了招呼，"二姨在吗？""去儿子那烧饭了""哦，进来吗？""不了。"视线不再恐怖，眼神可以那么自然，瞧了瞧姨父，望了望爷爷，确认了眼神，姨父还是很高兴看见我这个外甥的！换作之前，心里早已翻江倒海，紧皱眉头，眼神不知往哪放的凌乱了。不多的寒暄后，我告别了，心情很舒畅。社交恐惧的感觉没了，真的。其实没强迫，生活中也是有烦恼的，不过走出来后，内心真的强大自信很多，我管它叫精神晚发育。

（8月23日）我觉得集体疏导班收获很大，看见别人强迫，但外表看看都很正常，就好像明白了什么似的。

我对自己做剖析的过程很坎坷，看到了自己太多的问题和不足，过度反省了。其实自我剖析是为了改造"过"的性格，沉溺在自己的缺陷中方向就错了。

务虚是脑力的一种实践，不自信的悲观推测和疑心病重，能否用矫枉过正的务虚思维突破？

刚吃过了，真香，胃口慢慢地恢复了，有食欲吃饭真好！

真要剖析性格可是个巨大的系统工程，可以分析很长时间，实际操作时，还是需要将性格中一个个小点进行剖析改造和实践的。我们的过头性格就是由很多小点构成的，先破简单的或者棘手的点都行，一般说来，从当下最困扰我们的点入手较好，分析我们的认知和行为模式，有条件的可以深入全面的分析，找出认识误区和害怕的东西，遇到困扰情境时勇敢实践，通过过正矫枉和挑战自我进行突破。

自我性格剖析需要一定的努力，剖析过后还是要实践的。

变得"假恶丑坏、恶毒、脸皮厚、素质差"就都好了，我曾经也想老练地在人前做事，却脸皮薄、善良、老实而根本做不到，但却硬着头皮想得到那种脸皮厚的好处，结果没有那份功力，必然失败痛苦。负责任地告诉你，我现在可坏了，素质差了，脸皮厚了，就好了，根本不会有道德强迫和伦理恐怖了。

曾奇峰老师说："别总说'正确'的话。"我因此吃过大亏的，欲望和功利也是一种美德。南京回来后我就变了，"假恶丑坏恶毒、现实、脸皮厚、素质差、不文明"，在一个个情境中挑战实践了。在人性和德性的两难冲突中，去矫枉过正吧！

我实践的关键词是：拼了、矫枉过正、挑战一下、以过治过、反其道而行之。

（8月24日）实践的心路历程举例：我低着头，眼睛望着碗里，感觉眼珠难以描述的难受，看还是不看，我内心的矛盾强烈地冲突着。看吧，下意识的自我映像就是眼神凶恶、丑陋、挑衅和那么的令人不快，怕伤害别人，怕对我不利。不看吧，我的眼睛憋着太痛苦难受了，好痛啊！那是一种多么剧烈的疼痛啊！长期的绷紧，房水眼压都逼近青光眼患者了，和眼睛抹辣椒有的一拼。感觉就像举着手伸直了握着杠铃一个小时，眼外肌的紧紧收缩真痛苦。都三十年了，那种痛楚谁能了解啊，或许只有视恐的人才能懂。心中也尝试过一遍又一遍的默念该怎么样怎么样，可是管用吗？往往又陷入新的强迫。我那深深的悲观推测真的要命，它对痛苦感觉的唯一解释和描述就是丑陋、凶恶、难看，而且那么的牢不可破，虽然无数次尝试突破，却无数次惨痛失败，我都快崩溃了，也曾经想过自杀。突然间，那个早上跑步时的顿悟一闪而过，"我的视恐可能是一种过正恐怖，我把'别总说正确的话'加以演绎推广，'别总做正确的事'。如果我现在这种应对模式是正确的，那么我的眼睛怎么还会那么痛苦难受啊？正确的事情应该是符合人性的，是解救人、释放人、让人快乐的，而不是让我这样的苦苦挣扎的。多少次了，碰到这种情境，感觉自己对自己是那么疯狂的不接纳、疯狂排斥、疯狂屠戮，如果只说一点，就是那么不可救药的眼睛痛！我的性格过了，老是认为看人就是不正当的，偷窥，不礼貌，凶神恶煞，丑陋……看人的瞬时就被那种下意识控制了，甚至没看人时就有这种强烈预期。别总做正确的事情，我的性格过了"。那就看看吧！瞬间有了那个冲动，可我还是担心，还是害怕不好，"别老是悲观推测，越描愈黑，越想越坏，我自我安慰鼓励着——'好吧，我有点想看了'，心中再次自我安慰，'勇敢点，胆子大点，黄老师都说了，你过度受正统道德教育了，过了'，可以说谎，可以吹牛，更可以假恶丑坏恶毒，挑战一下，行动一下，过正矫枉自己的性格。我心中反复激励自己不要悲观推测，不要越描越黑，很多负面感觉慢慢淡化了，瞬间一个冲动，别总做正确的事，那好吧，如果看人就是不正确的，那我就要挑战一次！"抬起头，眼睛不正确地看了看对方，确认了眼神……

（9月11日）视恐患者必然有一些根深蒂固的"正确"理念，这构成了我们的恐怖和强迫。比如：

1）我看人会不会是对别人的一种打扰和冒犯？这不礼貌，也不好，还是不看为好。

2）我眼神是不是很凶神恶煞、丑陋、挑衅？这不道德，会给人不好的印象，从而对我不利。

3）我对着别人看，还是不要睁大比较好，就这样似睁非睁、似看非看的最好，给人和善不伤害人的感觉。睁大眼睛时眼肌得用力，那种动作伴随的紧张和疼痛感让我不舒服，更要命的是我会觉得我的眼睛睁大时的神情是凶恶、丑陋的，我厌恶这种感觉，这是错误的。

4）对着人看，多长时间为宜？盯着人家看不好吧！会不会让人误解为敌意，我这样做会伤害别人，别人会对我不利的。

5）之前看到过别人那种"眼睛大睁"、凶巴巴、狰狞的眼神，觉得很不好、很厌恶。我希望别人别那样对我，我也千万别这样对人。

还有一些根深蒂固的理念吧，比如"人之初，性本善"，但为什么社会上有这么多恶？人的本性真的是好利恶害的吗？人可以说谎吗？德性和功利在特定情境下如何选择？我喜欢真善美，但是假恶丑却让我觉得那个更好——人可以假恶丑吗？这跟书本上的教育完全相反了啊？

在走出来之前，对上述问题我的理解上错误认知很多，经过反复思考和认识，我调整了我的"三观"，这对我的治愈打下了坚实的基础。但是最后走出来居然还是对"不正恐怖"的重新理解，曾老师的"别总说正确的话"，我看后印象十分触动，有很多顿悟，我把它演绎为"别总做'正确'的事，别总做'道德'的事"，有时候"真理"就是"谬误"，有时候"谬误"才是"真理"，视恐患者在对视情境下就是在用"正确"的模式去"做事"，尽管也想努力突破，但是，结果真的"正确"吗？我们的理性和德性都太"正确"了，过了，是一种道德强迫和不正恐怖。别总做道德的事，别总做正确的事，要的就是非理性和没德性。甚至有的同学告诉我，对于人性恶不应该只是接纳而是享受，对于非理性的快感要的就是冲动的美好，我们太理性、太道德了，唯有矫枉过正，方能破旧立新。不要悲观推测，担心变坏，我们就是太真善美了，要坏也坏不到哪里，勇敢的实践一下，拼一下，有了顿悟后，我马上投入现实生活中去战斗、去实证，在一个月近百次的"视恐情境"检验后，获得了很多感受，最终走了出来，这种感觉真的很好。

## 三、社交恐惧症的自我疏导要点

### （一）勇于挑战

还记得实例 24 中的 J 先生吗，他是工厂员工，多年来不敢看别人眼睛，对于"权威"更是避之不及。他在单位从来不敢看领导的眼睛，偶尔看一下，视线就迅速飘移了，内心极度紧张，不知道如何是好。后来从鲁教授的集体疏导班回去后，开会时，他就拿最怕的领导做实验，勇敢挑战自己。怎么做的呢？就盯着领导的眼睛看。盯了几次之后，领导的目光反而开始不自然起来，有时倒不敢看他了，目光开始躲闪。这就叫"挑战"。挑战时，内心的紧张虽然控制不住，但是能尽量控制住自己的眼神。多次挑战之后，会慢慢体验到"也不过如此"，紧张度慢慢就降下来了。所以，我在学校的各项活动中当评委时，我更佩服那些屡败屡战，上台很紧张但是敢于上台的选手，我看到了他们不屈服、不逃避的精神和斗志。

### （二）看着别人的眼睛微笑

当你紧张时，避免逃避，可以看着别人的眼睛微笑，至于笑得自然与否不重要，皮笑肉不笑也没关系。

### （三）发言时，可以准备"发言大纲"

比如，准备好纸片，纸上可以写上提纲，甚至将发言的内容全部写出来都没关系，没人会因为你照本宣科而笑话你。为什么我们对他人的评价这么在意呢？就是因为对自己的要求太高了，"神"的标准时不时地出现：要得到所有人的认可，讲话要条理清楚、用词得当，最好像电视台的主持人那样得体。你越想表现好，表现越差。实际上，除了一些久经沙场的主持人外，很多主持人会拿着小纸片，上面都是提示语，他们也怕紧张而忘词。一旦忘掉了，就看一眼小纸片，然后再接着讲下去。电视台的主持人都会紧张忘词，更别说我们了。那些很有经验的人为什么不需要纸片了？他们已经"习以治惊"了。中央电视台著名主持人康辉回忆，"还记得第一次新闻联播时的状态，我最紧张的时候真的听到了自己心跳的声音。

当时我完全不知道自己到底该干什么，仅仅是非常机械地坐在那里。经历了狼狈的第一次，从最初紧张得手足无措，到慢慢地知道从哪一步开始，其实这就是一个成长的过程。"我相信他有很多次只是"故作镇定"，内心在翻江倒海，但是他没有逃避，最终百炼成钢。所以，可以允许自己犯错误，甚至丢人。我（本讲中的"我"指黄爱国）有个同事，上台讲话，总要带着一张白纸，他讲话时，偶尔看一下白纸，也能帮助他整理思路。

### （四）适当承认自己的弱点

比如，上台以后，可以说"我有些紧张"，这样别人并不会笑话你，反而可能增加对你的好感。因为上台时大家都会紧张，这是正常反应，你的自我开放，会让他人感觉到你的坦率，甚至引起他人的共鸣。为什么？我们的紧张正是源于我们对自身弱点的掩饰，总是想排斥自己的紧张或脆弱，却不知道，紧张和脆弱正是我们自身的一部分，也是生命和人性的一部分，是人类进化几百万年的智慧，接纳它、承认它，它会保护你，排斥它、掩盖它，它会拼命反抗，导致欲盖弥彰。敢于面对自己脆弱的人才是强者，适当承认自己弱点是强大的标志。同时，敢于承认紧张，相当于在一定程度上你能够面对并接纳了自己的紧张，你的紧张就会下降一大半。就怕不敢面对自己的弱点，故作强大，逼自己放松，那样，别人反而容易感觉到你伪装下的紧张。

### （五）需要适当练习

我的很多同事，在刚参加工作时，上台讲课，都会紧张，怕讲不好。我现在上台发言，偶尔也会紧张，但是我带着纸，写好提纲，看一眼提纲，就讲下去了。几年前，有一次心理讲座我很不在状态，讲座中，有五到十分钟时间，脑子发懵，虽然课还是继续讲下去了，但是脑子里充满了紧张感，导致灵感的滞涩，讲得很不精彩，后来为此还纠结了一段时间。很多老师讲课都有状态不好的时候，这是自然的过程，哪有一个人能一直保持非常好的状态，我们要允许自己有时候表现不好，或者说，要学会感谢自己的不完美。

## 第四节　焦虑症的自我疏导

### 一、关于焦虑症

焦虑和恐怖都可以用"怕"字来概括。但两者的区别是什么？恐怖是有对象的，比如有条狗冲过来了，你会很害怕，这就是恐怖。恐怖一般有明确的对象，而且时间点多数在"当下"。而焦虑，没有明确对象。比如，有的人会莫名其妙的惶惶不安，总怕会发生什么倒霉的事。你问他焦虑什么事，他也说不清楚，而且时间一般是指向将来的。焦虑往往并不是由现实因素引起的，或者紧张程度与现实情况不相符。

焦虑障碍有两种，一种是慢性焦虑，一种是急性焦虑。慢性焦虑也叫广泛性焦虑，急性焦虑也叫惊恐发作。

### （一）广泛性焦虑

患者无原因的长时间持续性紧张，放松不下来，是比正常焦虑高一个层次的持续不安。你问他"你遇到什么事了吗？""没事啊，一切都很好，但我怎么才能不焦虑呢？"他不清楚原因，甚至部分焦虑症表现为"为了不焦虑而焦虑，为了放松而焦虑"。这样，会导致焦虑的持续。一个人想放松，一定放松不下来。比如，帮你量个心率，要求你不能有任何紧张，否则，就有极其严重的惩罚。这时，你肯定放松不下来。广泛性焦虑就是这样，越想放松，越放松不下来。在后面我会介绍一个广泛性焦虑案例，在疏导前症状很严重，现在非常好。

### （二）惊恐发作

这种焦虑发作呈间歇性，但焦虑发作时，焦虑程度比广泛性焦虑强烈得多，过一阵后，恢复平常。但平时会有期待性焦虑，即担心下次再次发作。惊恐发作都是自我不良暗示的结果，比如内心有点慌就紧张，越紧张越慌，不良循环（正反馈）开始，最后甚至导致呼吸衰竭感，心率极快，心脏几乎感觉要跳出来了，部分有濒临死亡感。每次发作一般不超过一个小时，但这几十分钟是非常难受的。因此，患者常会打120，紧急送医。实际上，送不送医并不重要，只要到了救护车上，就会缓解很多。到医院后，有的急诊科医生很有经验，一针安定注射下去，好了。实际上，注射生理盐水也能起到同样的效果。这一系列的病和愈的过程都是心理暗示的结果。我的一个老师接过一个案例。一位老先生，六十多岁，惊恐发作让他痛苦不堪。为了减少恐惧，他就在南京一个三甲医院旁边租了一间房子。他也不做什么治疗，每次感觉快要发作了，他就马上下楼，跑到急诊室的椅子上坐着，过一会就好了。他感觉"医院很安全，即使发作也死不了，在医院里，肯定会有人救我"。这虽然是一种逃避行为，但也算是一个权宜之计。

当然，焦虑还有很多症状，如头晕、心悸、胸闷、口渴、尿频、尿急、震颤、运动性不安、失眠等。

## 二、焦虑症的自我疏导案例

### 实例33

男性，41岁，且称他为N先生。在N先生18岁时，曾经有半个月的时间，出现过死亡焦虑，当时他很执着地思考"人死了以后会到哪里去？"这个问题。当然，一般人，甚至五六岁的孩子，有时候也会想到死亡的问题，但多数只是一闪而过，或是想个半天一天也就过去了，可是他为这个问题纠结了半个月。后来，也没有找到答案，慢慢就忘掉了。

N先生40岁的某一天，这个问题突然又冒出来了，虽然他自知思考这个问题没有多大意义，可还是对死亡开始关注，并因此引发了持续的焦虑，导致睡眠质量大受影响。后来，他的问题逐渐演变为"如何才能不焦虑？"为了不焦虑而焦虑，焦虑反而加剧了。他这种现象，用医学诊断的话就叫广泛性焦虑，或者叫慢性焦虑，我们也可以将其称作强迫性的焦虑，因为它和强迫思维非常相似。自己知道焦虑不好，但就是放松不下来，为了不焦虑而焦虑。他每天吃四颗安定，但只能睡两个小时。这种高度焦虑的状态，连安定也镇静不了，以至于他什么事都不想干。后来，他跟单位说自己有抑郁症，单位就让他休息了。他还吃过不少抗抑郁的药，但作用不大，每天依然持续的焦虑。

N先生来找我的时候，这种高度焦虑的状态已经持续八九个月了，焦虑面容，憔悴不堪，愁眉不展。他来找我之前已经做了各种尝试，曾到专科医院心理科开过很多药，后来又到寺庙里呆过，最后还是老样子。第一次找我咨询，我为他疏导了三次。我把疏导治疗的主要理念都告诉他了，建议他先忙起来，一定要找些事做，这样他的焦虑感才能得到缓解，而不是等焦虑感好了，才去工作。后来他回去了，之后就没有再和我联系。

两个多月之后，N先生又来找我了。我问他这两个月是怎么过的，他回答说一点都没有改变，还是那样。我问他有没有去找事做，他说没有，根本没有心思。我知道他打牌水平很高，建议他去爬山或者和别人一起打打牌。他说他试过几次，还是不行，"感觉都活不下去了，哪有心思打牌啊！"静不下来，爬山、逛公园等都不想去。他总担心，这样焦虑下去，自己可能活不了几年了。我也没办法了，还是强调让他去找些事情做，让自己闲着就没有办法摆脱这个不良循环。后来，我顺口告诉他了暑期集体疏导班的时间地点。不过，根据我的感觉，他应该不会参加，因为我看他兴趣不大，而且后来的二十几天再也没和我联系过。但让我惊讶的是，开课前十分钟，N先生突然来了，妻子陪着他，要求参加疏导班。

疏导班的七天，他没有逃避，一直坚持了下来。但从第三天开始，N先生天天和我说，自己的焦虑状况没有改观。虽然我安慰他，你能坚持这么多天，没有逃避，这本身就是进步。但安慰无效，后来几天，涛声依旧，他还是焦虑得不行。我看他这样下去，他回家后，恐怕也很难有大的改观。无奈之下，我就跟我熟悉的一个复印店的老板娘简单说了他的情况，看有没有可能让他在店里当义工，不给工资，只是让他帮忙干活，老板娘同意了。第六天，我就告诉了他，他说考虑一下。我说："你要是焦虑得厉害，就去上半天班，看看效果怎么样？慢慢地再去上全天班"。

疏导班结束的第二天上午，我接到N先生的电话，说已经到小店上班了。二十多天后，我从外地回到南京，去小店看望他。对于他是否坚持下来了，我不知道，也是很怀疑的。当时我心想，他很有可能已经不在这个小店上班了。为什么？因为他那么焦虑，还去做那些繁琐的工作，不一定能坚持下来。没想到的是，他竟然还在。我问他怎么样？他说："我好了，没问题了！"我问："怎么好的？"他说："我也不知道是怎么好的，忙着忙着，慢慢地就好了。"几天之后，因为要到外地去，他就离开了这个小店。前后在这个店工作了近一个月。到现在有近十年了，他的状态一直很好，有时候也会跟我联系。他已不在原来的单位上班了，自己在朋友的店里当主管，我还介绍过另外一个逃避在家的小伙子去他店里打过工。

这就是心理治疗的"根治于不治之中"，或者叫"工作疗法"，将注意力放在生活本身上，生命的河流自然会回归到正确的轨道上。否则，为治疗而治疗，就本末倒置了。

## 三、焦虑症的自我疏导要点

### （一）认识到症状背后的性格因素

焦虑者的性格，常常表现为过分敏感、多疑、孤独、怯懦，胆小怕事，依赖性强，谨小慎微，患得患失，要求百分之百放心，过度控制，遇事容易急躁、紧张，情绪容易波动，做事思前想后，自我体验深刻，犹豫不决，对困难估计过重，对自己身体过分关注，遇到挫折容易过分自责，对新事物及新环境不能很快地适应等。无论哪种表现形式，焦虑症的背后依然深藏着一个"怕"字，比如，怕自己发疯、怕自己猝死、怕自己不能放松等。严格来说，这些"怕"字和强迫思维及恐惧症的"怕"，并没有本质上的区别，甚至可以说是一回事。"怕"字背后的过头性格，往往和父母性格的言传身教或者小时候受到某些不良事件的刺激有关。无论什么原因形成的，要想走出焦虑症的困扰，都要认识到自己"过头性格"和症状的关系，进而从调整心态、优化性格上下功夫。否则，方向错了，只依靠药物，是很难彻底摆脱"怕"字的困扰的。

### （二）少想多做

认识到症状和性格的关系问题后，就要从行动和实践上，摸索和"怕"字的共存方式，然后逐渐走出"怕"的困扰。如何实践？少想多做依然是基本原则。少去医院，避免"静养"，多通过行动转移注意力，是淡化"怕"字的好方式。对于惊恐发作的，尤其是怕自己"猝死"的，可以适当矫枉过正。找一个你十分信赖的人，陪着你看一看你恐惧的图片甚至到医院急诊科或心血管科"习以治惊"也未尝不可。这个实践的前提是，你自己要敢于挑战，而不是被他人逼迫。被逼迫的实践基本无用，至少说事倍功半。经过激烈的思想斗争而迸发的勇气，才能给自己带来真正的进步。

### （三）必要时辅助药物治疗

一个老原则——当你出现重度焦虑症状，如严重的、持续的惶惶不安或者惊恐发作而无法缓解时，镇静催眠或抗焦虑药物，或者到医院门诊，是非常有必要的。对于轻度到中度焦虑症状，通过心理和行为调整，偶尔辅助药物，是比较好的选择。

## 第五节　心因性失眠的心理疏导

### 一、关于心因性失眠

众所周知，失眠的原因很多，有心理因素，也有生理因素。在此主要介绍心理因素导致的失眠（也叫心因性失眠）。心因性失眠往往有以下几种情况：

第一种：一上床就胡思乱想，想过去的事、将来的事，或者各种不着边际的事。因为一直不停地想，所以脑子很乱，以至于该睡觉时大脑还兴奋不已，导致入睡困难。这种情况，有的医生会说是"神经衰弱"（这个诊断现在已经没有了，有其他更为具体的诊断了，比如抑郁症、焦虑症、强迫症、躯体化障碍等）。

第二种：对睡眠条件的要求比较高，周围不能有一点光、一丝声音，否则就睡不着。有些人连钟表表针微小的走动声也受不了，非要把钟拿到外面才行。

第三种：失眠恐惧，也就是对睡眠本身很关注，特别怕失眠，总以"快点入睡"或"一定要睡好"作为睡觉的目标，甚至作为生活的重心。我们通常说失眠有三步曲：焦虑、看表、算时间。也就是越急越睡不着，越睡不着越急。直到太过疲劳，关注感有所下降，一不留神就睡着了。但虽然好不容易睡着了，却会很容易早醒，一算时间，发现睡得太少了，于是又焦虑得睡不着了，这就是我们常说的"入睡困难、早醒、醒后不易入睡"。长期陷于失眠的人，自信心将会受到巨大打击，对自己的睡眠能力都产生了怀疑，甚至不知道该如何睡觉。

其实自己明明知道，睡眠是个自然的过程，只要不过于关注，到时间就会睡着。但往往越怕自己关注，就会越关注，导致大脑神经细胞兴奋与抑制失调。或者围绕失眠进行各种雪崩式推测，比如"睡不好的话，明天就会难受，学习效率就低，效率低，成绩就差，那我就考不上大学，那将来就找不到好工作，那就找不到老婆，那就对不起爸妈，如果一辈子都这样，那就完蛋了"。还有的人会推测，"如果老睡不好，那肯定有黑眼圈，而且很快就会变老，持续下去，身体就会垮掉，器官可能会衰竭，那不就完蛋了。"总之就是每天就围着如何才能睡个好觉，纠结不已。其实大家也不妨想一下，背着这么沉重的睡眠负担，怎么可能能睡好？

### 二、心因性失眠的自我疏导案例

面对心因性的失眠，尤其是失眠恐惧或失眠强迫症，该怎么办呢？下面是我曾经疏导过的案例，以此来说明面对失眠该如何"少想多做"。

### 实例34

这是一个大三女孩，从高一起，她因为恐惧失眠，后来导致的顽固性失眠困扰了她将近六年时间。高一时，由于学习压力加重，她有两天没有睡好，然后开始关注睡眠。几天之后，突然想到"我以后要是总是这么睡不好怎么办"，从此就掉进了恐惧的漩涡。总担心自己睡不着，之后越怕失眠就越失眠，越关注入睡就越困难。后来，每天十一点多上床，却要到一两点才能睡着，而早上五六点就醒了，醒后便难以入睡。到后来，会强烈关注两个方面：一个是毫无头绪地胡思乱想，另一个是睡眠。而且睡前还会为多次上厕所而纠结，因为怕上厕所太多，影响到室友睡觉。她感到越来越无助，不知道如何走出这个不良循环了。

2016年3月中旬，她找到我开始做咨询。在咨询的时候，我告诉她的方法是"少想多做"，并通过反其道而行之的方式克服对失眠的恐惧。同时让她认识到对失眠的"怕"是虚假空的，你越关注，它就越强大，你就越恐惧。

在经过两次疏导后，我建议她，从当天晚上开始挑战，拼一下，反其道而行之——不让自己睡，看看会如何？就半躺在床上，上上网、看看书或听听音频，通过这种"做"的方式转移对失眠的过分关注。要做好一分钟都不睡的准备，如果不小心睡着了，就提示自己不能睡，把自己弄醒，看你能把自己弄醒几次，能坚持几天。而且就算一分钟都没睡，明天该几点起来，还是几点起，该吃饭吃饭，该上课上课！而且不要午睡，再难受也要顶着。我让她坚持挑战两周，看看会怎么样，并且建议她每天记日记。她同意试试。

其实，我让她"不睡"，就是让她挑战自己的"怕"——怕失眠，怕失眠导致的诸多后果。主动出击，采取逆向思维，反其道而行之，通过"不睡"去挑战它的各种怕。通过这种看似极端的方式把自己的"怕"打碎掉，达到"睡得更好"的目的。

四天后，她带着日记过来找我。我发现她的执行力非常好，这四天每天晚上，她都坚持"让自己不睡"的挑战。第一天晚上，一分钟都没睡着，一直半躺着，看看电影，写写感想，一直到天亮。第二天早上按时下床，但是感觉到特别难受，头疼、恶心、想吐，不过还是勉强吃了点早饭，坚持上课。第二天晚上继续挑战，但到了十一点多，提醒自己两次后，竟然斜靠在床上睡着了，一下睡了五个多小时。第三天、第四天，坚持挑战，结果都睡着了，每天睡的大约五六个小时。

又过了七天，她已经坚持挑战"让自己失眠"十一天了，这七天中，每晚都睡着了，除了一晚不到四个小时，其余时间都在六个小时左右。她现在基本上不太恐惧了，我建议她可以停止挑战了。恢复自然状态，能睡就睡，睡不着就不睡。

后来的几周，她跟我反馈，睡眠基本保持在六个小时左右，有几天能睡七个多小时，上床到入睡一般半小时左右。但对失眠的恐惧已经基本消失了。

当年9月中旬随访，近四个月里，睡眠一直都不错。她每天能睡六个小时左右。后来，到外地去上学她的睡眠又有些紊乱，失眠恐惧有所反复。她自己有意进行了挑战，两三天后，恐惧基本消除，睡眠基本恢复正常。

到11月下旬，我又问她了，因为考试压力，睡眠又有些紊乱。有两天到凌晨五点才睡，七点多就醒来了，但好在心中有数，知道如何面对失眠，内心不慌了，经过挑战与摸索，又基本恢复正常了。

随访到2020年10月，她已经读研究生三年级了，很少失眠了，没课的话，早上能睡到八九点，中午也很容易入睡了。

### 三、心因性失眠的自我疏导要点

#### （一）挑战不睡

以"不睡"为手段挑战"怕"字，当你不那么怕了，就会睡得越来越好，这和其他强迫思维的挑战是一个道理。有人会疑惑，其他强迫，可以带着"怕"去做事，但是对于失眠，一做事，不就更加睡不着了吗？那怎么能少想多做呢？当然可以，就比如，半躺在床上，看看书、听听书、听听音乐等，都是"做"的好方式。我以前也失眠过，现在睡前经常会听一些音频，想着睡不睡无所谓，能睡着就睡着，睡不着就学习知识。结果，当我想听进去的时候，反而没听几分钟就睡着了。因为，你的注意力不再盯着睡觉本身，睡眠就自然了。

我曾经用这个方法帮助过不少失眠的患者，多数效果都不错。所以，对自己狠一点，挑战一到两周，往往会有奇迹出现。当然，短期挑战也是有代价的，比如，睡得更少了，身体更不舒服了，这是我们必须付出的"短痛"。要知道，不狠是不足以击溃"怕"字的。只有挑战和体验，才能逐步粉碎对"睡眠"的条条框框。

所以，我常说的一句话是"失眠本身不是问题，因为失眠而焦虑、恐惧、自我不良暗示，才是最大的问题。"因此，问题本身不是问题，把问题当成问题，才是最大的问题。

#### （二）性格的认识和调整是根本

上述挑战只是短时间内缓解"怕"字的"战术性"方法，而从"战略上"面对失眠症，必须从根本——过头性格着手。一叶落知天下秋，为什么你对失眠如此恐惧，一定是你自己的性格过头了。不从根本上慢慢认识与优化，表面的调整往往容易反复，更重要的是，你的过头性格会在你的其他方面体现出来，影响你的大局。

#### （三）睡眠没有绝对的标准，避免用所谓的标准套自己

你内心所谓的标准，正是自己过于刻板、循规蹈矩的性格所致。如果你佩戴了用于检测睡眠水平及时间的手环，强烈建议你扔了它，免得所谓的不达标扰乱你本就脆弱的心情。

#### （四）白天尽量忙着，中午不要午睡

如果中午午睡一段时间，晚上往往会更加难以入睡。

#### （五）按时起床

不论睡多久，无论睡七个小时还是三个小时，第二天一定要按时起床，保持生物钟的节律性。

#### （六）不要逼自己硬睡

逼迫自己硬睡，那样的煎熬是对人心身的极大摧残，也是对你自信心最大的打击。你可以利用睡不着的这段时间，听听感兴趣的音频、看书甚至刷手机都可，一举两得，有什么不好呢？

**反馈提示：**

（1）你的心理问题和你的性格有什么样的关系？

（2）针对你的症状，如何进行实践锻炼？

（3）你有逃避现象吗？如何减少逃避行为？

（4）如何面对焦虑或抑郁情绪？

# 第二阶段总结

### 战斗还是逃避？

时至今日，有些人取得了巨大的进步，但有些人就是看不到自己的进步——他自己也承认进步了，但总是和别人差一点。这样的朋友也不是说不能优化，但他总是怕疼，不敢在自己身上开刀，差距就在这儿了。

有些患者一直看不进去，情绪提不高，但目前可能开始启动了，认识有所转化了，信心开始增强了。锻炼就要这样：当我们脸不红时，我们要让它红一阵，红一阵后，认识就不同了，然后再红一阵子，就会越来越放松。所以，锻炼就不能怕疼，怕疼就上不了解剖台。不能再为"怕"字辩护，不能再逃避。

我一直把心理治疗过程比喻为登山过程（图3）。我们就是一个集体登山队，从大本营（"1"）向顶峰（"3"）攀登。现在是第二阶段，我们基本上到了第二个大本营半山腰（"2"）。到了半山腰，和"1"的位置相比，看到的风景会有不同，因为你付出了汗水和辛苦。看到了下面看不到的风光，体会了我们以往没有尝试过、体验过的自由感。爬得越高，看得越远，视野就越开阔，自由度就会越大，你就会越轻松。

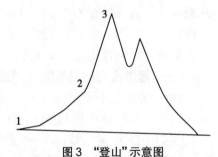

图3 "登山"示意图

经过几天的攀登，到了半山腰，我们确实需要休整、总结一下，看看下一步该怎么办。

因为这里是半山腰，所以不能久留。目前，我们面临两个选择，一个是继续上，一个是滑下去，停止不上也是一个决策，不上就必然会滑下去。如果想要真正得到治愈，真正领略到无限风光，就需要选择继续爬，爬到山顶，"会当凌绝顶，一览众山小"，到那个时候，你就完全是一个自由人了。就像本书给大家介绍的这些实例，很多都是优化了多年，经过了时间考验的，他们确实攀登到了顶峰，成了一个比较自由的人了。

我们一步一步攀登，有前人走过的路，有搭好的梯子，虽然越往上攀登难度越大，但是逐渐地积累经验，锻炼体力，终于攀登到这里来了。但下一步，从半山腰再往上爬，就不会像之前那么容易了，前面是悬崖峭壁，非常陡峭，没有现成的路可循，需要我们披荆斩棘，自己开辟道路，这需要更大的勇气和体力。

疏导治疗过程可以比作万里长征，目前也只是在起步阶段，雪山草地都在后面，大家都要做好心理准备，因为这些地方你没走过，我也没体验过，谁也不知道自己今后会遇到什么样的雪山、草地、沼泽等，只有不断强化自身的身体素质、心理素质，坚定意志，我们才能顺利走完这个征程，否则就会失败。

因此，爬到了半山腰，不等于成功了。在这种情况下，有的患者就想，"听你这么一讲，后面那么难，我不上去了，但是我也不下去，我就停在这儿。"不上也不下是不可能的，在这个半山腰上，根本无法停住，只要你的情绪一低落，马上就会滑下去，跌到万丈深渊里去。当你掉到这个万丈深渊后，从头再往上爬就更困难了。这个比喻大家一定要记住，很多人就败在这一过程中，就算曾经经历过优化，但后来失去了继续攀登顶峰的勇气和力量，在漫长的攀登过程中败北，疾病就反复了。

虽然我们有所进展，但登峰之路是漫长的、困难的，而且要孤身作战。假如不提高自身的心理素质，不学会自我调整，在后面的攀登过程中，大家肯定会遇到各种各样的困难。所以，如果你选择"上"，就要做好一切准备，武装好自己，掌握全面的战略战术。大家必须根据自己的情况，在本书给出的信息的基础上，去发挥、去创造，摸索出适合自己的疏导治疗方式，才能取得一定的成果；也只有不断地发挥和创造，不断地实践，最后才能取得优化。当心理素质提高后，一个人能够发挥出的潜力是不可想象的。

第三阶段对我们来说很重要。第一阶段是基础，第二阶段是实践，第三阶段就是巩固，怎么去巩固，怎么样提高心理素质，就是后面的重点问题。而且，第三阶段要延续一辈子，本书只是一个开端，只是万里长征的起步。假如你在初步胜利的基础上，能够轻松地继续攀登，能对这个问题不断深化认识——"别人能攀登到顶峰，我也能"，就能不断取得进步。我举的例子中，有文化高的，也有没有文化的；有年老的，也有年少的，年岁大的七十几岁，年龄小的只有十几岁；男的女的都有。他们能攀登上去，我们不见得比他们差，关键是不能老钻在牛角尖里出不来。

## 要不要给自己戴帽子？

下面就开始进入第三阶段了。优化性格，看起来很难，但换个角度看，也并没有那么困难。第一天，有个朋友就给我提出来，"你讲的症状主要源于自身的性格，好像与我的情况有矛盾。我一改变环境，病就好了，不是和你说的有矛盾吗？"一点也没有矛盾，因为心理和社会是密切相连的，每个人都不是孤立的，每个人虽然是个独立的系统，但在社会中只是一个小小的子系统。我举一个例子，来说明这个问题。对这位病友的治疗，我们治疗的不是患者，而是她的父母，最后她同样也取得优化了。

**实例35**

有个12岁的小朋友，父母都是知识分子，家里人都有读书的习惯。她是独生女，从小读书就非常自觉，但她父母只知道溺爱，而不讲究科学方法，只关注孩子的生活和培养智力。因为她是个独生女，从婴儿时起，只要她稍微有点病，父母就非常紧张。到儿童期，只要稍微有点感冒，孩子就主动要到医院去，而且感冒症状表现得特别重。上小学后，她成绩一直很好，总是学校第一名，12岁以前在学校里一直表现高人一等。

成绩虽好，但她的性格雏形却不太好，要求高、独立性差、自私、嫉妒心和虚荣心强。她考第一名可以，但是班上不能有一个人和她平分，否则她就不高兴。她一不高兴，不但对老师态度不好，回到家里还和家里人闹。正因为她有这样的性格雏形，到12岁时就出现了心理障碍。她经常看同学不顺眼，天天不开心，成绩迅速下滑，随之就出现了一系列症状。最后，被某医院诊断为精神分裂症。

后来到了我的门诊，仔细询问后，发现其不是精神分裂症，而主要是性格上的问题。她才12岁，性格还没有定型，只能说是刚搭了一个"架子"。经过仔细了解，家里的教育问题确实比较大：除了她父母，她外婆对她也很宠爱。她妈妈兄妹三个，她的大姨妈和舅舅家里孩子都有好几个，而只有她是独生女，所以，她外婆把她视为掌上明珠，比她父母有过之而无不及。在她大姨妈家里，五个孩子一切都要听她的。她的心理不平衡和性格偏差就是这种家庭环境造成的。

排除精神分裂症以后，我提了个建议：离开爸爸妈妈，到大姨妈家去生活，和她表姐表哥生活在一起。后来，这个孩子没有经过任何治疗，就逐渐改变了。多年之后，我得到消息，她现在研究生已经毕业了。

因此，在孩子还小的时候，对成长环境的纠正也是很重要的，这也解答了那位朋友的问题。另外一个患者，也是这样的情况。

### 实例36

这是个男孩子，性格内向，不爱讲话，平常父母照顾太多，他虽然在大城市长大，但独立能力却很差，中学时转了学，就很不适应，年仅14岁上高中一年级时就出现问题了。这个问题并不是病态，而是不能适应新的学校环境。因为父母都是医务人员，找了他们一个做精神病医生的同学看了以后，诊断为精神分裂症，服用抗精神病药进行治疗。后来他到了南京，就待在他姨妈家里，不跟任何人接触。

了解到这个孩子确实有点特殊，我就到他姨妈家去，和他姨父一块儿看他。这小孩见面以后还是很有礼貌的，给我倒了一杯水，站起来就走。后来我主动接触他，他也不得不应付，和他谈了两个多小时，他根本就不是精神病，他跟我们中的很多朋友相似，怕见人。经过半个月的疏导，慢慢改变了，重回学校读书，现在已经大学毕业了。

我给大家介绍这两个例子都是年岁小的，不费多大力气，后来全都优化了。

因此，不要总是戴帽子，别人给我们戴的帽子，我们自己要学会摘帽子。每个医生诊断都有个名称，你是××病。但一个医生一个诊断，有的病历上有不少诊断，你到底戴哪顶帽子呢？实际上，医生看病必须要做出诊断，都有规范化的要求，而这些诊断都是医生根据当时的情况，通过主观判断进行诊断的。所以我的意见是，你可以不要把帽子看得太重，把这些帽子放到一边，不去管它，不给自己增加负担，更重要的是达到心理平衡，保持心身健康。

更何况，疏导疗法正是帮助你了解心理障碍，认识自己，医生给你戴的那顶帽子，也不一定对你合适，你自己能对自己有恰当的认识就够了。

**反馈提示：**

（1）请对自己第二阶段的认识和实践情况进行总结。

（2）取得了哪些成绩，有哪些不足？

# 第七讲

# 认识性格，改造性格——减少反复

下面即将进入第三阶段了。虽然在本次治疗中，第三阶段仅仅是三讲的内容，但在今后的人生中，第三阶段却是无限长的时间，是最长的一个时期。因此，希望大家在第三阶段中能够加深认识，以便在今后的社会生活中不断付诸实践。

经过前两个阶段治疗，大部分人都根干分离了，初步克服了"怕"字。克服"怕"字以后，下边就是要继续挖出根源，因为这棵树还有一半没挖干净，根还扎在那里。第三阶段的任务就是挖根——完善性格，提高我们的心理素质。因为从反馈材料中知道，我们这里的人百分之百心理素质都很低，正因为心理素质低，才出现各类心理障碍，现在到了提高心理素质的时候了。

要提高心理素质，第一步就是要找出自己患病的原因。大部分患者都根据规律去找了，而且都对自己内因上存在的问题有不同程度的认识。因为只有在这个基础上，才能谈到如何提高心理素质。

根据前面所打的基础，在第一阶段找到的内因在第三阶段要用上。虽然第一阶段打基础仅仅用了三天时间，但是这三天时间是相当重要的，如果没有这三天对自己的认识，就去谈提高心理素质可能会无从下手。所以，只有在自我认识的基础上，才能谈提高心理素质以及改造和完善性格的问题。

## 第一节　认识性格的难度

认识性格并不是一件简单的事，其难点在于，作为当局者，我们很多时候是很难分辨哪些是好的、哪些是好过头而需要调整的。我们很容易将"好过头"当成"好本身"。

我们身上的很多性格特点本身是好的，比如严谨、认真、忠厚、老实、善良、原则性较强等。但如果这些好的特点过头了就"坏"了，只不过这些坏只针对自己而已。我们的这些"好"和"坏"从小就纠缠在一起，就像树缠藤、藤缠树，共生共长。过头的性格就像是长在自己身上的一个肿瘤，这个肿瘤从小就与你共生，慢慢成了你的一部分，而且在身体的内部，不容易看得见，那怎么办？因此"好"与"好过头"很难区分，甚至自己会觉得是"应该的""必须的"，正所谓"当局者迷，旁观者清"。而认识性格之所以困难，也正是因为我们自己很难辨别它的好与坏。

比如有位患强迫症的小伙子，他洗手时一定要用一只手接水，去洗那只拧水龙头的手。因为，从小他爸爸就是这么教他的，所以，在他的观念里，这么洗才是卫生的，也是"应该"的，但每次都这样，在我们看来，难道不过头吗？

下面再举一案例。

## 实例37

一位女生，我们暂且称她为小O。小O的父亲从小对她要求严格，尤其注重学习成绩。女孩喜欢音乐和美术，全部被父亲否定，觉得不是靠谱的职业，要求其走普通高考路线。女孩反抗无效，只能顺从。一路学来，很是勤奋，成绩还算中上，深得亲朋夸赞，高考成绩也算理想。但在填报志愿的时候，翻遍招生指南，她也没有发现喜欢的专业。其实，她也不知道自己喜欢什么，好像对什么都没有多大兴趣。后来，就让父母代其填报。父母代其填报了临床专业，八年制本硕连读，觉得可靠。小O的态度是，随便，都行。

小O上了大学才发现，自己很不喜欢中医专业，前两年浑浑噩噩，混了过去。到了大三，幡然醒悟，觉得自己没有别的选择，只能选择医学这条路了，那就得好好学。于是，放弃了音乐等全部的业余爱好，制定了严苛的学习计划，按照理想状态，自己应该能够完成当天的学习任务。虽然对学习医学知识"很恶心"，但每天还要逼自己学习。一段时间下来，觉得颇有成效。但计划赶不上变化，后来，陆陆续续有三四次计划被意外打乱。小O自己也知道，这些意外不是自己可控的，但依然非常自责。

暑假期间，小O出现了怕见人甚至怕见光的心理，抑郁状态严重，身体也出现了各种反应，多处淋巴结肿大、月经严重不调等。回到学校之后，状态有所回升，但学习效率大大下降，觉得自己失去了学习和解决问题的能力，因此前来咨询。

针对她不知道对什么感兴趣的情况，咨询师（H）问道：

"你是有兴趣而不能，还是从来没有过兴趣？"

O："没有。"

H："是不是自己曾经有过兴趣，但全部被打压，自己反抗无效，于是，就不敢有自己的兴趣了？"

那该怎么走出目前的困局？我的建议是"降低要求"。

小O瞬间就回答："那不行。"

H："不行，就得继续痛苦。"

O："我觉得没有要求高啊？"

H："你是不是每天还给自己列计划？你是不是每天还在追求理想的状态？"

O："是啊，我没觉得计划很多啊？"

H："那你能完成吗？"

O："不就是因为状态差嘛！"

H："原因是什么？"

O："我不喜欢？"

H："不喜欢，为什么不能糊弄糊弄，六十分万岁？"

O："那不行。太低了！"

H："那七八十分可以吗？"

O："也不行，还是低。九十分才行。"

可以看出，认识自己的过头性格，是多么艰难的事情。一旦高标准、严要求、完美主义，这些特质内化成自己的一部分之后，自己是很难看得清楚的。即使身心俱疲，抑郁症、各种生理症状加身，依然很难认识到问题所在。或者，也知道问题所在，但一旦接触现实，马上恢复原样。过头性格充满着魔力和诱惑，让大家无力自拔。

所以我常跟患者说，症状不是无缘无故出现的，你如果痛苦了、钻牛角尖了，背后一定有某种不良的模式存在，一定有"过"字在作怪。所以，当你痛苦的时候，就要提示一下自己，是不是性格过头了，应该改一改了吧。是不是太要求完美了，可不可以要求低一点？是不是太过严谨了，可不可以放松一点？是不是太在意别人的评价了，可不可以丢丢丑？

# 第二节　理解性格的形成

性格改造的起点和终点都是接纳自己，但是我们从不接纳到接纳自己这一过程往往对自己充满了怀疑和否定，究其根源在于我们缺乏对自己的理解。因此，理解自己是接纳自己的必要条件。

尼克·托顿（Nick Totton）在《性格与人格类型》里曾说："被他人理解和接纳的需要是人类的共性。"这句话并不夸张，恰恰正是说明了被理解的需要是人类的本能需要。其实，在心理咨询和治疗中也总是会强调"看到来访者"的重要性，这里所说的"看到"便是理解来访者。然而，在所有的理解当中，被自己理解才是最终目标，他人理解则是帮助个体去看到自己常常下意识因为各种原因而忽略的部分，内心有所触动之余，达成对自己更多的允许、谅解和包容。我们过去行为和心理上经历的不愉快的体验或是那些出现的身心问题，常常是由于自己的真实想法被误解和忽视，尤其是自己对自己的误解而产生的。

阿德勒（Adler）说："人类因为儿童期的某些经历会导致其以一种错误的态度对待自己后来的人生，这种认知使其很难体会到人生的意义为何。"常言道，态度决定人生。其实说的便是我们对人生的理解，决定了我们的人生。倘若我们总是在意自己的缺点，总觉得自己因为缺点不被这个世界接纳，那么又何谈幸福和快乐呢？实际上，每一个缺点或者说症状形成都有其意义和原因。

那么，我们究竟怎么理解自己呢？先理解性格的形成，再理解症状的意义所在。

## 一、理解自己性格的形成

赖希（Lasse）说："症状总是植根于神经症性人格"，我想这句话解释了我们为什么首先要先去了解自己的性格由来。

赖希认为对整个世界的过去经验表现为性格态度的存在形式，个体的性格是所有既往经验的功能性的综合。

当我们还是婴儿时，影响性格形成的基本要素就已经形成，并在此基础上受到更改、影响或改善。我们的成长经历中的家庭教养、社会环境、学校教育及人际关系和个人经历等诸多因素使得儿童形成一种应对生活的态度和方式，并随着外界的反馈，不断调整自己的行为去适应现实世界的种种变化，在这种调整和适应中儿童感觉到安全的同时，形成了自己的行为模式和认知风格。

但是儿童自身的认知行为发展水平和成人不同，成人尤其是对我们影响最为深刻的父母也并不能做到总是站在孩子的角度去看这个世界，常常会以常人的行为模式、思维成熟程度去要求儿童。两者在这一方面的不平衡，使得儿童开始涌现出不安，尤其是在面对困难时是否能够克服困难，对自己的无所不能产生了不确定性，甚至退缩和回避，但是为了不被惩罚获得短暂的安全，儿童会做出种种努力去适应自己之外的诸多变化。这一点，明显体现在父母和儿童的相处过程中，父母的言传身教直接影响到我们是自信、自爱、自卑还是自负的。如果父母是信任、支持我们的，我们会感到自己是有能力的、可爱的，从而养成自信、自爱的品质；如果父母是怀疑、挑剔、严格、阻止、回避甚至是冷漠的，我们便会感到自己是弱小的、不可爱的、被嫌弃的或者是无能的，从而养成自卑、自负的性格，甚至会自我抛弃。在这种情形下，儿童心理压力很大，如果没有人引开他们对自己此时此刻的关注，那么他们则很容易陷入对自己的过度关注——比如沉浸在自己的无能感中。那么为了逃避也好为了适应这种不安也好，儿童会采用幻想的方式满足现实能力的不足。

所以我们说我们的内部关系或者说我们对自己的印象和理解最初来源于小时候和父母的关系，父母对儿童表达自己愿望的过程中所给予的反馈直接影响了儿童最初对自己的认知。因此，随着时间的流逝，一个人将父母与自己的关系内化之后，内在父母和内在孩子的关系逐渐定型，便形成了他的性格的重要组成部分。

当然，若要了解一个人的所思所想、性格形成，还需要去看他和同伴的关系。倘若不去了解他的其他关系很难真正理解一个人的性格形成。我们说，有时候因为父母对我们总是挑剔或者过于严格，儿童会陷入对自己缺点的关注。而这种自我关注还会导致儿童常常在和同伴相处时进行比较，导致更加自卑的情绪，甚至在同伴的嘲笑、怜悯和回避中更加自卑，更加觉得自己不被这个世界接纳，更加在意自己的缺点。但这种由于过于关注自身而回避的态度不论是在儿童时期还是在青中年时期，都会给他人造成此人不想和我们交往的印象，使其最终难以融入同伴或者某个群体之中。这种人际关系的不良循环形成了最初孩子对自己的错误态度和理解，因为自己不可爱或者因为自己没能力，所以别人不会和自己玩，自己也不信任自己是有力量的、有能力的。

总而言之，性格的形成首先取决于父母是如何看待自己；其次取决于别人如何看待自己，而别人如何看待自己很大程度又决定于自己如何看待自己。性格是症状萌芽的根基，疏导疗法认为症状产生的根源在于性格，那么性格究竟是如何发展为症状的呢？

## 二、理解自己症状的由来及其意义

一个成年人，有了一些人生经历并且具备一定的知识储备，理应明白如何应对大部分情境，但一遇到某种情境，症状就会条件反射般出现。正是这种情境触碰了他"儿童时期留下的心理伤疤"——情结，导致他出现了自动化回避反应。

症状，都是适应的产物。这句话很好地解释了其症状会条件反射般出现的原因。而这和性格又有什么关系？尼克·托顿认为性格首先是一种生存方式：它构筑了阻抗，不仅具有回避的作用，而且还有军事战略的意义，像一个组织完备的掩体一样规避和瓦解外界的压力。换句话说，就是症状起到了自我保护的作用，虽然有的时候这种保护的方式不怎么理想，但在拥有"坚固的城堡"之前，一间"茅草屋"总比在完全暴露在风雨中要好。结合下面的例子会更好理解。

一颗种子，在大石头下发芽生根，只有一条弯曲的石头缝能见到些许阳光。这棵小树苗，多想长在地面上，没有压迫，没有扭曲的石缝，但它没有这个运气。既然在这里发芽，就得面对现实。扭曲自己，才能长大，见到阳光。稍微大些之后，石头缝裂开了，露出了自己弯曲的模样。小树开始自卑，为什么别的树都是直直的，而自己却歪七扭八，多难看啊。在自卑中，小树一天天长大，也和其他树一样高了，长大的小树一直还在为自己扭曲的身材而自卑。有一天，到了成材的季节。见到小树，伐木工人甚为惊奇，竟然有这样造型独特的一棵大树。其他木头都被加工为普通木板了，唯独留着小树，作为一个景点，供人观赏。人们也纷纷称奇，合影留念。这个时候，小树才恍然大悟，每个生命都有自己独特的生长方式和价值。它也逐渐地理解到，在那种环境下，自己只能以这种方式才能活下来、才能慢慢长大。而理解了自己，小树不再自卑。每个生命都有不同，活出自我就好。

自我保护起到了防御外界疾风暴雨的作用。如我们前面所说，在面对父母严厉甚至冷漠的要求和社会规范的压力下，儿童将自己不被普世的价值观所允许的愿望或者缺点隐藏，通过调节自己的行为，表现得更适应社会的要求，如诚实、勤奋、善良、严谨、尽善尽美等，从而将不利于生活和生存的状况排除——如不被惩罚，甚至获得奖励和表扬。尽管此时他感受到的是陌生、不愉快的，但短期内感受到的是因为改变了自己的行为而受到了认可，感受到了价值，甚至在这样的情况下至少是安全的。

一朝被蛇咬，十年怕井绳。这"怕"当然有其有价值的一面，但是另一方面，"十年怕井绳"却也没有必要。因为更为常态的人生并不是总是遇到蛇，更常态的人生是没有蛇的、风平浪静的。也就是说，压力山大的情况只是人生某一时间段出现的情况，但是这种压力最初出现时会让儿童非常恐慌，迫使其不得不调整自己的行为去适应这种变化。然而当来自社会和父母的压力过去之后，这种行为上的适应却很难再调整回原先的模式，因为此时在儿童的心中，只有社会和父母所认可的行为才是安全的，表现出父母认可的品质才是有价值的。随着时间的流逝，渐渐他们会认为"这就是我"，这样我才能更好地生活。所以在自身力量不够强大的时候，儿童只能以这样一种方式更好地生存，埋藏自己那些不被允许的"缺点"。而在此后的很长一段人生里，儿童习惯了用这样一种态度错误地对待自己人生，缺点当然被当作是罪大恶极的存在。

但是社会性是人的根本属性。通俗地说，我们每个人都有与他人建立关系的需求。最初父母在我们表达这样的需求时，尽管其不当的消极反馈挫败了儿童时期最初想要表达自己、想要与人建立密切关系的愿望，但这种本能的需要并没有消失，只是被儿童策略性地藏了起来。于是萌发于性格的症状开始慢慢发展，他们往往想要表达又不敢表达。

### ▇ 实例38

有一个男生，他的父亲极其严苛，他一旦犯错，就会被惩罚，多次被打骂，也曾被关过小黑屋、半夜被推到门外等。所以他从小怕父亲，初一出现强迫症状——怕犯法。后来，怕公安局、法院、政府机关等。

### ▇ 实例39

另一男士，从小母亲溺爱，父亲严厉。和妈妈在一起时，很放松、也很开心，而一旦爸爸回到家，氛围马上变得紧张，他就要装得很规矩。长大后，他出现反复回忆的强迫症状和社交恐惧。其中最明显的一个症状是：遇到性感漂亮的异性，就紧张，而和胖的、丑的异性在一起，紧张感大大降低甚至不紧张；遇到权威的异性、上级会很紧张，甚至旁边有同性小便，就尿不出来。他在操场上踢球，一对一，技术很好，一旦上场配合，有第三个人或有人评价他，他就会动作僵化，很难发挥出应有的水平，甚至连一半也发挥不出来。后来，他要考一个比较重要的资格证书，考上了，对自己的职业和收入，都有较大的帮助。但每次考前复习的时候，要么是注意力不集中，要么是各种生病，要么是考试的那几天严重失眠，连续四五年都考不过。他自己也清楚，考不过和学习能力无关，完全是心理问题，但就是这么莫名其妙，一方面渴望成功，另一方面似乎对成功充满恐惧。在他的内心，似乎有两个自己，一个是严苛的监督者（内在父母），时时命令自己"要好好表现，一定不能失败。否则……"另一个是战战兢兢的被监督者（内在孩子），总怕犯错，逼迫自己一定要……结果，逼迫变成了紧张，出现越想做好越做不好、越追求完美越不完美的结局。从深层分析的话，一个人被逼迫着做自己不愿意做的事情的时候，内心自然会莫名的抗拒，渴望在不自由中获得少许的自由感。结果，当然是做做样子，糊弄监督者，貌似很努力，但出工不出力，没有好成绩。换个视角看，监督者高高在上，控制被监督者，被监督者没有平等的权利，这种情况下，内心有万般不满，但压抑自己的愤怒，表面上装出讨好或屈从监督者的模样，监督者就不会"枪打出头鸟"，这不失为一种自我保护的好方式。否则，在威权之下，一个弱者的反抗，只能是自找惩罚。

所以，这是症状的第二个形成原因，也是其意义所在——症状是象征化的结果。见到漂亮性感的异性，为什么会紧张呢？因为喜欢。喜欢，就会有性的欲望，而他从小接受的"非礼勿视、非礼勿听"的教育里，一个好人是不能如此放肆的，也是危险的。所以，当出现任何性欲的部分，就会尽力掩饰，装出一副正人君子的模样。但性欲这个本能岂是这么简单就能压制得住的，所以，就陷入了"压制不住、呼之欲出，又不得不努力压制"的紧张怪圈中。人类在进化中发展出了多种充满智慧的生存策略，对于本能压不住但是一定要压制，压制之余却还是想要发泄，那么便转化为一种"艺术性"的表达方式——症状。

从象征化的角度理解的话，一个三五岁的小男生，想粘着妈妈，是本能的愿望，但如果旁边有个严厉的爸爸的话，就会怕爸爸惩罚，就容易陷入"想满足愿望，又怕被惩罚"的纠结之中。这类心理症结无法解开的话，在未来的生活里，很容易以症状比如强迫症等形式表现出来。过分掩饰和压抑本能欲望，不敢展示自己的魅力、性感及攻击欲望，多少有点自我阉割的味道。为什么不敢成功？"雄起"是有风险的，夹着尾巴能避免被惩罚。

因此，在我们理解自己的时候，尤其得理解自己的"缺点"，看起来好像一无是处，但却一直让我们有着不愉快、不舒服的内心体验的部分。因为他们涉及自己最初的对这个世界的规则的体验，所以对于症状或许我们更重要的是试着去理解自己儿童期的部分（症状是儿童的部分）。站在儿童角度去看自身应对外界变化时的变化，逐渐减少用已经长大成人的眼光去评价或指责尚且还是儿童时期的脆弱，它曾经陪你度过了压力很大的艰难时期。代之以包容和理解，受伤的部分才会慢慢打开，慢慢得到治愈。换句话说，重新看到自己的需要，而不是社会和父母的需要，你才能慢慢和自己和解，那个长期被自己忽略掉的还是孩子的自己，更需要的是被你自己看到。

# 第三节　过犹不及

过犹不及、欲速不达、物极必反、适得其反，用这几个词来描述过头性格对我们的影响，是再合适不过的。

有一个小伙子，有严重的怕自己注意力不集中的强迫思维。起因是在他上初中的时候，他的同桌上课经常唱歌，最开始并没有太在意，直到有一次数学课，他有一道题没有听明白，于是就对自己感到特别愤怒。他从小就是完美主义性格，对自己要求特别高，成绩也一直都很好。所以他接受不了自己听不明白。后来他隐约觉得，是因为同桌在课上不停的哼唱，影响、打扰了自己，使自己的注意力不集中了。万万没有想到的是这件事竟成为他强迫思维的起点，且从此一发不可收拾，泛化到了生活学习的各个方面，无论做什么事情，他都怕听到同桌唱歌的声音。后来，他跟老师申请调离了那个座位，但让他没有想到的是，"小痞子"并没有离开，他还是很怕，尤其是在听课或是考试的时候，怕自己注意力不集中了，怕被干扰了，他越想摆脱这种思维，反而越陷越深。

这其实就是"小痞子"的本性。怕是一切强迫思维的核心，那个唱歌的人只是表象，怕注意力不集中才是问题的核心，越怕就导致注意力越不集中。其实大家想想，偶尔注意力不集中才是生命的自然和常态，能够有效地保护自己。注意力一直很集中的人，敌人来了都毫无察觉，那可能连自己的性命都保护不了，何谈其他呢？

完美主义是大家最主要的性格特征之一。当然，有的人会说："我并不是完美性格"，甚至说："我生活中是个马大哈"，也许你有很多事情都不在乎，但请你深入思考一下："在你纠结的那个点上，是不是犯了完美主义的毛病？"比如绝对化、百分之百，这难道不是完美主义吗？

那么为什么自己觉得没必要，但还是会落入完美主义的陷阱呢？从潜意识的角度看，完美主义也是一种自我保护，其目的还是追求"爱与关注"，让个体获得内心的安全，避免被抛弃、被惩罚等。同时，完美主义也是为了关系而存在，比如渴望他人关注、接纳、认可等等。完美是超我的集中体现，是以超我压抑本我和自我的结果。完美与放纵，居于人性的两端，具有明显的分裂色彩。其实，人性是整合的，好坏交织、黑白混杂。成熟的人，能够靠近整合，远离分裂。而完美主义者倾向于黑白分明，只想要白，不想要黑，处处以"拒绝黑"的方式去追求白，结果就会不断地生活在"黑"的身影里，以完美之名将自己的生活过得很不完美。

所以，法国思想家伏尔泰说："完美是美好的敌人"，英国前首相丘吉尔说："完美主义让人瘫痪"。哈佛大学《幸福课》中，泰勒博士建议：大家要摒弃"完美主义者"，去做"最优主义者"。前者是消极的，后者是积极的，前者追求"尽善尽美"，而后者追求"足够好"。

很多焦虑、抑郁和强迫症状，无一不是完美性格的集中体现。比如，有些人要求自己上台不能紧张，要求自然流畅，对紧张极其排斥，结果越怕紧张越紧张；有些人每天列出学习或工作计划，时间甚至精确到十分钟以内，上厕所、吃饭都规定好时间，中间但凡有干扰，影响到计划实施，就非常自责。问题是，他的计划任务量往往过大，当他处在最佳状态而且没有任何干扰的情况下，能勉强完成就不错了。但人不是机器，不可能一直保持最佳状态，也不可能完全避免意外与干扰，所以，往往每天都难以完成计划，每天晚上都在自责、后悔中继续制定第二天的计划。

我曾经接待过一位很有文采的女士，她的焦虑症状是：总怕自己紧张，结果越怕紧张越紧张。每天要靠吃安定才能上班，否则她在单位就会紧张得待不下去。她虽然已经结婚三四年，却从来没有过性生活，因为她对性交恐惧，会阴道痉挛。不难想到她有多严谨、多传统，活得有多累。她曾有点自豪地说："我们单位领导出去吃饭，每次都会让我陪同，而不敢让其他女同事陪同。因为，大家都相信我的人品，和领导出去，领导不怕有什么绯闻。"我问她："这究竟是你的优点，还是缺点呢？"几天后，她才意识到，这个过于严谨、传统的性格也许正是她问题的一部分。

在找我咨询的四年前，她曾经读过鲁龙光教授《心理疏导疗法》一书。

她在给我的反馈材料里写道：

"第一次看鲁教授这本书，是妈妈买回来的，由于之前她跟我说起过鲁教授的辉煌史，当时深陷苦海求救无门的我把这本书当成了救命稻草、灵丹妙药，觉得看了书我就会好了。因为自信自己的理解力，觉得书中的内容全掌握了。结果，症状减轻仅仅一个星期就反复了，并且掉进了更深的深渊，一度打击得放弃了治疗。"

我们确实有不少强迫者是很聪明的，他们以为自己了解了疏导治疗的方法，凭借自己的理解力，很容易就能战胜强迫。但对付强迫，完全不同于做数学题，是纯理智层面的运作。强迫症的"怕"，属于情绪的范畴，你懂得方法，只是理智上明白了，只有将方法付诸实践，才能慢慢战胜"怕"字。单纯的思考与理解很难撼动"怕"字。这也就是"我懂得所有道理，但依然过不好我的人生"的原因所在。

"时隔四年，再次细读，才意识到自己犯了一个最严重的错误：当时的我唯一期盼的就是让症状消除，好让我尽快恢复到追求完美的理想生活状态的征程中，实现自己'远大的抱负'。却没有意识到，我信奉追求的人生价值、理想状态才是我病的根。好比一个人在荒山丛林中历尽千难万险，却为了去采一株光艳亮丽却至毒无比的花儿。完美主义、虚荣心就是这株花，我深深地被它的光芒所吸引，深到仿佛得不到它，人生便失去了意义，任由它将毒液注入我的血管，流遍全身，却无怨无悔。直到今天，毒液即将把我吞没，才幡然醒悟，愚蠢的我所为何求。"

可以看出，她的症状就来自于完美主义，但是她在克服症状的过程中，再次犯了完美主义的毛病，以完美克服完美，那能进步吗？不但会更加痛苦，还会对方法、对自己失去信心。

"我曾经很不屑于书中所说的从'知道'到'认识'"的过程，觉得是故弄玄虚，可是，走这一步我花了四年的时间。并且，我觉得，四年以后再回头看，现在的'认识'也可能仅仅是一知半解而已。人心难测，但最难看清的还是自己。现在的我，一边努力地砍树，一边竭尽全力去挖根。但我已经不强求自己，既然没有'力拔山兮'的气魄和能力，就做一个愚公吧，日复一日，总有一天，会连根拔起这心魔之树。我试着学会去享受这个过程，痛并快乐着。"

## 第四节  优化性格之"难"——认识难，改造更难

现在我有个问题：你们的心理素质提高了吗？我认为应该或多或少都提高了。这个提高表现在大家认识到了自己性格上的缺陷。在第二阶段时，我们很少提及过头性格，因为如果你没有认识到自己的过头性格时，别人指出你性格上有缺陷，你可能很难接受，甚至会恼火，认为别人挑你毛病。而现在，我们不但要自己挑自己性格上的毛病，而且要能自觉地、心甘情愿地认识才行。比如，你的虚荣心、嫉妒心特别强，学校的老师说你："为什么你的虚荣心这么强？"你不哭鼻子就怪了，即使不哭鼻子，回到家里也必然无法安然入睡。但是，现在我们自己在纸上写出："我虚荣心强，我嫉妒心也强"，这就说明认识到了自我。假如你能主动地认识自己、看清自己，不但看清自己的优点，也能看清自己的不足，就算自我认识入了门，这就是一个很大的进步。

谈到改造性格的问题，我们的第一个困惑就是，性格到底能不能改？

对改造性格，我们的老祖宗说过："江山易改，禀性难移"。老祖先讲的这句话流传至今，

必有其道理，用来指导我们的性格改造，是非常科学的。的确，人的性格是固定下来的，江山的比喻非常恰当，因其根扎很深。"难移"二字，是以辩证的观点来认识问题的，非常妙，妙就妙在一个"难"字上。如果把"难"改成"不能"，"江山易改，秉性不能移"，这就绝对化了，说明性格没有改变的可能，辩证的观点由此就变成形而上的观点了。

将改变江山与改造性格相比，正是警示我们改造性格比移山填海还要难，只有拿出比移山填海还要大的勇气和毅力，才能达到预期的目标。不管我们是心理障碍也好，或者处于精神障碍恢复期也罢，即使是一个正常人，只要有过头性格，只有深入领会这句老话的真谛，运用到自己的生活中去，改造自己，才能逐步获得成长。

无论年龄大小，只要心理素质不高，性格上存在明显缺陷，不对其改造就会痛苦，这个痛苦没有任何人可以替你分担。而我们漫漫人生路上想要翻过的每一座山、跨过的每一条河，都会经历艰难困苦，这些将都是改造性格的过程。

# 第五节　优化性格之"久"——终其一生，为时未晚

江山易改，禀性难移，这八个字形象、准确地概括了优化性格之难，我们要将它牢牢记在脑海中，作为我们的行动指南，尤其是在我们遇到挫折的时候。

但是，与性格不同，有些心理学派提到本能、本性是不容易改变的。本性就是我们通过遗传，先天具备的一些特质。但是本性究竟能不能改变呢？

大家都知道，狐狸吃鸡，老虎吃其他动物，这都属于本性。但是，有些动物园里，鸡与狐狸在同一个笼子里，这个狐狸却不吃鸡。在南京动物园里，曾有一只老虎和狗在一个笼子里生活，和睦相处，那只老虎对小狗还很亲热。老虎吃其他动物，为什么不吃这只狗？原来，小老虎从小就是吃狗奶长大的，小老虎长大后，一些本性自然就改变了。鸡狐同笼、狗虎和睦相处，它们的本性明显改变了。因此，只要注意早期的训练，有些本性也是可以改变的。

动物一些先天的本性都能改变，作为人类，我们的性格主要是后天形成的，因此也可以在自己未来的人生中改变它。但是，我们是成年人，性格几乎已经定型了，改起来是比较难的。正因为秉性"难"移，所以说优化性格是一个长期的、艰苦的过程。多长？无限期。怎样的无限期？一直到我们心脏停止跳动为止。如果一个人性格有缺陷，就必须不断进行改造和优化，否则不但不能保障其心身健康，而且对其终身有害，即使到了心脏停止跳动、永远闭上眼睛时，他也无法安详地离去。比如，一个拥有强型性格的人得了绝症，此时即使瞒着他，由于他自己敏感多疑，也会想尽办法知道。当他知道自己快要离开人世时，他会是什么样的表现？如果因为性格过强，存在缺陷，无法接受自己即将离开人世的现实，就可能会恐惧、急躁、发脾气、摔东西，但越急、越发火，就死得越早——自己把自己急死了。而弱型性格，本来就多愁善感，知道自己病了以后，开始整日整夜胡思乱想，最后也会早死——自己把自己吓死了。在这里，讲述一个真实的例子。

▨▨ **实例40** ▨▨▨▨▨

在我曾经举办的集体治疗班上，有一位患者，她是南京郊县的一个退休高级教师，生活平淡但家庭和睦，与丈夫恩爱，一儿一女都非常孝顺。但自从她得了肝癌以后，就变得一反常态。整整一年半时间，就躺在床上，与外界完全隔绝，性格大变，脾气也变得古怪，整天看丈夫不顺眼，不停找茬，觉得女儿不听话、儿子不孝顺，认为家里没有一个好的。她自己也

知道自己变了，但是控制不住。后来，她在电视上看到心理疏导，就来看心理疏导门诊，她与别人不一样，晚期癌症，她的脸色灰暗，人也瘦得很厉害。经过治疗，她的病情和痛苦并没有减轻，癌症还在继续发展，治疗结束十二天之后，她就离开人世了。后来，她女儿写了一封信给我：

"你特殊地照顾了我母亲，我母亲离开了学习班以后，虽然十二天之后病魔夺走了她的躯体，但是她的精神给我们留下了宝贵的财富。她的肝腹水胀得很厉害，但她始终没有让医生打过一针杜冷丁。在她最后的十二天中，她的刚强、坚强、顽强，在我们儿女的心中永远不可磨灭。如果没有这十天的心理疏导，我母亲还像以往那种情况，离开我们时，就很难想象了。"

她女儿还建议，"凡是临终的人，都应该提高心理素质，愉快地离开人间。"她说："'安乐死'可以从心理疏导方面去做。为什么？如果真正能有人来调整他们的心态，让他们愉快地离开人间，是非常值得的。"

生老病死是人类无法避免的自然规律，所有人最终都要面对死亡，有的人怕死，有的人不怕死。还有的人虽然不怕死，却怕"怕"；不怕死，而是怕灰尘，怕电风扇，怕牙齿不好看。既然你什么都不怕，连死都不怕，那为何不去拼一把，摆脱这些"怕"呢？

就年龄来说，年轻人改造性格可能要比成年人容易，因为性格的形成时间短一点，灵活性也要大一些。但是，年岁大的人未必比年轻人难改，因为年龄大的人阅历及各方面经验更丰富，经历的痛苦及在痛苦中摸索的体验也更多、更深刻，这都是改造性格的优势。因此，如果我们知道了改造性格的重要性，掌握了改造性格的要领，无论老少，只要努力，都能取得最优化。这个要领是什么？不断深入地认识自己。

性格与我们的人生息息相关，它决定我们的人际关系、决定我们的悲喜，甚至决定我们的生死，所以，才有性格决定命运之说。所以，不论老少，不论性别，人人都面临着改造性格的任务。实例6中那位72岁的老医生，认识到改造性格的重要性后，不断优化，生活才有了大转机。尽管多种病魔缠身，他却一直义务行医，越活越年轻。所以，优化性格是长期的、人人都需要的，优化性格，永远不晚。

## 第六节　优化性格之"苦"——其痛无比，其乐无穷

优化性格，第一，是长期的过程，第二，是艰苦的过程。性格是我们从幼年起不断接受各种信息——包括各种教育、影响——逐渐固定下来的心理和行为模式，要想改变它，就必须同"过头性格的惯性"进行不懈的斗争，期间必会充满矛盾和痛苦。例如，南方人从小爱吃甜的，北方人从小爱吃咸的，四川人从小爱吃辣的，这些都是从小培养出来的一个习惯。四川人长大以后，无辣不欢；无锡的包子里会放糖，如果让一个东北人去吃无锡的包子，会觉得不好吃；反过来说，假如北方的包子拿给无锡人吃，也会吃不惯，因为这些口味都是从小慢慢养成的习惯。但口味也能改变，只是真正改时，还是会有不适。南方人到了北方，肚子饿时不得不吃北方饭菜，但是不会像在老家吃得那么多；北方人到了无锡，肚子饿了，本来吃四个包子才能饱，但这时，可能吃一个垫垫肚子也就不吃了，因为再吃就要难受了。适应起来，是一个很不习惯甚至有些痛苦的过程。

仅仅一个饮食习惯，改变起来就这么难，何况改造性格呢？性格是我们固定了很多年

的心理动力定型，这个固定的动力定型是通过不断强化而形成的，它包括了我们人生观、价值观、世界观、能力、性格、兴趣等整个精神面貌，要改变起来当然是很困难的。例如，我们都知道吸烟对人是有百害而无一利的，会诱发很多疾病。但是，就如我们为自己的病态行为和思维辩护一样，吸烟者总是为香烟辩护。无法戒烟的人，任谁劝导都不肯放弃香烟，总是躲着藏着偷偷摸摸地吸，直到有一天真的生病了，感到害怕了，才会下决心戒烟。有些人一次就能成功，但更多的人好了伤疤忘了疼，在康复后慢慢又不怕了。此时，若有人递给他一支香烟，就又吸起来了。我们明知道一个不良习惯的危害性，为何还是改不了？性格的改造，就如同改变不良习惯，难就难在有时候想下狠心，三天不吸，十天不吸，但是只要别人说一句："来一根，接着！"就继续吸上了。

我只是拿吸烟作个比喻，实际上，性格改造比戒烟还要难，有时候还非常痛苦。香烟的害处人人皆知，但若一个人的过头性格对他各方面都不利，他自己主观上却认识不到或无法准确认识到自己真正的过头性格，而身边的人总是深受其害，劝说让他改变性格，他肯定会很痛苦。但是，只要你能自觉清楚地认识到自己的过头性格，就能减轻痛苦；能自觉地去改变我们性格上的缺陷，就能不痛苦。疏导疗法的第一个特点就是要求大家自我认识，原因就在这里。

在我们改造性格的过程中，会有顺境和逆境。在顺利的环境中，人往往更加灵活，改造性格也相对容易；但当我们处在逆境，改造性格就不是那么容易了，此时，往往会陷入痛苦的深渊中不能自拔，从而把改造性格忘得一干二净，无暇再顾及这个艰巨的任务。因此，学会如何从痛苦中解脱出来，是衡量我们优化性格、提高心理素质的最主要的标尺。人生就是接受困难、挑战困难、战胜困难的历程，困难无处不在，所以，人生处处是我们优化性格的战场。

### 先行者：观念一转天地宽

前面说过，我们的性格都是过了头的，正因为有时好过了头，严格过了头，才给自己带来了诸多痛苦。那么，到底该如何从痛苦中摆脱出来？首先我们来理解什么是过了头，为了具体一点，下面举个例子。

### 实例41

有一对夫妻，两个人都是科研人员，他们教育孩子比较正统，所以，他们的女儿非常善良，也很上进，考上了某著名大学。当她大学二年级时，她的同桌因为恋爱而成绩直线下降，甚至有个别功课不及格。因为她很善良，她认为自己有责任帮助同桌，于是她时时刻刻注意着同桌，注意她听课没听课，但这样一来，她自己却慢慢听不进去了，成绩直线下降，最终不得不休学。后来，她所关心的这个同学考上了北大的研究生，而她却退学了。

这种善良是不是过了头？她的善良没有帮助到别人，却害了自己，不但影响了自己的学习，还影响了自己的心身健康，使自己身陷逆境，最后出现了心理障碍。

所以说强迫者过头性格是因为好"过了头"，每个都是大好人，身上具有的优点都是社会规范的较高标准，只不过比规范要求的还要严格。因此，在改造时，只要改造一个字——过，把这个过了头的"过"字改掉，把过于冒尖的东西稍微削削平，你就已经达到了社会上最高的标准了，就算是一个比较完美的人了。

这个"过"字，改起来也不是那么容易的。对某些人来说，一旦形成了思维定式，就不容易改变。虽然只有那么一点冒尖，就会影响到他整个的社会功能，甚至影响到他的一生。

要想摆脱思维定式的禁锢，跳出痛苦，就必须做到：当你处在逆境和情绪低潮时，稍微地提醒一下自己——"是不是我的'过'的性格又出来了？我又'过'了！"我想你就能慢慢走出来了。我上面举的例子中，有些人过分忠厚、老实，有时候我还会出"坏点子"，让他坏一点。实际上，我不是让他去害人，忠厚、老实从来不是缺点，问题是，不能过分老实，老是被别人坑。如果能转点弯，能稍微看淡一点，稍微无所谓一点，最后就不会害了自己。

最后，还是要强调：虽然改造性格很难，但如果能把事物认识清楚了，那就不难了；若认识不清楚，光靠外界的压力去改变，你可能寸步难行。当遇到逆境时、当个人利益受到影响时、当自己吃亏时，要能想到改造性格，深刻认识到自己的性格之"过"，并且提醒自己，不要太"过"，改变固有观念，这样才能将改造性格落到实处。

下面讲一些实例供大家借鉴，通过他们的病症及治疗历程，对比我们自己，希望能对改造性格有更加深入的理解。

### 实例42

我们且称他为P先生，33岁，未婚，大学毕业，中学外语老师。平常忠厚、朴实，眼睛高度近视，讲话很有一种老先生的风度，一看外貌就是个老实人。他在家是长子，父母都是知识分子，从小接受的教育比较正统。从小自觉性特别强，少年老成，一直在赞扬声中长大。正因为他什么事都很自觉，自小就很少讲话，很内向，33岁还没有交过女朋友，更谈不上结婚了。前面说忠厚、老实、严谨、拘泥确实是好品质，但加上"过分"两字就成缺陷了。

就在来看病的前一年，32岁时，P先生突然冒出一个担心，好像是在他十四五岁时，有一次在公共汽车上，人很多，挤来挤去，他就遗精了。联想到遗精后，接着就想："我什么时候遗精的？好像不是春天就是秋天。"接着又联想："春天和秋天穿的是什么衣服？"中学生一般是穿着运动校服。他想："我遗精以后，如果精液经过这层裤子渗出来后，会不会粘到别人身上？如果我前面是个小女孩，没结过婚，回家后，家里人问是怎么回事，这个小女孩又不懂其中的道理，想不通，一下自杀了，可怎么办？"

因为突然的联想，P先生开始思考这个女孩自杀了该怎么办，并且日夜不断地思考这个问题。实际上，到底有没有这件事，就值得考虑了。他想来想去，最后想出一个办法弥补，"没有办法，只有偿命了！她死了，我只有把命还给人家以后，才算弥补了。"所以，P先生想尽一切办法自杀，最后不得不到医院看病了。住进医院，诊断为精神分裂症，经过电休克、各种药物和胰岛素休克治疗，最后结论是"进步出院"，但他出院第二天就又自杀未遂。

我当时在门诊部当主任，由于他接连自杀，三次自杀我抢救了两次，特别是最后一次，我印象很深：春节前，下着大雪，他父母打车将他送过来抢救。他父亲是个工程师，在这里一句话也不讲，低着头吸烟；母亲为了他提前退休，专门在家看着他。他上班后，母亲就看不住了。为了防止他用钱买药，中午给他专门送饭，不给他钱，结果，他向同事借钱买安眠药自杀。我很同情他们，在与他父母仔细谈后，我让他父亲把他交给我，表示愿意尽力帮助他。

由于P先生非常忠厚、老实，病休在家无所事事，我就让他每天跟着我上下班。我办公室很小，就两个桌子，我们一人一个。刚开始我经常跟他谈谈，叫他每天抄东西、写东西，找点事让他做。我给他做各种疏导工作都说不通；我做各种实验向他解释："你想的是不可能的"，还是说不通。

有一次，公安局专门破案的处长来这里找我，我就跟他讲了这件事，希望得到他的帮助，处长很乐意地同意了。

我向 P 先生介绍道:"这是公安局专门破案的,有什么话就和他谈谈吧!"

处长:"这二十多年,我一直在刑侦处工作,像这类不正常的死亡,我从来没有看到过,也没有听说过,如果有的话,都要经过我过目的!"

P 先生瞬间有点激动:"真的没有啊?!"紧接着又开始担心:"她如果不是南京人呢?"

处长灵活性很强,说:"你是在南京公共汽车上作的案呀!那不是南京人也要通过我们的!"

P:"啊,那就对了!"

当时 P 先生很高兴,心里终于放下这个事了,当天晚上前半夜睡得很好,睡到半夜,突然又想起来:"她要是个傻子怎么办呢?傻子不会讲,这怎么办呢?"第二天早上,还是想不通,症状又来了。后来某刑警队队长来我这里联系事情,又和他交谈了,谈过后,好了一天,又不行了。最后他还是想不通,但是不自杀了,不寻死寻活了。

之后我每天给他找点事做,跟着我上下班,整天做事情。因为我当时在门诊部兼主任,什么事都管,公、检、法经常过来联系工作,他虽然坐在那里抄东西,但他也在不断接收信息。他听到很多奇怪的事情,经常感叹:"社会上还有这些事情?!"他活了三十多岁,却还是那么单纯,似乎只有十几岁小孩的社会阅历,想不到社会上还有这么复杂的事情,他感到不一样了。慢慢地,他的这个症状——所谓的"妄想"消失了。怎么消失的?他自己也说不出来。

P 先生最后进行了总结,写得很详细,他把住院的半年与在我这里待的半年进行了对比:住院半年,经过各种药物治疗,为了出院,他想办法骗了医生,说症状没有了,出院时也不算痊愈,医生写了个"进步",实际上他也没进步。但是在后来的这四五个月中,他认识了自己:从小我的性格就与别人不同。他还特别举了个例子,七岁时,一年级下学期,老师让他们在河边劳动,他不小心把一个小铲子摔到河里了,河太深,他不敢下河摸,也不敢跟老师讲,最后回到家里,哭着告诉了父母。父母并没有责备他,安慰他"不要紧,一个小铲子,没关系的",但他却一直难过了七八天。他举出这个例子,就说明他认识到自己性格的问题及原因了。作为一个大学毕业生,家庭情况、各方面条件都很好,为什么他三十多岁还没结婚?不值得反思吗?

病好之后,P 先生返回曾任教的中学,却已经戴上了精神分裂症的帽子,只能在图书馆工作,偶尔哪位老师有事了,他就做代课老师。他知道自己的性格存在问题,在图书馆看书很方便,他专门看改造性格的书籍,逐步完善和矫正这些性格,不久之后,确实像换了一个人,一直表现很好。后来,他又恢复了外语教学工作。到四十岁时,终于找到了一个理想伴侣,一个比他小五岁的女工人。这位女士就看上了他的忠厚、老实。

P 先生精神分裂症的帽子戴得很冤,虽然他的症状看起来确实像妄想一样,但并不是真正的妄想,也不是典型的强迫症,而是一种强迫性格。正因为性格上过分严谨、拘泥等,最后才导致这些症状。但是,性格上的问题,除了自己认识自己,别无他路——因为这是自己习惯了的,是自己身上固有的,而不是其他任何人的。要想客观地去认识确实比较难,要通过不断地实践,逐步提高认识自己的能力,才能把客观世界、社会环境认识得更清楚。P 先生就是通过在医院这几个月的社会实践,看到各种各样的人,看到了三十多年来从未听说过、更没接触过的事情,渐渐提高了自己的认识能力,才看到自己性格上存在的问题,不断取得进步的。

另外，再给大家介绍一个实例，看他改造性格以后取得的是什么样的成果？

■■■ **实例43** ■■■

这位患者平常胆小、爱面子，虚荣心很强，做事犹豫不决，好深思熟虑，细致、拘谨，少年老成，从小孤独、严肃，喜欢一个人待着，不喜欢与其他人接触。还有一个问题：从小就怕死。他自小学三年级起，做什么事都不喜欢和别的人在一起，总想一个人做事情，而且要做得十分完美，一旦遇到困难或者不能按自己的意愿实现时，马上就灰心丧气。小学三年级，才八九岁，他做事情、考虑问题就总会想到坏的后果。因此，他从小学三年级时起，做事情总想做得最好，做到十全十美，因此总是犹豫不决，且总是对做过的事不满意，因此不断重复。但是越想做好，越想完美，越不放心；越想快，越重复，越快不了，这样就出现了紧张。所以，我们的性格与我们的症状有着必然的联系。他要求十全十美，处处不放心，做起事情必定要重复。越重复，自己越紧张，当然越完成不了。

随着年龄的增长，他出现一个强迫思维——一个"想"字。每天只要想到这个"想"字，他就要组词、造句子，如，幻想、理想、瞎想、奇怪地想、满怀激情地想、丧失信心地想等，一直造到造不下去时，就开始焦虑不安。后来，他在工厂里做组织人事工作，到人事部门后，不能适应，症状加重了，只上了一个月的班就休息在家了。休息时，症状就更多了。比如，上一次厕所，不管大小便，只要一摸裤子，就开始怕裤带没系紧，之后反复系裤带，系来系去，系裤带要一个多小时。有时，家里人看了，让他不要再摸，假若他正在摸时，你说了，他就要重新摸，前面摸的不算。后来，家长就不敢讲他了。除了这个症状，他每天还要重复洗脸、刷牙，牙龈都快刷破了，脸都洗破了，还要洗。此外，房间里不能摆放热水瓶，若看到热水瓶，就坐不住，要不断去摸，一会摸摸是不是盖紧了，盖紧了怕爆炸；一会摸摸盖子是不是松了，松了又怕水凉，反复检查。到晚上，他不敢上床，他一个人睡了一个五尺宽的大床，晚上先用手反复测量，量足量够了，再拿尺子量，量到半夜，还是不敢上床，他怕睡着后从床上滚下来。这些症状将他整天弄得疲惫不堪。

来看门诊后，经过半个月的治疗，症状基本消失，就去上班了，一直表现很好。两年后，来信说自己情况一直很好。过了几年，他又来信了，他说心理学是一门很有趣和深奥的学问，要很好地去钻研。第十个年头，他先后来了两封信，从中可以看到，他是怎样对付强迫思维和改造性格的。他认为："我的强迫思维和丰富的联想，我不把它当成病，只不过是我这个联想用得不当而已。我认为我的联想对锻炼我的思维能力有好处……"因此，他把病态的、喜欢联想的思维，用到工作中去了。由于他联想的比较多，用到工作上以后，搞了不少小发明、小创造。

他说："我把丰富联想的特点转移到创造美好的、有价值的东西上，我决心做一个有价值的人，所以，我这几年进步很快。由于我的一些发明、创作，使我担任了××市青年创造协会的理事和化工研究分会的会长。"这时，他才28岁，他不断地改造性格，不断克服自己的过头性格，仅仅把他性格中的一个"过"字改掉，保留原来良好的性格基础，最后他就成了一个比较完美的人了。

改掉"过"字，我本英才。当你过分、刻意去要求十全十美时，压力过大，往往你会离完美越来越远；当你顺其自然，不去刻意追求完美时，身心放松，你就能充分发挥自己的才智，反而会更加接近完美。他们能通过改造性格取得优化，只要我们能在改造性格上稍微注意一点，不断地提醒一下自己，不断地在逆境中深化认识自己，我们也一定能取得优化。

**反馈提示：**

（1）结合本讲内容及所举实例，全面、深刻认识自己的性格。

（2）谈谈自己的性格之"过"？

（3）如何认识改造性格之难？如何认识改造性格之久？

（4）结合自己谈谈，你是如何认识过头性格与症状之间的关系的？谈谈自己的体会和打算。

## 附：Z患者反馈材料六

时间过得很快，治疗不久就要结束了。在临走前，不禁产生了惆怅和留恋之情。昨天晚上临睡前，我突然产生一个念头：是不是我所有的想法（指带"怕"字的想法）全部都是虚假空的？是不是我所有的思路（指有"怕"字时的考虑问题的方式）都是错的？……今后如果万一有事被我怕中了（成了所料之事），会不会大大削弱我战胜"怕"字的决心和勇气？我很怕因为这某一出现的"真实有"而令自己对"虚假空"形成的新观念产生动摇，很怕好不容易从疏导班里得来的信心付诸东流。因此，我一下子觉得不安起来。

今天，我虽然疲劳，连日来几乎都是十二点睡觉，而小旅馆的卫生条件比较差，各方面很不适应，但是我觉得自己是在用毅力战胜疲劳，拼命使自己保持清醒头脑，投入到这一关键阶段。今天觉得精神似乎好多了，不再为没有出现新领悟，为担心自己是否是"怕"字面前的逃兵而紧张、苦恼。我把思想放松了，不指望立即出现"千树万树梨花开"的心境，而希望一步一个脚印，达到理想境界。

对于这几天没有出现强迫念头来检验和实践的问题，听了讲座，我知道：不能为了治好自己而刻意去制造紧张气氛，否则，实际上是在复制另一个强迫症状。没有强迫思维，轻松愉快时，不要去想。出现强迫思维，采取"三部曲""三自一转移"和"四不"措施对待它，希望能在以后的斗争中熟练使用这些宝贵的武器，真正能做到"习以治惊"。

症状如何消除？主要通过认识的转变。这种认识转变：一是通过学习，知道紧张就是怕，怕就是万恶之源，所以必须以轻松的心态应对它。二是听课后知道，并不一定要立即出现新领悟，一步步踏实往前走也很重要，新领悟更多地来源于实践。三是出现反复并不可怕，因为不良性格的根尚未挖除，病理兴奋灶必然在情绪低沉时又会扩散开来。重要的是在明白道理——通过学习和实践，提高心理素质后，与"怕"字勇敢较量，通过改造过头性格，坚持下去，必然会取得最后胜利，做一个精神世界的自由人。

以上是我今天在听课和个别交谈之后，得出的综合性的感受。它改变了我的精神面貌，我因此感到心境开阔了，情绪放松了，这必然成为我克服怕字的有利条件。这种心境，是任何外界条件代替不了的，它产生于正确的指导，又为改造强迫思维带来无比的益处。

下午能与鲁教授直接、正面地谈点话，亲自得到关照，我很高兴。您虽然没说多少，但却令我难忘：①能把材料与我对上号（这也是我担心的也是最起码的要求——为了自己的心身健康，我不得不希望您清楚地了解我这个疏导班里似乎没多大毛病，却自觉最异乎寻常的心理病态），并说我的理解能力较强、材料写得多。②受到了热情鼓舞，相信我一定能治好强迫思维。虽然我深知医生对病人总是鼓励的，但我深信这番话绝不是"哄"我，而是看了我的反馈材料后的新指示。③我确实还存在极大的逃避心理，经常为"万一"辩解、说情，说得头头是道，做起来就逃避退缩，这是自己治疗疾病前进道路上最大的障碍。

下面，我再简单地汇报一下今天学习的几点感受：

（1）强迫思维的"怕"并不是虚无或不存在的，而是确实存在的。认为"怕"字不存在或不可琢磨是逃避心理在作怪。虽然强迫思维千奇百怪，但万变不离其宗，都来源于一个"怕"字。虽然这些"怕""实实在在"地存在于我们内心，但却是虚、假、空的！因为自己是"当局者迷"，一与"怕"字接触，就身不由己地迷糊了，弄不清真假是非，就在"虚、假、空"这个由自己划的"圈套"里转来转去出不去，焦虑不安，犹豫不决，陷入无路可走的地步。如果自己能放松一些，不怕它，也不禁锢它，把它当成一个不欢迎的人，不去理它，这些思维反而会慢慢地消失。

（2）我对那位病友所总结的"三自一转移"的随访信件很感兴趣，因为它也属于强迫思维。我们虽然没有见过面，但同样遭遇的人仿佛就是本期疏导班的人，我是那样熟悉和理解他。随着老师的介绍和选读，我好像看到一部治疗强迫思维的电视连续剧……他的年纪比我大，他的毛病全都好了，那我为什么不能把他在痛苦挣扎和反复斗争中总结出来的"三自一转移"用到我的实践中呢？

（3）我对鲁教授提倡学习让自己"马大哈、随便一点"的建议很感兴趣。我这个人，从小在正统教育、革命家庭环境中成长，确实过于认真、刻板、忠厚、善良，至今还是如此。通过学习，我才弄明白了过了头的优点却成了害人不浅的劣根。为了把余下的人生过得轻松愉快点，为了不再对不起自己，我应该变得随便，有点弹性，好应付人生道路上各种各样的艰难险阻。

# 第八讲

## 优化性格的具体方法——挖掉树根

### 第一节　优化性格的起点和终点——学着接纳

改造性格的起点和终点是什么呢？接纳自我。接纳自我即自我接纳，理性情绪行为疗法的创始人埃利斯（Ellis）将其定义为："个体完全的和无条件地接纳自己，无论他的行为表现是否是明智的、正确的或适当的，以及无论他人是否赞成、尊重或爱他。"通常，心理治疗的过程中，大家似乎都会强调接纳自我。

那么，我们为什么要接纳自我呢？——为了自由而充实地生活。这也是我们想要改变的初衷。但我们总是在探讨接纳自我或者说自我接纳这个话题是由于接纳自我难度之大。而接纳自我之所以很难做到，或许是由于人类对完美有着人类本身都难以理解和解释的着迷和执着。人类或许对完美的理解正如沃尔什（Neale Donald Walsch）在《与神对话》里描述的"完美的爱之于感觉，正如纯白色于色彩一样。人们总以为白色是缺乏色彩的表现，却不知道白色包容了一切色彩。同样地，爱也不是缺乏感情的表现，而是所有感情的融合，是整个心灵世界"。著名心理学家荣格（Carl Gustav Jung）也曾说过："幻想光明无用，唯一的办法是认识阴影""而阴影就是你所不愿意成为的那种人，要承认和接纳阴影，我们就必须直面阴影，让它成为我们人格的一部分，没有其他的办法"（黛比·福特）。因此我们只有承认、接纳和拥抱我们身上的"坏""恶""不好"，才能够真地变好。强与弱，悲与喜，恶与善，软与硬，只有我们使得它们和谐相处，我们才能够更真实地生活，倘若只展露好的品质，那些我们认为的可以隐藏、压制的坏终归会以意想不到的方式呈现；我们所认为的完美的自己，也不过是自以为包裹了坚硬的壳。试想，如果一个人总是对自己的不美不满，天天对着镜子埋怨、生气，他能更好地生活吗？他能有勇气面对外面复杂的世界吗？但，我们总是这样不满，不是吗？

那么，究竟怎么做才能接纳自我？

#### 一、理解自己

理解自己，首先要做的是理解自己的性格，这个在第七讲已经讲过了，此处不再赘述。

#### 二、接纳自己

当我们思及接纳自己时，我们要接纳的究竟是什么？

当我们告诉自己不要自私的时候，承认自己的自私，自私是人的本性，你也是芸芸众生中的一个；当我们告诉自己不要太脆弱的时候，承认并允许自己脆弱，但是不否认你的力量；当我们告诉自己不要害怕的时候，承认并允许自己害怕，但不止于害怕，你还有勇气；当我们否定自己的面貌时，承认自己并非貌若天仙、貌比潘安，但是你也有你的美……即接纳自己也是自私的、贪婪的、懦弱的、难堪的、心胸狭隘的、胆小的、嫉妒的、虚伪的、丑陋的、粗心的、不理智的、焦虑的、悲伤的、难过的、胖的、瘦的、会犯错的……许许多多那些我们难以接受在自己身上出现的特质，不必总是要善良的、无私的、美好的、严谨的、大方的、快乐的……。最为重要的是要认识到这样一点：我们并不是完美无缺的，每个人都是不完美的，都有其自身需要去面对的缺点，但也正因此，我们每个人都是独一无二的个体。比方说，我现在停留在山脚下，在"1"的位置，这就是我的现实，但这并不代表我有多么糟糕。面对现实，就会有提升的空间。"千里之行，始于足下"。接纳目前不完美的自己，就是"足下"，是登山的第一步。要不然，没有"足下"的"第一步"，又哪里来的"第二步"呢？所以，对于改变性格来说，接纳自我是改变的起点。这个改变不是说自己变得多强大，而是能够正视现实、面对并接纳自己的脆弱。只有这样，我们才能从1出发，向1.1、1.2迈进。

当然，接纳并非易事，还伴随着不接纳的挣扎与痛苦。这是因为在我们四五岁的时候，便开始形成对世界的整体印象，建立起心理和身体的联系。我们会修正从遗传和环境中获得的印象，使它们符合我们对自己的期望——我们是完美无缺的，而且很有价值。也只有这样去想，当时的我们才能够更好地生存。阿德勒（Alfred Adler）说："完美本身没有问题，问题是我们长久以来形成的错误信念：不完美就代表着没有价值"。这导致我们在压力面前总会将注意力转移到自己身上，对自己愈加不满意，放大本来的缺点或者说不好的一面。

与此同时为了避免被人认为没有价值，特别关注自己不完美和不足之处的人会形成强大而敏感的心理防御，通常采用两种方式：一是努力弥补；二是极力掩饰。前者使我们更加强大，后者使我们表面强大。比方说，一个人上台很紧张，如果他敢于接受甚至敢于当众承认自己的紧张，他才能慢慢放松下来。敢于当众承认自己紧张，说明他不是最紧张的。真正紧张的人是不愿承认自己紧张的，他会故作放松，这样导致的结果，可能反而会更紧张。其实，适当暴露自己的脆弱并不可怕。上台演讲时，说一句："我有点紧张。"暴露一下，你的紧张度可能就会降低50%。这就是道家所说的"处卑"，像水一样往低处流。去接纳一些自己的弱点和不足。

但是，掩饰往往比弥补见效更快，更省事，更能够快速缓解来自不完美的痛苦纠结。因此，我们习惯了在困难、在压力面前掩饰自己的缺点与不足，比如个子矮、长得不好看，习惯了在生活中去掩饰那些"不好"的东西——那些我们认为的自己的阴暗面，我们习惯性地认为只要我遮住了，那么就不存在，不存在就影响不到我。其实，如果强烈抗拒自身的某性格缺点，那它一定会持续地伴随我们、干扰我们。所以接纳自我，还要试着不掩饰愤怒、私心和欲望，允许自己做一个真实的、完整的人，而不是一个虚伪的、完美的人。真实比完美更重要。我们同行在一起时经常会互相调侃："哎呀，你真好色。"有的同事会回答"我本来就很好色"，他就很真实、强大。如果回答"你才好色呢，我一点都不好色"，那可能反而成为一种谎言了。我们很多时候的痛苦就来自掩饰，硬要把自己当成神。

一个人成长的过程，就是逐渐成为一个"人"，逐渐告别非黑即白、非神即魔的极端与分裂，走向中庸和整合的过程，也是从完美走向完整的过程。但是我们总是在阴影中找寻光明，在残缺中找寻完美。但正所谓纸里包不住火，越是想要藏起来的东西越是藏不住，它总会在你意想不到的地方，烧起来。藏不住的坏，就如光明之处总会有黑暗，那些阴暗永远不可能被消灭殆尽。所以，无论我们有什么样的性格，如胆小、内向、敏感等，都只有先接纳才能慢慢进步。比如，一个胆小的人能够逐步认识到，胆小是自己从小成长的经历导致的，而且是小时候自我保护的一种智慧，就会慢慢放弃对"胆小"的否定和排斥，学着与"胆小"相处，逐步变"糟糕"为"一般"（把它仅仅当成一性格特点而已），再变"一般"为"平和与喜悦"。当身处"平和与喜悦"中时你会发现，你正在变得胆大起来。

所以，在实践中，学着接纳自我，尝试体验生命中或开心或悲伤的每个当下和瞬间，是每个人成长的内在历程。欲登高望远，必着眼足下。怕的就是又胆小，又不接纳自己，好高骛远，要求过高，这样就很难进步。

另外，在我们对接纳的那些努力尝试里也总是这样充满了不接纳（掩饰与排斥），亦步亦趋。也就是说，当我们在意识上告诉自己接纳、认可自己的阴暗时，对阴暗的不接纳感也总是如影随形。掩饰的另外一个常见做法除了显性的"藏"，还有隐性的"改变"。比如，我们在隐藏了自己原来是胆小自私的这个特质之后，随之而来的是要求自己改变胆小自私这个"坏毛病"，但是让你大失所望的是，当你要求自己改变的时候，随之而来的必然是对改变的本能抗拒。我们知道，让一个孩子建立规则感是非常难的，为什么？因为会失去快乐和自由。而让一个成人解除对自己的条条框框更难，因为没有安全感。一个成年人，遵守某些规则、在条条框框内行动，日积月累，已经形成了某种条件反射，会给个人带来熟悉感和安全感，让他突破这些多年来熟悉的规则，必然会有不安全感及本能的抗拒。

除此之外，当我们让自己去接纳的时候也有着我们看不到的一面。一方面是理智上知道要去接纳这些"不好"的一面，但是内心却是对接纳这一不好的方面有着本能的恐惧。这时候，我们也应当理解自己在接纳自己阴暗面上短暂的不接纳，毕竟那些在我们身上存在了许久的东西总是有其意义，才会伴随我们如此之长久。倘若一味要求自己接纳则会变成变相的逼迫和压力，将不可避免地陷入另一个极端，最终只会适得其反。甚至会导致内心充满对自己的否定，产生"自己又不行""果然不行"的自责、内疚的想法。我们很难做到接纳自己的原因或许还在于，正如我们原先想要彻底清除自己不好的一面的不合理念头，现在我们想要一下子就接纳承认自己所有的黑暗也是不现实的。所以，我们应当理解自己的不接纳，接纳对自己的不接纳。

那么，我们要接纳到什么程度呢？从孩子到成人的过程是斗智斗勇的过程，我们总是会改变身上的某些习惯、某些行为或某些特质来让自己更好地适应生活的变化，但并非全然改变，也非全然不改，这才是成长的本质。可以说这是一个博弈过程，在博弈中保持平衡，改变能改变的，接纳不能改变的。倘若我们为了高要求高标准改掉自身所有的特性，去顺应社会和生活，这本身就是违反人性发展规律的。之所以我们现在感觉到痛苦与挣扎，正是因为我们想要改变我们所认为的所有的不好，过度地追求完美的形象、完美的状态，强行要求自己做一个完美的存在，但是这样的完美恰恰是脆弱而虚空的。月有阴晴圆缺，树有高矮弯直，自然界尚且如此，美好而有力量的东西总是多少有些"瑕疵"的，但正是因为这样的"瑕疵"才显其独特与真实。换句话说，好坏善恶，都是我们的本质。

所以我们必须对自己有足够的诚实，能够承认那些一直想要改变的不愿意承认的"坏东西"，才能谈改变和接纳，否则，接纳从何说起？换句话说，首先要放弃改变，在坦然面对真实的、完整的自己的过程中，变化自然悄然而至。比如有些强迫、焦虑和抑郁的人，都是完美主义的代表，他们总是对自己充满了不满，总以为自己是世界上最无能、最无用的人，对于自己的不好的方面尤其关注，以至于将自己本身不错的一面忽略了，甚至也变成了不满的地方。很多时候其实其自身还是不错的，比如有时其任务完成的效果可以打八十分了，但是自己总是想着自己很烂，做得很差，只有五十分。为什么？因为只要不是一百分，就不会满意，就不会承认自己还不错。于是，拼命努力，最终导致了对自己永远不满的状态，甚至因为这种状态，有时候五十分也达不到。在这种时候，我们说的需要去接纳其不足，放弃努力和改变，反而是改变的开始。

当然，放弃改变或者说接纳，并不等于消极悲观，甚至破罐子破摔，这是走入了另一个极端。而是说，既然我能接纳自己的任何缺点和错误，我也能够认识到我自己的一些优点，坦然处之，那么我想怎么过就怎么过，犯了错不必过于自责，对自己的外貌也不必过于苛责。

总而言之，倘若能改掉就改，若改不掉也不必强求自己，就随它去吧。其实我们所认为的阴暗，根本无伤大雅。

那么，完全接纳，是一个更高的目标，说是终极目标也不为过，或许穷其一生也未必能够达到。接纳现实，也是一个很高的要求。能够完全接纳现实的人，那基本可以成"佛"了。我们只能向着这个目标努力，而不必强求结果。否则，以完美的要求调整完美的性格，那只能南辕北辙，离"接纳"这个目标越来越远。

因此，要求低点，才能发挥好点。能够接纳自己的阴影，才有资格迎来阳光。也就是说，只有你敢于面对自己的不好，你才能够获得真正的自由，自由调整自己的状态，灵活地应对生活中所遇到的困难与挫折，坦然面对生活中的风云变幻。如此，才能真正地展现真实的自己，才能坦然地面对世界。

一个人能够在多大程度上做到自我接纳，就能够获得多大程度的自我解放，获得多少内心深处的自由。当你不再用局部的眼光看自己，而能全面地看待自己的种种，这时你便是真正的开始理解自己，这时候的你在你自己的眼中是真实的，世界在你的眼中不再是灰暗的而是鲜活的，你的状态也不再是压抑的而是轻松的、快活的、自由的。因此，接纳自我，就要求我们要以全面的、整合的眼光看待自身的优缺点、事情的好坏、世界的美丑，而不是分裂的、极端的眼光。当你能够做到自我接纳的时候，也必然是以全面和局部相结合的目光看待自己和所遇之事的。世间万物是对立统一的，我们每个人也不例外，要学会让自身和谐统一。

当然还有不可忽视的一点是，我们说最初我们认为自身是完美无缺、无所不能的。但接纳自我，在某种程度上是一种哀悼——对自己理想化破灭的哀悼。我们充分认识到自己的局限，认识到自己永远也达不到某些理想化的标准，原来我不过是芸芸众生中的一个，一个有局限、优缺点的平凡而普通的人，这时可能会经历一定程度的崩溃和不安。所以，接纳，有时也会伴随着某种抑郁，这是对自己理想化无法达成的无助。但只有我们能够正确认识并接受这一点，才算是接纳，改变才能够真正地开始。从接受"我们永远也不会是完美无缺的存在的，我们的自身的局限确实是无法避免的"开始，接纳和改变才会慢慢萌芽。所以，在改造性格时，不求改变，也许是最好的改变；越想改变，反而越会否定自己，反而会在自己的不良模式中越陷越深，越描越黑！比如，当我们痛苦的时候，总想着消灭痛苦。然而，如果没有痛苦了，那么其对立面——幸福也就没有了。因此，可以说痛苦是必然的，也是人生应有之意。所以，关键之处不在于如何消灭痛苦，而是接受痛苦存在之必然，然后学着与痛苦相处。当我们真正能够品尝痛苦的时候，才能够真正提升自我接纳。这是一个辩证的关系,需要慢慢去体会。

最后,理解自己,接纳自己,当然离不开社会实践。这需要我们在与人的交往中,认识他人,认识自己,认识人性。封闭自己只会变得更加虚弱,只有交往合作才能获得强大的力量,同时还能够获得一定的情感支撑。在学习交往或者说进行交往实践的时候,最好先从自己亲近的人开始,因为他们不会因为我们的紧张无措、焦虑慌张而看低我们。这可以让我们有一个良好的被人接纳的开始,而当有了被人接纳的成功体验之后再逐渐扩展自己的交往范围,走出舒适圈,去和不同的人交往,在此过程中逐渐和陌生人也能够轻松地交谈。如果在陌生人面前都能够不掩饰自己的不完美之处,坦然处之,那就可以说是做到了接纳自己。

综上所述,接纳自我是反复中改变、螺旋式上升、波浪式前进的过程。总体来说,它是:理解自己(我是什么样的人?为什么是这样的人)——承认现实(我的局限、永远也达不到理想化)——接纳(不完美,妥协与和解:与众不同,本色出演)。

### 三、自我接纳宣言(建议经常读一读)

- 如何接纳自我?首先得理解自我。
  我成为我自己,是因为我与众不同。
- 我的经历与众不同,我也有先天不同的特质,所以,我有自己独特的反应方式,这个方式可能与众不同,但这些方式都在为我提供保护,虽然有时候看起来效果不好,但在我找到新的方式之前,它还是会作为我的一部分与我同在。这不是我的错,只是一种反应而已。换作他人,如果有我的经历,也会有类似的反应。
- 所以,我理解我自己,理解我的一切情绪,理解并接纳我的恐惧、我的愤怒、我的痛苦、我的无助、我的委屈、我的羞耻,带着它们,慢慢前行。总有一天,我能够找到更合适的方式去面对恐惧。那时的我,仍然与众不同,但会更加轻松、更加勇敢、更加灵活,能够更好地展现自己,焕发出自己的光彩,不为他人评价,只为成为我自己。
- 对于那些让我不快的特质,我要大声说:这就是我,我就是这样的,我就是如此!

## 第二节　克服"怕"字与优化性格

生活中充满了挫折,将来你肯定会遇到逆境,甚至会濒临绝境。有时,身处逆境中,因当局者迷,往往不容易解脱出来。这时,首先必须争取跳出这个"局",才能摆脱这个"迷"。那么,应该怎么样去解决这个问题?

心理疏导治疗一直是围绕着那棵树展开的,我们还是要回头讲这棵树。因为挖掉树根的过程,本身就是改造性格、提高心理素质的过程。提高心理素质,具体来说,就是改造过头性格。目前,这棵树虽然根干分离了,树倒下来了,但根还在,随时都会有重新发芽、繁茂的可能。所以,要进一步克服"怕"字,必须与优化性格紧密联系起来,克服"怕"字与优化性格并不是截然分开的,而是应该齐头并进的。你如果不把克服"怕"字和优化性格并进,仅将树干砍掉,却不挖树根,树干可能再长出来。

当有了心理障碍,解决问题的关键就是挖掉树根,这个树根越深,树干和树冠就越茂盛——我们性格偏移越大,症状就会越多。因此挖树根往往是最难的,是长期的、艰苦的过程，有时候是非常痛苦的。如果自己的性格很要强，本来就很任性，自己又认识不清楚，让你勉强服从别人，能不痛苦吗？

第二阶段总结时，我们就分析了逃避的不利之处，现在到第三阶段了，有些人又卡壳了，问题还是出在：不敢正视自己，不往自己深处探寻，以各种各样的方式逃避着。即使在这里一再强调避免逃避，但仍有人无法做到，导致失败。

## 第三节　最好的挖"根"工具——六台"挖土机"

我们用树根比喻过头性格，那么优化性格就是一个挖掉树根的过程。现在大家都愿意用挖土机挖根，不愿用铁锹挖，但挖土机不是说想用就能用的，必须具备三个先决条件。

第一，得先拥有一台挖土机，必须有资本。这是指你所掌握的整个战略、战术和武装自己的基本武器，掌握改造性格的整个规律。

第二，买回挖土机，还必须了解这个挖土机的性能、原理、构造等。很多人的问题反反复复，这不单单是优化性格困难所致，多半是因为在挖掘的过程中，遇到了障碍，破坏了工具，自己不具备关于挖土机的基本知识，不会修理，只能停下。

第三，你还必须学会驾驶，知道如何使用挖土机。但是，光能驾驶还不够，要想效率高，挖得好，你还必须成为一个熟练的驾驶者。只有熟练了，才能提前预测到前面是什么障碍，才能排除故障，继续顺利地往下挖。

只有具备这三个条件，你才能开着这台挖土机，顺利地去挖根。当具备了这三个条件，不断在驾驶过程中积累经验，就会更加得心应手。有了经验以后，不等前面的障碍来破坏机器，你就能巧妙地排除障碍，顺利地过去。

如果你已经具备了这三个条件，接下来，我将给你介绍目前最适合我们的六个挖土机品牌，分别是"轻松"牌、"乐观"牌、"勇敢"牌、"果断"牌、"灵活"牌、"随便"牌。你如果已经具备三个条件了，那么，你现在具备了买哪个牌子的条件？就拿乐观为例，你知道购买"乐观"牌的条件吗？"乐观"牌的性能你懂不懂？什么叫乐观？你真的处处、事事都能以"乐观"来驾驶它？

可以说，现在具备的人恐怕不多。我们现在具备的往往是它们的反面：紧张、悲观、胆小、犹豫、固执、拘谨。经过这一阶段的治疗，只能说比前两天乐观了，豁然开朗，变了一个心境，实际上，你与购买"乐观"牌挖土机的条件还有段距离。我刚才是拿挖土机做比喻，现在咱们接近现实——就"乐观"这个概念，谁具备了？暂时的乐观恐怕不等于把"乐观"的整个构造、原理都理解了；暂时的乐观不等于能驾驶这个"乐观"牌用到自己的实践中去，不等于能一直用到自己的学习、生活中，不等于能够在自己的人际关系中自由地驾驶了。

但是，如果在这六个牌子中，你具备了一个，其他的就都迎刃而解了。驾驶这六个挖土机，就像开不同牌子的汽车，你能开"红旗"牌的，就会开"奥迪"牌的，你会开这个，就会开那个。你只要真正了解"乐观"的性能、原理和构造，又会驾驶，"乐观"一来，接着你就会"勇敢"；你在勇敢的情况下，你的"果断"就有了；有了果断，就能"灵活"了；有了灵活就再也不会那么固执了，就会"随便"得多，遇事就能顺其自然了，能自如了，就"轻松"了。这个随便，不是无组织、无纪律的随随便便，而指的是我们对各种事物能稍微看淡一点，能无所谓一点。如果心理素质真正提高了，什么也不怕了，就能将这十二个字在生活中运用自如了。

但有些人在治疗时情况很好，感觉很轻松，也很乐观，可是过了一年，十二个字都写不全，颠来倒去，忘得差不多了，你说他怎么能运用自如？如果他不继续挖，而是停滞不前，树干就又长出来了，即使这样一直挖，遇到逆境时还有可能会反复，更别提他早把挖根忘到脑后了，症状必然会反复。树根没挖干净时，就会长出芽来，一旦反复，不等树芽继续长下去，就要用刀把它砍掉。我们不怕反复，反复是正常的，因为根还在。改造过头性格，优化性格的过程是困难且长久的，我们只有不断地挖，不断地砍，将优化性格与克服"怕"字不断地结合起来，才能逐渐取得优化。

# 第四节　性格改造的自我体验

（以下内容是鲁龙光教授的自述）

大家总是会迷惑症状的发生和发展，其实这些症状可以说是不正常的，但也可以说是正常的。之所以强调要把克服症状与性格改造联系起来，其实来源于我自己的体验。大家有的症状我也曾出现过，我的心理素质也不高，我也有性格缺陷。现在结合我自己的情况，联系这些年的治疗经验，再谈谈改造性格。

有些人怕病，有些人怕死，有些人怕灰尘，我也有怕的，我怕鬼！我18岁大学二年级时就开始做解剖，开始接触死人了，和死人打交道。第一次解剖的尸体，是一个被枪毙的抢劫犯，新鲜的尸体来了，我看过以后，那天中午饭都没吃，觉得特别恶心，后来我们四个学生分一个尸体，慢慢习惯了，还跟"他"有感情了，因为一刀一刀地解剖，要看他的神经，看他的肌肉和血管，也就对尸体慢慢由怕到不怕。后来，不但白天不怕，晚上也不怕。因为给我们上解剖课的教授是很有名气的，他怎么考学生？他不出题给你答，只考标本，拿一段肠子，让你说是大肠还是小肠，但大肠与小肠区别不大。所以，若不把标本与尸体认真对照，是没有办法通过考试的。因此，我们晚上有时还要过去补习，一个解剖室有几十具尸体，有时睡到半夜一个人就跑到解剖室学习去了，久了就习惯了，慢慢也就不怕了。

我做了几十年的医生，在门诊部，凡是急诊抢救的，人工呼吸时，口对口呼吸，我一点也不紧张，送到太平间，我也从来没紧张过。上次死了一个华侨，这个华侨有国际上的债务，公安部门说一定要看好，来到这里脑出血而死，我看着他死的。当时我是门诊部负责人，诊室就我一个人，我就一直坐在那儿守着他，我看我的书，他"睡"他的觉，一直到天亮，一点也不害怕。可是，到了农村，一到晚上我就害怕，还特别怕出诊。我在太仓巡回医疗时，本来说待六个月，后来因为那边看病的患者太多，周围几个县和上海的都去看，当地就打报告让我们整个医疗队都留下来。留下来以后，因为在城里没有出诊的习惯，可是在县里，出诊就特别多。第一次出诊时我就非常紧张，晚上走在路上，前面是患者家属领路，后面是镇医院的医生背着药箱，他们打着手电筒，我走在中间，却紧张得感觉身边白光、黑光、红光，什么东西都有。走到田里时，一会感觉好像前面"嗖……"一道光过去了，一会又感觉后面好像有什么东西抓我一样。为什么会有这种感觉？因为我太紧张，因为我怕鬼。那么这个鬼是从哪儿来的呢？就是我从小受到的不良教育。

这个不良教育可能储存在我的大脑皮质下面，平常意识不到，一到了这个情境，尽管过了几十年了，仍然会再现。当这个无意识再现时，我就会有上述反应。我记得，当我只有几岁时，跟哥哥一起睡觉，小孩总是很顽皮，睡觉老讲话，我们那个老阿姨每天晚上就讲鬼故事来吓我们，讲到最后，越听越害怕，蒙着头就睡着了。但她没有文化，讲的故事并不像《聊斋志异》讲得那么神奇。我印象最深的一个故事是，有个人死后被放在棺材里，埋到了野外。有一天，一阵大雨来了，有一个人路过这个坟地，没地方躲雨，就躲在坟地的树下面。结果一声雷后，这个坟一下子就炸开了；又一声雷，棺材盖也掀开了，从四个钉子下出来了四个小鬼；又一声雷，那个死人竟然坐了起来。这个人看到鬼出来了，撒腿就跑，几个小鬼就追……

这就是我早年的教育再现，实际上，现在一般野地里都没有死人了，但我仍然一到野地里就害怕。我不怕死人，就怕鬼。我做了几十年的医生，这听起来是个笑话，但就是因为早年的经验储存在我们的大脑皮质下，一旦进入了这个情景以后，就会条件反射般地再现。所以，早年的教育对一个人的影响是根深蒂固和非常深远的。

当时，我在高度紧张下，不但感觉全身麻酥酥的，心跳加快，呼吸加速，而且总感觉一道道光从眼前过去，后边有脚步跟着。这些是高度紧张以后，出现的一些感知觉过敏。比如有些人一紧张，脑子一片空白，都不知道自己是谁；有些人一紧张，对事物的判断能力都没有了，甚至自己是死是活都搞不清楚。这些例子可以帮助大家理解一些自己的症状，紧张情绪会带来身体上各种各样异常的感觉，所以，对于至今还一直抱着症状不放的人，更应该反思一下自己的症状是怎么出来的。

早年的经验对我们的影响表面看起来虽然不怎么大，一旦我们进入某个相似的情境，这些影响就可以再现。和人的关系也一样，如果你在家怕严厉的爸爸，那你在外面就可能会怕上级、怕权威或者怕比较凶的人。这些也都是情境再现。因此，一个人性格的形成与家庭教育、自我教育、社会影响等有着密切关系。要想改变已经定型的性格，重组童年早期的认识和经验，首先要求的就是自我认识。所以，优化性格和我们克服"怕"字是完全一样的，只有自己不断去深化认识才行。

不去优化性格行不行？不行。拿我来说，我也患有心理障碍，我的心理障碍还很严重，在年轻时，我就患上了心身疾病，曾经病危几次，差点死掉。随着年龄增长，年岁大了以后，我体会到了提高心理素质的重要性，倒是一直都挺好。二十世纪八十年代初期，我慢慢减少精神科的工作，决定做心理医生，确确实实是从我自己的生活中体验出来的。应该说，我这一生是战斗的一生，也是坎坷的一生。但是，我认为，不能把一切都推到客观上。例如，当初我坚持要做心理医生时，医院领导当时对此不理解，希望我能干别的。当时，拥有高级职称的医生中，我是最年轻的，领导希望我能多做点工作，承担一些行政职务。可是，领导认为重要的，我却认为不重要。当时，卫生局领导在跟我谈话时，我表态很清楚——我不希望做行政工作，也没有这个能力。因此，领导对我的希望和信任被我一口拒绝了。卫生局下来委任通知，我也没有接。这其实是我的性格使然，就是因为我比较固执、主观性太强。当然，拒绝了上级的委任，领导是很没面子的，我的工作自然就会遇到一些阻力。因此，前些年我所遇到的一些不顺，不能归罪于外因，都是我自己造成的。不能不说，这是自己的主观性对客观环境造成了影响，这就不是外因的问题了，而是我的内因影响到了外因。

我的性格很不均衡，这个不均衡性格与我幼年期的经历有密切的关系。我的成长经历和生活环境决定了我很难有一个均衡的性格。在新中国成立之前，都说"三座大山"压在中国人的头上，你们都没有体会，我是深深体会到了。"三座大山"就是封建主义、帝国主义，还有反动派。首先是封建主义对我的压迫。我出身是非常卑贱的，父亲是个商人，父亲的原配夫人是个非常有才干的女强人，我父亲就是靠她发家的。在旧社会这样一个女强人，若在现代社会就了不起了，但她在旧社会仍然抬不起头，因为她只会生女儿，不会生儿子。因此，当她四十多岁时，就开始动脑筋了，给我父亲又娶了一个小老婆，我就是我父亲的小老婆生的。我母亲家里非常贫寒，是在无奈之下才嫁给我父亲的。父亲娶了我母亲以后，一共生了三孩子，姐姐、哥哥，我是最小的。在我母亲三十二岁时，就被我大母亲用毒药毒死了，因为她不需要我母亲了，对她来说，我母亲只不过是一个生育机器而已。我母亲是一个无辜、善良的人，仅仅三十二岁就去世了，母亲的模样我都已经记不清楚了。我母亲死后的第二年，九一八事变爆发，日本人打到中国来了，我家很快就被日本人占领了，我父亲被日本人打死了，我就跟着大母亲逃难，逃到了她的大女儿家里。这时，我的大母亲也不需要儿子了，因为她丈夫死了。因此，我们姊妹三个就成了孤儿。仅仅五六岁，必须要讨饭，不讨饭就挨饿。五六岁，要去给牛割草，我不会割草，镰刀一刀割在腿上，淌了不少血水，正好是关节处，一直化脓了几年，留下的瘢痕现在还在。一个失去自己父母的儿童，是不可想象的。虽然我总认为自己没有错，但是，幼小的心灵里每天接受的是什么？侮辱、谩骂。我大母亲的大女儿与我母亲一样大，二女儿和我姐姐是同年，只要她的二女儿和我姐姐一吵架，她的二女儿总是骂我们，"乌鸦窝里不能生凤凰"——她们是凤凰，我们是乌鸦。所以，在我幼小心灵中，就埋下了一个"我就非要证明我不是乌鸦不可"的想法，就是这么倔强！那段时间，根本吃不饱肚子，营养就更不用提了。后来，也没地方睡觉，平常就睡在院子里。夏天蚊子叮，学龄前期，就"打摆子"——发疟疾，一天发两场，是间日疟，晚上一场白天一场。我姐姐要点开水给我喝，我大母亲就不让，怕浪费火。说："你用这个小罐到井里去打水，只要不挨到地上，就是神水，给他喝。"有一次，我病重，我姐姐实在没办法了，就背着我去看病，带着我到县城找一个做中医的堂叔叔。当时，我姐姐仅仅十五岁，我已经六七岁了。刚走了几里路，我突然犯了疟疾，我姐姐没办法，就哭了。不巧就遇上了一帮土匪，我姐姐仅十五岁就被土匪给抢走了。后来，有人把我送到城里，这个做中医的堂叔叔才把疟疾治好。

不久，我的大母亲也死了，我和哥哥都进了孤儿院。从这时开始，我们遇到了一个协和医学院毕业的助产士，当时她是县城唯一的、最高明的医生。她是个老姑娘，没结过婚，非常善良，我们叫她张姑姑。在她的帮助下，我们才开始读书。后来，日本人占领开封以后，我们成了亡国奴。我另外一个堂叔叔无儿无女，但心特别毒辣，就把我父亲的产业全部霸占了——因为我父亲是商人，有很多私房。他把我父亲做买卖的房子全部变卖掉以后，买成了地。他无儿无女，就把我姊姊妹妹的女儿过继给他，并改姓鲁，但他舍不得再让她嫁出去。我哥哥比我这个所谓叔叔的女儿小九岁，我哥哥正在读书时，他就把我哥哥弄回来和这个女儿结婚……我哥哥结婚以后，他就更不需要我了。十四岁，我上初中三年级时就被赶出来了。我从十四岁离开原籍，一直到现在，几十年了，我没有再回去过。这就是我的一生，我就是在这个环境下成长的。

我性格的雏形就不稳定，非常倔强，不愿意示弱，我总有一个观念：我绝对不能当乌鸦，但这也成了我最大的问题。从小时候，我就发誓要作一个真正的人。在我的印象里，要想成为一个好人，就不能做坏事，不能走弯路，不吸烟，不喝酒，不赌博。因此，一直到现在，我都不会抽烟，不喝酒，不会赌博。小时候的观念一直在支配着我。在很多人的帮助下，我上了高中，后来参了军，又读了大学，中间的过程我就不多讲了。我下面就谈谈我的不均衡的性格是如何导致心理障碍的，我性格的优化又是从哪里做起的，特别是我价值观的改变过程，给大家谈谈就更有意义了。

我 23 岁从医学院毕业，工作后，我是非常努力的，因为我热爱这个工作。为什么对这个有兴趣？除了我对精神病了解一点外，最重要的是我的一次经历。在我大学四年级时，正值抗美援朝时期，我那个班全部调到靠近朝鲜的吉林农村去做防疫工作，防细菌战。有一天，到了一个农民家里，就看到了一个精神病患者，一双年迈的父母守着他。这个患者的家人在地上挖了一个洞，洞里有点儿草，用铁链子将他锁在洞里。我看了以后，受到的刺激是相当大的。我问他们为什么这样做，他们说，虽然就这一个独生儿子，但如果不把他锁起来，他就会放火烧房子、打人！我们现在知道这是个病，但在 20 世纪 50 年代根本没有这样的医疗机构。当时，有了这种病，就是"鬼"，把人可以变成"鬼"。令我印象最深的是，他的头发像草一样，满脸污垢，不像个人。因此，回去后不久，我们最后分科时，我毅然决然报了精神科——我们班 101 个同学没有人报，我是第一个报的，后来有两个同学是经过动员以后才报的。因此，我对自己所选择的工作是非常热爱的。

分到精神病院以后，做住院医生，一值夜班就是一个星期，每个星期只休息半天，即使休息半天，还要出去玩、看电影，休息得很少。当我做第三年住院医生时，有一天晚上出了荨麻疹，发热了，后来一查，白细胞很低，化验室查过以后没有告诉我，因为当时我正在胰岛素治疗室工作。把报告给院长送去了，院长一看，就让救护车开到病房门口，随即把我送到了医院。经过半个月输血，急性期过后，我患上了慢性粒细胞缺乏症，我的病就是这样来的。但是，我的病却时好时坏，心理素质低时很快就会发作，全身感染。三年自然灾害期间，并没有发，可是"文革"期间就发了，发了以后很厉害。我只要身上出了疖子，就化脓，化脓以后就红、肿，接着就是脓毒败血症。我年纪轻轻，却经常住院，与心理素质有不可忽视的关系。特别是在"文革"期间，反复很大。怎么回事呢？也和内因有关。

"文革"期间，我成了医院黑名单里的 14 个人之一。在这个压力下，就暴露出了我的性格缺陷。在"文革"期间，我紧张到什么程度？例如，今天晚上斗鲁龙光，他们动员全院的人，不管认识不认识我，都要写大字报。第二天一出来，一墙的大字报。我当时不太理解，我认为我没有什么问题，怎么写出来这么多东西？两面三刀、白骨精、颠倒黑白等。当时我不理解，也有点害怕，虚荣心也强，不知道该怎么见人，但也就挺过来了，该见人还得见人啊。特别值得一提的是，到现在我还很感激我们神经外科的周主任，当时，我在病房做主治医生，他是刚分来的年轻医生，他与另外一个护士经常为我通风报信，"今天晚上要搞你了，你心理上要有点准备！"由于我事先有了思想准备，所以没崩溃。1966 年 8 月 27 日，这一天是很值得纪念的，当时，我们医院给"反动学术权威"戴"高帽子"游街时，到我家附近，有人喊："顺便把鲁龙光也带走！"敲锣打鼓，给我也戴上了。当时，戴了以后，我自己思想一点也不紧张，因为那几天已经习惯了。他们还临时写了"打倒反党分子鲁龙光"，贴到了我家院子大门口。后来就跟着队伍走了。

当时，天很热，三四点钟时，在柏油路上要赤脚走，脚上烫的都是泡。最后，游街到我们医院的饭厅里，稳定下来后，群众闹起来了。为什么？他们给很多医生、护士及社会工作员戴了高帽。我进了饭厅后，我一看，就笑了。我怎么笑呢？有个女社会工作人员被戴了个蒲包，脖子上挂了双高跟鞋，看到她被丑化的那个样子，我就笑了。这一笑可坏了，我的肚子突然闹腾起来了，实在忍不住了，当时就给团委书记请假，要求上厕所，"你真上厕所还是假上厕所？不能耍花招！"她怕我到厕所搞什么名堂，怕我自杀。我说你跟我去好了，因为她是女的，但是她还是提高了警惕，就跟我一块去了。到厕所，一蹲下来，拉肚子就像开水龙头一样水泻。

我曾经说过，心身毛病，很多来自无意识的紧张，我的水泻就是因为无意识的紧张，虽然自己意识不到，觉得也没啥紧张的，实际上我还是无意识紧张的，否则，不可能出现这样的心身反应。第一讲中，有一位女士，本来很活泼的，但由于长期压抑，后来，慢慢开始拉肚子，最后加重，拉血拉脓，相信大家还记得。而我这是急性紧张以后，造成功能性肠道痉挛，乳酸酶增加，进而出现的急性生理反应。这是在我感觉不到的情况下出现的心身反应。假若我这样拉肚子时间长了，那就不是心身反应了，不就成了心身疾病了嘛？虽然当时没有意识到紧张，因为不是我一个人，这么多人，感觉似乎一点也不紧张，但实际上肯定紧张。这个无意识的紧张造成的生理与病理反应往往更严重。所以，心理和生理的关系，我自己是亲身体会到了。为什么有些人老是便溏？一天几次大便，甚至到最后拉血、拉脓，却找不出原因，就是由于他心理长期不平衡造成的。如果不提高心理素质，光靠吃药，往往是不容易好的。

当时，我第一次从厕所出来，她相信了。但回去坐了一会，没过五分钟，肚子又疼了，我再次上厕所，她也不跟了。我连着拉了三次，不拉了。从这里来看，无意识的紧张导致的腹泻或便秘与心理状态有密切的关系。前面介绍的那位肥胖患者，一米五几，一百八十多斤，就是心理问题引起的肥胖。经过心理治疗以后，体重降到了一百零二斤，一切都很正常。还有由于心理问题而瘦得不像样子的，经过心理治疗也就恢复了。说明有意识的紧张与无意识的紧张都会导致心理上的毛病。所以，各种心理问题在我身上也就体现出来了。

那天，从四点多一直批斗到七点多，天黑后，一个个小组成员要找我们这些"牛鬼蛇神"谈话了。跟我谈话的是我原来病房的一个护士，她是个党员，平常和我关系还是挺好的，这个时候，受形势所迫，她也不认人了。她问我："鲁龙光，你有什么感想？"我说："没感想！"她说："你别顽固不化！"我说："确实没感想，有缺点，有错误，群众愤怒是正常的嘛！"她也没话讲了："告诉你，摆在你面前的只有两条路，一条，你好好交代你反党、反社会主义的罪行！"我说："我反党啊？！别人不知道，你可知道，从哪儿说我反党？"后来，她说不出话来："你顽固不化，去走王××的道路！"因为她答不上来了，他让我走王××院长的道路——自杀。我当时想不通，眼泪一下流出来了。我没想到，作为一个党员，她能指出这么一条路，说我顽固不化，让我走王院长的道路。我是从来不流泪的，当时我却流了伤心的眼泪。

回到家，那个家已经不像家了，因为我刚搬过去三天，周围人家都不认识，并且那边是菜场，我们住在二楼，很多西瓜皮不断从我们的窗子上打进来。当时，我的两个孩子都不大，抱着我说："爸爸，我相信你不是坏人！"当时我倒不是很难过，但是想想还是有点不舒服。

8月28日，我一大早准备上班，因为大字报上面写着大字"打倒反动分子鲁龙光"，鲁龙光三个字，都认得，很容易记，所以当时我一出门，就碰到小孩，小孩一看到我，就喊："打倒反动分子鲁龙光"，越喊小孩越多，最后一大群孩子跟着我。有一次，在医院门口碰到我们的老院长，这个老院长后来也被揪了，他看到这个情况，就骂道："你们这些小混蛋，滚滚滚！"小孩才散开。这些小孩并没有错，他们除了认为我是一个坏蛋以外，他们没有任何错误。但是，我仍然感到难以接受。后来，我天不亮就起床，不从大路走，从菜场后面的小巷子走，多走几倍的路，绕到医院上班，晚上七点多钟，等天黑了再从这些巷子里回去，避免见到任何人。当时的情形一直延续了很长时间，困难真的难以想象。我身边的人也深受其害，我的小孩走在路上，别的小孩无缘无故"嘭"一拳就把我的小孩打倒了。当时，心里很难保持平静。

在这种逆境下，我的病情出现了反复。因粒细胞缺乏常出现感染，一感染就很严重，就要住院，还曾经抢救了几次。因此，由于心理素质太差，半年以内，三次脓毒败血症，高热，粒性白细胞越来越低，不得不住院抢救，先在省人民医院抢救，后来住到省中医院。这时才三十几岁，但我却成了个"药罐子"。后来，一次又一次地病危，抵抗力下降，身上没有一点好地方，整个消化系统都发炎，从口腔糜烂到胃，一直到肛门，检查出来有很多炎症！我在此现身说法，可以看出，情绪影响的结果是什么！除了整个消化系统外，泌尿系统也同样有问题，肾脏到处都是炎症，小便的脓细胞都是两个"+"号到三个"+"号，尿蛋白一培养，细菌都在十万以上，皮肤上到处都是疖子。那一年，我还一直生肺炎，一个月至少感冒三次，有时能感冒五次，而且感冒以后都不好，上呼吸道也有毛病。心理状态一差，免疫功能就降低，什么病都来了。连续住了两年九个月的医院，我算是住够了。慢慢地，我就出现了一个"怕"字，这个"怕"字比你们的还厉害。

住院后的前半年，虽然我没感觉，也不感到紧张，但是仅半年时间，当时我妻子才三十几岁，头发就白了许多。这就是因为她精神上的压抑、紧张造成的。越紧张，越脱发，这话倒是一点不错，就像伍子胥一夜之间头发、胡子全白了。当时，下了多次病危通知。有一次发出了病危通知后，我们医院有人来看我，这个人就是我们革委会的，戴"高帽子"也是由他发起的。他是我下面的医生，我以往对他太信任，什么话都对他讲，结果没想到，他当了造反派的头头。当他去看我时，我的白细胞已经降到1 300，高热到41.7度，正在抢救。当时，有人给我讲："×××来看你了！"我当时虽然高热，但是我仍很清醒，他来看我可能是黄鼠狼给鸡拜年来了，因此我思想上有准备。他先和医生交谈，看过我的病历后，跟我谈，谈的什么？作为一个医生，在我病危时，他是不应该把我的病情告诉我的，特别是我检查的血液。但是，他说："我们接到病危通知以后，很关心你呀，你的白细胞只剩下1 300了，不要紧，你别紧张，他们现在正在想办法抢救！"因为我已经有思想准备了，听到这个话后，我很冷静："感谢领导来了。毛主席说了，'既来之，则安之'，即使有了急性病，也要等待医生处之。"我给他背了一段毛主席语录。说这个小插曲一方面是给大家讲个笑话，另一方面也是谈谈，在这个危急关头，我是怎样应付过来的。如果当时听到这个情况，我一紧张，可能咱们就不能在这里聚会了。因此，当时我冷静下来，对可能的情况进行预测是很重要的。好在我还没有烧糊涂，我还能辨别是非真假，最后还是应付过去了。

上面谈了我遇到这些挫折是怎么样度过的。下面就谈一谈，心理紧张和松弛最后所面临的不同结果。我们看下面这个县委书记，他是如何被纸老虎吃掉的？

在我住江苏省中医院期间，与我住同一病房的有一个来自盐城的县委副书记老齐，之所以会住院，一方面是他想躲躲"风"，避免被批斗；另一方面，他还有一点小病——慢性肝炎，肝功能基本上都是正常的，就是总蛋白有点高，其他没什么大问题。那个时候，省人民医院引进了一个新的检查方法——同位素扫描，他老怀疑自己是不是癌症，听说这个方法以后，就给主治医生讲："能不能去给我扫扫描，查一查？"他再三要求，医生同意给他扫描。他去扫描的那天，正好我在输血，那个时候我情况不太好，下了第二次病危通知。当时我妻子不在这里，下放苏北去了，小孩放学有时来看看我，他知道我家里没人，都是他帮助护理我的。我一大早在输血，他喂我吃了几口稀饭。他早晨吃了两个馒头，一个咸鸭蛋，一碗稀饭，就和一个四十多岁的护士一块坐三轮车去扫描了。在等待扫描时，这个护士将他留下扫描，自己忙其他的了。扫描时，有层玻璃隔着。当时扫描的是个老医生，还要带学生实习，扫描的过程中指指点点、比比画画，有些人提出问题，他摇摇头。他看到这个场面，就紧张了，觉得可能有什么大问题了。查过以后，医生就问他："护士来了吗？"仍然没有来。快下班了，医生说："护士到现在还没来，把报告给你，你带走吧。"他就看报告上写着——"左侧肝小叶有部分坏死"——所谓"坏死"，只是个俗语，可能是结缔组织结疤了，并没有问题。但他看到坏死两个字，因心理素质太差，一下子吓蒙了，等这个护士来了以后，他已经糊涂了，护士一直搀着他，摇摇晃晃的，勉强把他搀到三轮车上。他一进门，脸色蜡黄。我说："老齐，你怎么啦？"他没反应。后来护士让他躺到床上，躺了一会，稍微平静一些。想喝水时，起来去拿水瓶，手一软，"啪"，水瓶掉地上了。他是个县委书记，应该是不迷信的，可是，到这个时候，他的信仰也已经不做主了，他幼年时所受的传统影响来了——"打掉了，这是不祥之兆"。他止不住地流泪，护士过来给他倒水，他也不喝了。从此以后，一口水也不喝。当天晚上，我输过液之后，跟他谈、讲，他一点也听不进去。等到晚上睡觉时，我看到他翻来覆去，一会儿坐起来，一会儿躺下去，一夜未睡。不到 24 小时，他就昏迷了，我们就分开了，他住进了抢救房间。经过几天的抢救，他苏醒了，他家里人也来了。他妻子在银行工作，是他的第二任妻子。苏醒以后，他给妻子交代了后事，他妻子说："你别想那么多"，他妻子没想他会死，结果，傍晚时他又昏迷了，这一昏迷就再也没有醒过来。

好好的一个人，他并没什么大病，只是总蛋白有点高，在高度紧张以后，最后导致这样一个结果。过了一个星期，医生和护士开玩笑讲："真是的，连阎王爷也是颠倒黑白，混淆是非，小鬼来拿人乱带一气，本来是要带 3 床的，怎么把 1 床给带走了！"主治医生和护士长在讲时，都捂住嘴笑。因为，他一直是好好的，当时给我下了病危通知，阎王爷应该来带我的，却把他给带走了。这个问题说明，高度的应激状态对人有着巨大的影响，不提高心理素质行吗？我所讲的都是我一些亲身的体会、经历，而且这些血淋淋的事情我永远不会忘记。

我刚才讲了，我住了两年九个月的院，住出了什么？一个"怕"字。和很多人一样，怕见人，怕到甚至不敢出门。当我出院以后，休息在家，无所事事，我岳母陪着我，她是一个非常善良的老人，总是想尽办法来安慰我。但是我却不行，我总是莫名其妙的紧张，一紧张，就感觉到这个心——所谓的心，实际上是胃，有缩起来的感觉，异常难受。有些人有这种感觉，我也有这种感觉。因此，大家所讲到的我都有过体验，这个体验都是心理生理反应，并不是什么病。每次，只要这种感觉一来，注意力就不能集中，书也看不下去了，什么事情都做不下去。紧张以后，不但会感知觉出现异常，如麻木、发热、血管跳动、钝痛、晕倒感、胸闷、呼吸不畅等，而且有时出现类似的幻觉——但并非真正的幻觉，就像小 S 感觉汽车从他身上压过去了一样。所以，过度紧张后很多异常感觉都可能出现，但不一定就是个病。可如果你的这种生理心理反应持续下去，时间长了，不容易消失，就会成病了。所以病与非病，正常与不正常没有严格的界限，到了必须要治疗时，才算病。例如，当时我的胃部异常感一来，就没办法克服，我马上吃两颗安定，才能好一些。

后来，我打算上班了，但是不敢到医院来，因为有两年多没有进过医院的门了。有天晚上，九点多钟，我趁着月光从家里出来了，一进医院的门，"冬青树都长这么高了！"医院里也没有人，我自己转了一圈就回去了。我白天不敢来，与我们有些人的病理心理是非常相似的，因为我长时间脱离开正常的社会，心理素质低的情况下，结果就是"怕"。我到底怕什么，我自己也莫名其妙。所以，虽然我是生理上的毛病，但很显然，我的心理上也有障碍。在这种情况下，就要学习"三自一转移"的经验，其中最重要的就是坚决不能脱离开社会实践。当你力所能及时，也就是说，你只要能走得动，就要参加实践；即使走不动，让别人帮助，也不脱离开实践。我就是最好的反例，长时间脱离正常工作，莫名其妙、无名的怕也就来了。同理，如果一个正常的人脱离开正常的社会实践，时间久了，他必定会出现心理障碍。

上面联系到我自己过头性格形成的情况，谈了我自己的一些感受。大家可以联系到我所讲的实际情况，做一个比较系统的对照和反思。

**反馈提示：**

(1) 结合你的成长经历，剖析一下你的过头性格是如何形成的？

(2) 你准备采用什么方式挖"根"？有什么打算？

(3) 你对心理障碍的反复是如何认识的？你将怎样面对疾病的反复？

(4) 结合自己谈谈躯体休息与精神休息，你将如何做好精神休息？

(5) 结合自己的实践，谈谈挖"根"的体验。

## 附：Z患者反馈材料七

通过几天的学习，我了解了强迫思维发生的机制，"树"的形象比喻让我明白了症状来自"怕"字，要想使枝叶干枯、消失就必须克服"怕"字，使根干断离。除此，还必须在这个基础上狠狠挖根，不断改变性格缺陷。唯此，我们才能真正地跳出苦海，做精神世界的自由人。

经过医生耐心地启发和帮助，我现在对这个问题的认识有了头绪：

(1) 由于性格缺陷，我的任何由"怕"字引起的想法都是片面的，是扩大了对自己不利方面的设想，选择性地进行穷思竭虑，是悲观、消极、胆小怕事的性格缺陷的体现。所以，所有的设想、担心、顾虑都是"虚假空"的。这几天来，我一直在为自己的种种"怕"找借口，为"万一"找理由，这些都是一种逃避现实的表现。我不能再逃避现实了，逃避下去，只有死路一条！

(2) 如果真的有千分之一、万分之一的所"怕"之事变成真的，又怎么样？如果只有"怕"字，不仅什么也解决不了，而且，往往被弄得苦恼之极，甚至被逼上绝路。这往往不是事情本身所造成的，而是"怕"造成的。反过来，如果有良好的心理素质，就是顾虑之事变成了现实，也能面对现实，泰然处之，行若无事，照样保持自己心身健康，渡过难关。想入非非是不起任何作用的。与其烦恼、痛苦一辈子，不如将其弃之一旁，轻装上阵，随时享受快乐和轻松。鲁教授在人生道路上，之所以能闯过那么多"灾难"，保持心身健康，就是因为他拥有还不错的心理素质及永恒的人生价值观。

(3) 比较得失，不可因小失大。由于社会复杂，人生道路不平坦，生活中永远充满着矛盾和困难。为了万分之一的可能，却要付出9 999分的精力，并且以永远痛苦为代价，浪费青春和生命，这是多么惨痛和不合算啊！解决之道，唯有提高心理素质，视困难为必然，任何时候都能坦然处之，那么任何困难将不会称之为困难了。所以我想通了，对于心理治疗这门科学来说，要从根本上理解它、相信它，但不要钻牛角尖。心理疏导是长期的自我革命，如果我们离开老师，自己就理不清头绪，分不清是非真假，那将是难以自拔的。

现在，我的初步打算如下：

(1) 在工作、生活中锻炼随便、灵活的性格，避免过于认真。

（2）出现强迫思维时，学会熟练运用"三步曲"和"四不"策略对待它，首先，不怕它，以轻松的心态对待它。其次，少想多做，出现"怕"字、胡思乱想时，多提醒自己性格缺陷又抬头了，并通过做正常的事情去转移它，逐步做到"习以治惊"，让它不再干扰自己。

（3）认真学习《心理疏导疗法》，复习笔记，多体会、多总结，全面、扎实地提高心理素质。努力做到平时把一切看得淡一点，关键的大考验面前也能保持情绪稳定。

# 第九讲
## 优化性格的关键点——护航未来

如何具体的优化性格，前几讲一直在讲，自我认识是优化性格的一个最重要的前提，但还没有落实到具体。如果再具体一些，联系到我们自己，应该怎么样去做？应该怎么样去认识？怎么提高心理素质？

## 第一节　生命不息，步履不止

很多人认为，生病了，就需要休息。在这里，最值得我们注意的是，要区分精神休息和躯体休息。人群中除了极个别人有一些躯体上的疾病，不能过分躯体疲劳以外，大家都是不需要躯体休息的，只要你保持良好的心理状态，躯体疲劳是不会导致你衰竭的。而我们的种种症状，需要的是心理上的休息，即心理上能保持平静，使精神能够得到休息。这个休息并不是让我们不工作、不学习、不交往，待在家里，躺在床上，或者去疗养，而是多交往，正常学习、工作，只有这样，才能避免不必要的、莫名其妙的"怕"的出现。

对于已经休学或休假在家的人，躺在床上不如利用这段时间真正了解自己，做一些力所能及的工作，不但能转移你的病态思维，而且往往能增强自信心，看到自己取得的成绩，提升价值感，提高心理素质，逐步回归现实生活。否则，休息在家，不去提高自己的心理素质，不针对自己的原因进行矫正，提高自己的适应能力，而是无所事事、悲观失望，只会加重你的心理疲劳，加重无价值感，滋生抑郁情绪，不但不利于病情的缓解，达不到休息的真正目的，而且在重回学校或工作后，往往会重蹈覆辙。

如果得了急性传染病，发热了，就必须躯体休息不可，这时减少消耗，提高自身免疫功能，往往能促进病情的好转，这时才真正需要卧床休息。但是，即使在躯体休息时，如果没有良好的心理素质，躺在床上胡思乱想，越想越焦虑，可能连躯体休息的目的也达不到，这更说明了心理素质的重要性。

前面讲到心理疲劳时谈到，如果你没有良好的心境，处于紧张状态，可能要不了五分钟，你不仅仅看书会思想不集中，头昏脑涨，做任何事，随时都可能会感到疲劳——更多的是心理疲劳。所以我们要学会精神休息，才能消除疲劳。怎么办？不断提高自己的心理素质，尽量保持乐观、轻松愉快的情绪，就能达到精神休息的目的。最好的办法就是让自己忙起来，付诸社会实践——工作、学习、娱乐及人际交往等，忙到自己必须付出全部的精力，以至没有时间去忧虑。这也是"少想多做"的具体要求。

付诸社会实践，要勇敢地迈出第一步。这第一步非常难，就像我当年的"怕"字，因为我长年没有参加正常的社会实践、生活，长期一个人待着，把这个枷锁套上以后，就与社会脱节了，当我面临回到医院上班时，就有一阵一阵无名的恐惧。现在，很多人之所以怕，就是因为缺乏社会实践、缺乏锻炼，如果他真正付诸社会实践了，慢慢地就不怕了。因此，社会实践非常重要，千万不能脱离开社会实践休息在家。我希望大家——包括已经休息在家多年的，无论如何都争取去上班、去上学，能做多少就做多少。能勇敢迈出第一步，就是一个巨大的胜利。

另外，如果你是因为人际关系问题而回避在家，那还应该看清楚问题出在哪里。假若是因为你自己心理素质不高，无法适应人际关系，不愿意上班，总想调动工作或者换学校的话，我劝你最好还是不要更换的好。如果你心理素质不提高，换过工作或学校以后，你会更加不适应。因为无论到哪里，有人的地方都有人际关系，而人际关系都是复杂的。你的心理素质与别人不一样，与正常心态有距离，就不可能与他人保持同步。只有自己提高了心理素质，无论到哪里工作或学习，都能适应。而提高心理素质，就需要你克服重重阻力，回归工作和学习。只有不脱离正常的社会实践和人际交流，才能保障正常社会功能的实现，这不但是提高心理素质的需要，也是精神休息的需要。

## 第二节　关系中形成，关系中塑造

美国心理学家沙利文说："一切心理问题都是关系的问题"，的确如此。虽然我们内心有各种各样的困惑，有的还表现为严重的症状。有些困惑或症状表面上看起来和关系没有任何关系，但深究下去，症状的背后都有着各种关系的影子。比如，实例38中那位怕公安机关、政府、法院的小伙子，症状的背后，实际上是怕爸爸。这些症状只是"怕犯错误，被爸爸惩罚"的象征性、移花接木的结果。

我还遇到一个洁癖的女士，她的症状泛化严重，甚至不能出门，总觉得街上太脏，尤其怕狗屎。当别人不小心碰到她，她就要反复擦拭衣服，回家后要洗掉。她对居住的房间要求尤其严格，绝对不允许任何人碰自己的床。有一天，一个她特别喜欢的人到她的住处，在她发出警告之前，人家一下子坐到了她的床边上。放在以往，她会推测，这个人的裤子可能做过地铁、公交甚至台阶，而之前坐过地铁的人可能裤子上就会沾有狗屎，而这个人竟然坐了自己的床，这是万万不可接受的。但让她自己都既吃惊又困惑的是，这个人走后，她竟然没觉得这个床脏了，后来连床单都没换。这个案例充分说明，症状背后都是关系。据此，我还写过一句经验分享："我讨厌所有的脏，直到遇见一个对的人。"

日常的行为更能说明这一点。比如中小学生，因为喜欢或厌恶某个老师，导致成绩上升或下滑的就更为常见了。曾经很喜欢某门课程，但因为讨厌这门课的老师，兴趣就开始降低，成绩随之下滑。相反，曾经不擅长某门课程，但因为喜欢这门课的老师，开始有兴趣了，成绩就上来了。所以，无论对老师，还是对家长来说，厌学的背后，往往潜伏着关系的隐忧。要想提高成绩，先得搞好关系。

发展心理学和临床心理学的研究和实践证明，小时候的成长环境对一个人性格的塑造非常重要。这个成长环境，主要包括父母（养育者）性格、父母关系、对子女的教育方式等。除此之外，个人的特殊经历对其性格的形成也有一定的影响。一个人在孩童时代，就通过成长环境的影响，通过"父母如何对待孩子"，逐步形成了性格及关系的雏形。父母认为孩子是好（坏）的，会进而影响孩子如何看待自己，认为自己是好（坏）的，最后会以"如何看待自己"的方式与人互动，教会别人对自己好（不好）。长大后，这种模式会一遍遍地重复，形成或好或坏的人际关系。当然，长大后，少部分人的烦恼，会表现为和父母的纠结与冲突，而更多的则象征性地表现为各种症状，在各种情境里呈现出来。

不良关系塑造不良性格，要想优化性格，还得求助于关系。我们强调回归现实，就是让你接触各种关系，在与各种人交往中，你的过头性格及关系问题才会不断呈现，才有机会看到并得到修正。因为面对同样的事情，大家会有不同的反应，我们才能通过对照看见自己。也只有在人际关系中，我们内心深处未解决的情结才会不断呈现，我们会反复"制造"类似的困境，在各种困境与纠结中，我们才有机会慢慢调整自己的不良模式。所以我们才说，关系中形成，关系中治愈。

比如，某患者，人际敏感，与人交往时，总觉得会得罪别人，或者别人会因为自己的某句话或某个行为而对自己不满。话后或事后，想入非非，纠结不已，而且会在后来的接触中不断去观察别人的态度。多次的验证后，别人并没有像自己想象的那样，对自己不满。他逐渐认识到，都是自己虚构出来的"矛盾情结"，是自己想多了。慢慢地，敏感度在降低，钝感力和安全感在慢慢增加。可以说，在关系中锻炼成长，是提高心理素质、优化性格的最佳渠道。

## 第三节　三人行，必有我师

社会心理学家班杜拉提出了著名的社会学习理论。什么是社会学习？在疏导疗法里，就是向那些性格比较好的人学习，等同于我们说的"随大流"。每个人周围都有一些心理素质非常好的人，比如有些朋友、同学、同事，他们拿得起、放得下，豁达、积极、乐观、冷静、沉着、有自信，能够面对现实，不过度想象，不虚荣，能及时平衡心态。当我们钻入牛角尖或陷入情绪低谷的时候，就要有意地提示自己，向他们学习，从生活的一点一滴学起，坚持不懈，逐渐矫正，最终肯定会有成长。时间长了，问题会在一天天中淡化，性格也会在一天天中完善。当然，向他人学习，需要灵活，切忌生搬硬套，避免陷入刻板与机械之中。我们可以看看下面这一成功案例的患者是如何向他人学习的。

### 实例44

有一位男士，胆小、敏感，18岁开始有强迫思维。除了强迫之外，他还有一个问题，就是太老实。他在一个科室里工作了很多年，刚到科室时，因为他最年轻，就承担了为科室打开水的任务。后来有别的新人进来了，应该是新人打开水了，但他却不敢开口，因为怕别人说他欺负新来的，所以他就只好自己干了。但一边打水，一边内心不平衡，"凭什么叫我打，你们就喝现成的。"他的内心很冲突，却又不敢开口拒绝。他在单位里一直都是这样老实、辛苦，但科室的领导却不是很待见他。出席重要的场合、活动都不带他，而科室里的一些杂活、累活却安排给他。真的"老实"到连他老婆都看不下去了，认为他"脑袋少根弦"。

他自己也十分苦恼，但他自己有个念头，认为自己的性格天生如此，那就没办法了。后来接触了疏导疗法后，才恍然大悟，原来性格很大程度上是后天形成的，而且是可以改变的。所以他开始在现实的行动中改造性格，而且他自己也深刻意识到改造性格绝不能流于口号或形式，一定要在现实生活中才能改造，在一件件具体的事情中实现自我认识和改造。除此之外呢，他还坚持向社会成功人士以及自己的一些领导学习。原来他见到领导都是畏畏缩缩的，经过几年的努力，后来他可以和领导拍肩膀、"称兄道弟"了。原来在家，他什么都要询问老婆的意见，现在颠倒回来了，变成老婆经常向他讨教社会经验。还有，以前在单位，不管发生了什么事，他只会忍气吞声，但现在也不一样了，有一次，他的一个同事偷盗了他保管的公款，他一直坚决地追究下去，直到他的同事认错为止。换成以前的话，他可能宁愿用自己的钱补上，也不敢深入追究，在这件事情之后呢，单位的同事都对他刮目相看。他现在也成为一个领导了。

他在反馈中写出了他是如何改变的：

"学习疏导疗法以后，认识到了症状和我的过头性格的关系，我就开始自觉地纠正自己的行为。特别是在起步阶段，每一次遇到人际烦恼，我都会进行反思和总结，并且以大多数健康人尤其是成功人士的行为作为指南和准则，看自己是否有病态思维，是否有认识偏差，如果发现了偏差和错误，就坚决改正。每次改正，虽然感到很不习惯、紧张、难受，怕得要命，但做过了，并没有出现自己想象的后果，便会感觉十分轻松愉快，以后就会更加坚定。就这样，从每件小事做起，充分发挥自己的主观能动性，不断纠正自己的偏差，收获越来越大，几乎天天都有进步。"

现在大家是学习者，希望将来大家都成为行动者，不要做想象的巨人，要做行动的巨人。

## 第四节　自我满意，才算成功

什么是成功？一般世俗的观念，多数会以外在条件作为衡量一个人是否成功的标准，比如财富、职位、职称等。

但其实，是否成功，内在因素更为重要，也就是个人感觉自己是否是成功的才是关键。如果一个人时时处处能够自我满意，那就是成功，而且是最大的成功。所以，成功没有一个明确的标准。我认为，只要你把自己想做的做好了，而且能够自我满意，你就成功了。换言之，自在就是成功。

## 第五节　虚荣心，不等于自尊心

我们前面说过，虚荣心是指"不现实地要求自己过高"。如果以这个标准来衡量自己的话，我认为，大家都是虚荣心比较强的，而不是自尊心强。那么，自尊心是什么？自尊心就是现实地要求自己。比如，你在"1"的位置，就按照"1"的要求慢慢往上爬，而不是自己身体在"1"的位置，心里却要求自己达到"3"的高度。幻想越多，差距越大，你的心理越不能平衡。心比天高，你脚下的路就走不稳，就会摔跤。所以不要随便说"我这个人自尊心强"。你要反问自己，到底是自尊心还是虚荣心？特别是有些人从小成绩比较好，在赞美声中长大的，虚荣心就被捧上去了。慢慢地，他自己也觉得自己就应该是最好的，对自己要求过高，遭受点挫折就受不了，就想逃避最后甚至会陷入"要么最好，要么逃避、破罐子破摔"的两极化怪圈中，绕不出来。这其实就是虚荣心太强的表现。而自尊心强的人，会觉得自己就是凡人一个，受点挫折没什么大不了，生活还会像原本的样子继续。

自卑是人类普遍的情结，但大家身上的自卑，有些过头了。由于小时候的成长环境过于苛刻，或者接受的都是父母有条件的爱。所以，我们养成了"只能好，不能有瑕疵"的完美性格。表现在人际关系中，就是严重的自卑情结。为了战胜自卑，往往会对自己提出过度的要求。很多患者和我说，无论我做什么事，我只有具有压倒性的优势或绝对的把握时，才能心安，才敢去做。如果势均力敌或模棱两可，我就会很焦虑甚至逃避。

我们一般都认为，一个人自卑是因为他不自信，自己看不起自己。其实不然，他是太看得起自己，看不起别人了！为什么呢？自卑的人，总希望比别人强，要求自己必须要有压倒性的优势，或者能被所有人认可才行。因此，自卑者多表现为虚荣心过强、不现实地要求自己过高。人家的及格线是 60 分，而自卑的人，及格线却是 90 分。所以，人家考了 80 分，很开心，他考 80 分，就很难过。所以，怎么超越自卑？就是要学着看得起别人。把自己当成一个普通人，把及格线降下来，允许别人超过自己，这样的话，无论是我们的内心世界还是外部世界，都会和谐很多。

## 第六节　没有目标，定会迷茫

什么是价值目标？人活在世上究竟为了什么？怎么样活着才有意义？什么是正确的或合适的价值目标？这些问题需要自己进行反思。当然，价值目标也不是一成不变的，往往会随着我们的成长有所调整。

我是一个医生，我的价值目标也是由不正确到正确逐步完善的，前面谈过我的经历，我的价值目标是受到我的成长经历影响的。例如，当我进入基督教为孤儿所办的这个学校以后，对我印象最深的、我最敬慕的人就是那位张姑姑，她就是我最敬慕的人——不但她的工作很神圣，是个医务工作者，穿的是洁白的衣服，而且，我敬重她的善良，敬重她高尚的道德修养。因此，当我上五六年级时，就立志要成为一名医生。除了客观影响以外，还有我自己的主观认识。那个时候，我快要进入青春期了，虽然还很不成熟，但我已经有我的主张了，也算是我的一个小算盘。为什么？因为我的成长经历导致了我从小好强的性格，而医生不但职业高尚，而且不求人，都是人家来求我。所以，从小我就愿意做一个医生，一直为做医生而奋斗，这就是我从小想当医生的价值目标的萌芽和起源。现在看来，这个"不求人"的想法也不是那么正确。做医生的，人家当然要来求我了，"不求人"可能对我自己心理上的创伤会有一些补偿作用。当我进入医学院学习时，我接触到社会，接触到患者，我的价值目标才不断得以完善。

前面已经说了，我特别愿意做一个精神科的医生，我认为做一个精神科的医生要比其他科的医生更勇敢，因为我治疗的、我拯救的不是一个人，而是一个甚至数个家庭，能为社会带来巨大的好处。尽管别人不理解，但我认为我做的这项工作是伟大的。因此，从我进入医学领域，一直到走向社会，我不断地在完善我的价值目标。最后，我完整的价值目标就三句话：为患者解除痛苦，为家庭创造幸福，为社会带来安宁。因此，多年来，我一直在沿着这一个价值目标前进。在工作中我一直一丝不苟，愿意全心全意为心理治疗事业而努力，也是非常热爱这个工作的。因此，不管在哪一个部门工作，我感觉都是新鲜的，能学到新东西，都非常有意义。正因为我热爱它，我愿意去钻研；正因为我热爱它，我才更有兴趣，也没觉得累。在每个科里工作，我都有一些自己所谓的成绩，包括经验总结、各种论文等。我发表的四十多篇论文没有一篇是单独的实验，都是在我临床工作中总结出来的，都是我价值目标的实现。

我在工作中遇到过不少挫折和困难，正因为我有价值观念，我才能一直围绕着这个价值观念，坚定不移地在艰难中前进。我的价值目标就是我的第一生命，其他事情比如工资高低、职称高低、职务升迁等，与价值目标没关系的，我是一概不管不问，随它去，但与我价值目标有关系的，那我就不会放松，那我就要战斗到底。

所以，价值目标对一个人来说，起着精神支柱的作用。假如你有坚定的价值目标，其他事都会变得渺小甚至不足挂齿，你就能不畏艰险沿着你的价值目标前进；你有价值目标，方向就不会乱，你的情绪就能一直处于比较稳定的状态；你有价值目标，面对困境时，你就知道大局与小节，就不会为暂时的困难击倒。

因此，要改造性格，就必须树立一个正确的价值目标。只有树立正确的价值目标，才能保持情绪稳定，才知道你到底活着为什么，才能感到活得有意义，才能没有怨言，才能减少其他干扰。即使有干扰，坚定的价值目标也会把这些干扰对你的影响降到最低。否则，当一个人不知道自己明天要干什么，"出门"不知道向左走还是向右走时，他就必然会陷于迷茫、矛盾、痛苦和抑郁之中。

# 第七节　慢下来，心的方向

再次回顾实例39，因从小父亲要求严格，教育方式以挑剔和批评为主，他长大后，出现了很多症状。除了前面列举的之外，他还有权威恐惧、口吃、尿吃（有人在旁边，就无法小便）等症状，人际关系困扰极大，尤其在漂亮异性和权威、领导面前，更加容易紧张、发蒙。跑步、游泳时，不敢超过同性，快超过时要放慢节奏，跟在人家后面才行。参加一个中级资格考试，总共三门课，可以分两次考，他自己觉得也不是很难，但却四年都没考过。考试前，总是出现各种干扰因素，比如注意力不集中、重感冒、耳鸣、两次踢到台阶脚趾踢伤、考场上发蒙等，只过了一门，另两门怎么也考不过，而且越考越低。前几年，他一直逼自己复习，每天要花三四个小时看书，他认为这是复习的基本要求，大家也都是这么做的。结果，效果并不理想。直到他接受长期的心理咨询后，对考试的要求降低，每天看一些自己喜欢的书籍，之后顺便看三四十分钟的考试题目，考前没有出现心身状况。结果出来后，终于通过了，第一门76分，第二门70分。

从这个个案可以看出，他的失败，和学习能力无关，而是内心的某种阻力作怪，"阻碍"让他说话受阻、小便受阻、考试受阻，乃至整个生命都淹没在阻力中。

不是实力不好，而是不敢发挥，不敢"雄起"，背后总有恐惧作怪。他的心理困惑，可以分三层来剖析：表面（表层）上看起来，是出工不出力，笨；性格（中间层）表现为想赢怕输、瞻前顾后、犹豫不决、过于敏感、过于在意他人评价等；习惯化的自我保护方式（深层）则是用来应对"可能的惩罚"的。因为从小被挑剔、被压制，稍微不守规矩、放肆一点，就会被严厉惩罚，所以唯唯诺诺、夹着尾巴做人、要求自己规规矩矩、不能太放肆等，都成了自我保护的法宝。虽然内在的无意识有自我保护的需要，但外在却常常表现自我压抑、不敢展现实力，意识上也极为痛苦。

这类心理困惑的形成，也可以说是，"高标准、严要求、完美主义"的"超我"太强了，不断压制"得过且过、糊弄、放纵、怎么舒服怎么来"的"本我"，激起"本我"的激烈反抗，两者强烈冲突，以来访者作"战场"，来访者当然会痛苦不堪了。问题是，这种冲突不是一次两次，而是形成了一种习惯，不去认识的话，一辈子都会活在痛苦的重复中。

所以，要求低点，才能发挥更好。我们应该做的是，适当降低超我的要求，照顾本我的需要。这位小伙子的经验说明，当我们不再逼迫自己"一定要怎么样"的时候，"只能成功，不能失败"不再成为悬在自己头上的"达摩克利斯之剑"的时候，我们才敢也才能发挥出自己的实力。否则，一个战战兢兢、瑟瑟发抖的人，是不敢也不能展示自己的实力的。

曾经有个真实的故事，让我们看看"为自己活"还是"为别人活"有多大的不同？或者说，被控制的生命对控制者会有如何的反抗？

在一位老先生门口，有一片公共草地，很久以来，他都很享受安静的时光。可是有一天，一群小孩来草地上玩，非常吵闹。老人很想把这群小孩赶走，但孩子们不配合，老人很无奈。后来老人想了一个办法。他对这些小孩说："小朋友们，平时这里太冷清了，感谢你们，让这里变得热闹起来，希望你们明天也能来。只要你们来，我就给你们一人1美元！"小孩们喜出望外，于是第二天又来了。几天之后，老人说："孩子们，我不能再给你们1美元了，我只能给你们每人0.5美元了。"孩子们有些不悦，但是也接受了。又过了几天，老人说："从明天开始，我只能给你们每人5美分了。"孩子们说："5美分太少了，以后我们再也不来了！"

老人成功地把孩子们来玩的"内部动机（自己喜欢，为自己而踢）"变成了"外部动机（为了赚钱，为别人而踢）"，当"外部动机（金钱）"减弱的时候，在这块草坪上踢球，就成了负担。

同样的道理，学习知识、发挥能力、考试过关等，本来也是人的本能之一。为了生存，人生下来本能地就需要学习，如学习生活常识和解决各种问题的技能，但当我们的父母或社会过于强调学习成绩的时候，就像这位老人一样，就会把孩子们的"我要学"的内部动机变成了"要我学"的外部动机。学习的积极性就会消失大半，这就是大家一提到学习就想逃避、一提到考试就头疼、考试过了就如释重负的最大原因。

当一个小孩被逼着去做某件事，而且做不好就会被惩罚的时候，他当然会诚惶诚恐地按要求完成。但当这个人长大了，他可以主宰自己命运的时候，如果还是被逼迫着做某件事的时候，他当然就会磨洋工、出工不出力，表现为不努力、厌学、成绩差、没有能力等。虽然有一部分人会表现得很努力甚至为自己的失败而自责，但出工却不出力——事实上的失败，依然在做着反抗压迫的事情。就像一群被奴隶主压迫的奴隶，当他们再努力也无法赎身的时候，总会借机会偷懒一样，人总会以某种看不见的方式表达反抗。除非奴隶主的高压和严密监督，否则，奴隶可以表现出勤劳干活的样子，但活一定不会像为自己干的那样好。这也是在不自由中展示自由的一种方式。

每个人身上都有"内在孩子"和"内在父母"。当我们有神经症类问题的时候，内在父母一般都是严厉的、苛刻的，而内在孩子一般都是小心谨慎、怕犯错误的。内在父母要求一般是"要快、要好"，而内在孩子就怕自己"太慢、出错"。逼迫的结果，是越怕出错越出错，越求快，越慢。所以，调整的方向，应该是"允许慢下来"，而不是"赶紧快起来"。否则，这个"物极必反，求快更慢"的死循环是很难松动的。

当我们不再为别人而学习、不再为反抗而生活的时候，我们才会逐渐活出自己的模样。

拿这个小伙子来说，他的口吃症状得到较大缓解后，"尿吃"成了他的主要心病。他总觉得这是个问题，为此甚为苦恼。为缓解"尿吃"焦虑，他会选择厕所没有人的时候或者进入隔间里小便。但他总觉得这是个大问题，总在想办法解决，不但结果不理想，还会经常自责。在经过长期咨询后，他慢慢意识到，把"尿吃"当问题，逼着自己解决这个问题，可能才是最大的问题。就像逼着一个已经被吓坏了的、战战兢兢的孩子立刻放松一样，这种逼迫只能适得其反。

所以，如何解开这个死循环？只能是给这个"孩子"以足够的理解和包容，而不是逼迫。把决定权交给"孩子"，允许他停留、前进甚至后退，允许他失败、允许他折腾，他才能按照自己的感觉，去为自己做主，去做出不一样的尝试，哪怕是失败的尝试。当他不再感受到控制和惩罚的时候，他自然会舒展开来，展示自己的欲望和能力。

## 第八节　学会吃小亏、占大便宜

前面讲了，世界上最难做到的是自我认识，那世界上最难学到的是什么？两个字——吃亏。

吃小亏，占大便宜，谁都想这么做，但你不一定能做得到！那么什么是小亏，什么又是大便宜呢？小亏，就是生活中经常遇到的各种你高我低、各种人际矛盾，大便宜，就是一个人懂得保护自己，能保障自己的心身健康。只有会保护自己的人才算占了大便宜，如果你"人"都不存在了，什么便宜也都没有了。

现在我们往往不是吃小亏占大便宜，而是吃大亏，一点便宜也没占到。道理好懂，但知易行难。当我们遇到对自己很重要的事情，比如涉及竞争和名额分配，工资调整、职称评定、各种评奖及福利、感情问题等，当出现自己的个人利益和集体利益相冲突，或者自己觉得很不公平的时候，你还真不一定做得到。为什么？因为我们虚荣心很强，很容易把某些荣誉、奖项或情感得失看得过重，把它当成自我价值的体现。当没能得到时，我们就会觉得丢面子甚至是对自己价值的彻底否定，因此，很难做到心平气和。这个时候，可能就是赚小便宜吃大亏的时候。

很多年前，我曾经接触过南京火车站的站长，他和我说的事，让我记忆犹新。当时还是二十世纪八十年代，当时，钱还是很值钱的。有一年，全国各个单位都在调工资，每月多发五块钱，但调工资是有名额限制的，即使够条件也不一定能轮到你，还要通过排名决定，这就存在着竞争和可能的不公平现象。就在那段时间里，为了加五块钱工资的事，南京到上海的铁路线上，发生了五起卧轨自杀事件。心理素质低到何种程度？用五块钱就能换一条命。如果他们的心理素质真正提高了，你和他们商量："你把命卖给我吧，我给你五百、五万，你去卧轨吧？"恐怕他怎么也不会去的。这一切的悲剧，都是虚荣心搞的鬼，"为什么给你提，不给我提？你哪里比我强了？"当局者迷，就是这样。心理素质不高，导致什么结果？这是五块钱的事情吗？

因此，遇到挫折或矛盾的时候，怎么样学会保护自己，是很重要的问题。这不是自私——只有保护了自己，你才能更好地工作，才能享受美好的生活，才能有机会实现自己的价值目标。尤其是在个人利益受到损害时，我们更需要冷静一些，能提醒一下自己，分辨一下是小亏还是大便宜。分辨清楚了，可能"呵呵"就过去了。之后，该怎么工作就怎么工作，按照自己的价值目标走就行了。否则，就会捡了芝麻，丢了西瓜。

有些人特别喜欢讲理，认死理，经常为一点小事钻个没完。如走路时两个人碰了一下，没有造成损失，对方说声："对不起"，应该完事了，但有些人一定要分出个是非来。在旁人看来,这个人过分计较,不大度。而这种认理好胜的人,也往往因小失大,弄得自己气恼万分,心身受到伤害。所以不要过分认真、执着,要能随遇而安,这样对人对己都好,不是吗?

还有一些人,往往为自己的人际关系而苦恼,甚至用别人的错误来惩罚自己。这些日常困扰不但搅乱了自己的生活,有时还造成身心俱疲、痛苦不堪。当我们的人际关系出现问题时,我们不妨多反思一下:是自己的问题还是别人的问题?如果是自己过分敏感,或者处理不当,就要不断总结、提高;如果是别人的问题,那我们应该尽量了解别人,设身处地去想——他们为什么要这样做?了解就是宽容、谅解,不但比批评和责怪更好,而且让人心生同情、忍耐和仁慈。即使有人侵犯了我们,希望大家永远不要对其心存报复,那样对自己的伤害将大于对别人的伤害。莎士比亚说"仇恨的怒火,将烧伤你自己!"当我们对别人心怀仇恨时,就是付出比对方更大的力量来压倒我们自己,给他们机会控制我们的睡眠、血压、胃口、健康,甚至我们的心情。憎恨伤不了对方一根毫毛,却可以把自己的生活弄成炼狱!

"不能生气的人是傻瓜,不会生气的人才是智者!"要学会生气,不该生的气不生。凡事能够看淡一点,争取做到有一想一,避免有一想十,过分的敏感、多疑,过多的假设和想象只能让自己更痛苦。

总而言之,"留得青山在,不怕没柴烧",我们的心身健康才是大便宜,才是大局。

## 第九节　告别完美,走向完整

有的人总想把什么事情都想得清清楚楚、明明白白。事实上,从古到今,除强迫性格者以外,世上从无这样的先例,否则,事物就不再需要发展了。但有些有心理障碍的朋友,总想在所有事情上做个明白人,不愿当糊涂人,因此,对任何事物都过分认真,要追根究底,非弄清楚不可。结果却恰恰相反,像一盆糨糊,分不清是非真假,整天黏黏糊糊,混沌不清。

实际上,完美与不足、明白与糊涂都是相对而言的。人生在世,谁愿糊里糊涂而不想明明白白地生活呢?但当一个人进入心理误区后,如一些强迫症和恐怖症患者,常常表现得似乎要在自己有限的精力与时间内,把一切事物都弄个明白,这可能吗?不可能,到头来也只能落个痛苦。因此,追求完美要切合实际,要适度。谁过分追求完美,谁就痛苦。

过分追求完美,就会因小失大,让你的人生离完美越来越远。自然的特点就是黑白参半,自然的规律就是变化,如果你过分追求确定感,过分追求"白",拒绝黑点与瑕疵,那就会因为达不到自己的标准而苦恼,"黑"就会笼罩你的生活。所以,我们需要也只能带着一些不确定、不完美去生活,这样,我们的人生才完整。否则,你的人生会因为你的过分完美而残缺、虚假和痛苦。

在生活中,我们要做到大事清楚,小事糊涂。即,大是大非和原则性的问题我们不能放过,其他的则不必计较。什么是原则?符合不符合你的价值目标是原则的参考标准之一。如果一个事情让你远离了你的价值目标,这就是原则问题,或者说大是大非问题。但是,话又说回来,世界上没有一个人对所有的大事都清楚,也没有人对所有的小事都糊涂,只能说是"一般""基本"而已。因大事中有更大的事,小事中亦有更小的事。比如,少拿几块钱,遇到不中听、看不惯的事情,别人的批评尖锐了点,暂时受点委屈、吃点亏等,这都是些极小的事,遇到这些小事就没必要斤斤计较,耿耿于怀,而应一笑了之。这些就是一种"小事糊涂"，对自己心身健康颇有益处的、吃小亏占大便宜的态度。

在我诊室的桌子上一直放着两块石头，分别写着"难得"和"糊涂"，我非常喜欢。难得——糊涂，调一下位置，糊涂——难得，你可以倒过来，也可倒过去。当你心情不好时，你想一想看，也就过去了——难得糊涂；当自己糊涂了，真正糊涂了，你再倒过来——糊涂难得。我认为，郑板桥所说的，"难得糊涂"非常有道理，很值得我们借鉴。

**反馈提示：**

（1）谈谈对本讲内容的认识和体会。

（2）如何评价自己的心理素质？差距在哪里？

（3）如何面对未来"长征"中的困难、挫折与逆境？

## 附：Z 患者反馈材料八（随访信件摘录）

一年多后，患者逐步走出了强迫思维的困扰，并写信谈了她的经验和体会。

鲁教授：

您好！

经过集体疏导治疗和自我摸索，我终于摆脱了强迫思维的困扰。总结近两年来的斗争和反复，总的来说，我有如下体会：

（1）强迫思维就源自自己要求太完美，对什么都太在乎，往往钻到牛角尖里出不来。改变了以往的恶性循环思维方式，对这些病态的想法不在乎，不要让病态思维牵着自己的鼻子走，通过淡化转化为良性循环，直至症状消失。

（2）症状的消失容易，改造性格才是最难的。现在，我的强迫思维偶尔还会出现，但我已经掌握了对付它的规律，不在乎它了，它对自己基本上没有什么干扰了。正如鲁教授所说，改造性格就像割掉自己身上的恶性肿瘤一样，自己已经从小习惯它了，改变起来实在太难了。但为了下半辈子的幸福和轻松，我还是时时提醒自己，不要那么敏感，处处不放心，要脸皮厚一点，有一想一，不能有一想十，更不能无中生有，避免再滑入以前的病态轨道。我还在继续努力！

（3）心理疏导疗法确实是非常实用的。是融治疗与提高心理素质为一体的疗法。我在华东各大城市都治疗过，接触过不少医生，尝试过多种疗法，也买了不少从国外翻译过来的书，但有时确实难以把握，弄不清楚。这一年多中，我也对疏导疗法产生过动摇，但回头看看，疏导疗法提出的"改造性格"确实很经典！任何心理治疗最终都要寻求性格的完善和心理素质的提高。有些疗法也提到过，但只是提一提而已，往往并没有多讲，我们也无章可循。而疏导治疗的整个体系都是围绕着性格缺陷展开的，一下点到了根子上。很多医生总在就症状谈症状，就好像总在摘树叶，而树干没除——"怕"字依然存在，很难取得进展。疏导疗法明确指出了根源和症状的关系：性格缺陷→自己束缚自己→怕这怕那→焦虑不安、不放心等症状。沿着这条主线，找内因，然后进行调整、改变，确实是对付因不良性格而引起的心理障碍的最好方式。

（4）应该多向心理素质高的人学习。我有一个心理素质非常好的同事，她很乐观，整天嘻嘻哈哈，什么都不在乎。做事胆大、心细，讲话有礼有节。我以往总是顾虑人际关系，敏感、多疑，为人际关系伤透脑筋。而她一般不计较，别人的不礼貌、嘲讽，她都能一笑了之，似乎没发生过一样，似乎从来不生气。更不会为别人的看法而敏感、多疑和苦恼。在日常的工作中,我有意向她学习——"如果她是我的话,应该怎么办?"然后,我会采取比较成熟和合理的方式处理人际关系了,而不是过分敏感,想入非非,自己吓唬自己。

　　光阴似箭,一晃近两年过去了,这两年是奋斗的两年,是苦中有乐的两年。摆脱了病态思维的困扰,我感觉一身轻松……

# 总结及展望

心理疏导治疗过程基本结束了，下面我们将进行总结。

通过疏导，大家都取得了不同程度的进步。这个进步，指的是我们的心理素质都有不同程度的提高。但是，我们的最终目的是达到最优化，这个最优化不是看现在，而是看将来。如实例8中的患者，他在疏导班学习了几天就离开了。他来之前，自杀未遂，抢救过来第四天接到我们的信后，怎么也不愿意来，后来经过多方动员，第七天才来的。来了以后，通过九天的疏导，他的症状减少了80%。离开时，反复洗脸、不停地洗手等症状都基本消失了。离开南京，他想到上海亲戚家玩一玩，到上海住了一天，症状就反复了。回到北京，就给我写信，让我解答……后来，通过不断钻研疏导理论和实践，不但自己达到了优化，还帮助了不少人。因此，我们的目标不是着眼于最近一段时间的疗效，而是要看在今后的长期生活中是如何付诸实践、取得优化的。

另外，有些朋友是慢慢地、逐渐地进步的，前几天因为病态思维的干扰，自己树立不起信心，看到别人进步，也很着急。我认为不必过于着急，或许有一天你就能豁然开窍，认识到一切都是自己心理素质不高造成的。虽然了解了知识，但了解后，总会有一个认识的过程，只要这个过程走得踏踏实实，真正付诸社会实践了，总会有走出来的那一天。

认识自己，从来不晚。我们现在还是在练兵和准备阶段，只有我们回到生活中付诸社会实践后，我们的万里长征才算开始。假如你现在突然出现一个领悟——我的症状没有了，全好了，也并不能说明你已经取得优化了。因为如果基础没打牢，在今后的社会实践中，我们要单枪匹马去披荆斩棘，遇到挫折与困难，你可能就会停滞不前，败下阵来。

需要再次强调的是第三个问题——疏导治疗模式。心理疏导治疗的模式是"不知→知→实践→认识→效果→再实践→再认识→效果巩固"。从"不知→知"，这个是接收信息的过程；从"知→实践"，我们接受了信息以后，了解了问题原因及解决问题的方法，就要付诸"实践"。实践之后，我们就会有经验和领悟产生，这些体验和领悟，就能促进我们"认识"的转变。转变了"认识"，才能取得效果。这几讲基本上都是按这个模式讲解的，希望大家能结合自己，好好理解这个模式，不断按这个模式进行自我疏导。对自我和症状的重新认识都是很难的，既然大家都认识到心理的疾苦是世界上最痛苦的事情，也认识到改造性格、提高心理素质的重要性和艰难性，就要鼓足勇气，保持这些新的"认识"，勇往直前。

另外，希望大家一定要付诸社会实践。对于原来一直脱离开社会的，希望大家要拿出点勇气来——只有到社会上去锻炼，才能真正达到我们的预期结果。前面都讲过了，但是还要再强调一次，参加正常的社会实践，是很关键的。否则，光说不练，只说不做，等于零。

对于症状反复和出现心理逆境的问题，我最后再强调一下。在人生的征途中，心理状态处逆境,是正常的;心理状态处逆境,病情就可能出现反复,这也是自然的。因此,你要记住,处在逆境,遇到反复,你以什么样的态度对待,这是至关重要的。遇逆境而不馁,遇反复而不惧,我们就能勇往直前,最终才能达到我们的预期目标。因此,多实践、多领悟、多总结,抓住每一个成长的灵感,对自己的疗效巩固会有很大帮助。希望大家能将自己的新领悟记录下来,并经常复习、总结,这样进步会更快。

"路漫漫其修远兮,吾将上下而求索!"今后,我们的路还很长,我们的长征将是个艰苦、长期、其痛无比而又其乐无穷的过程,希望大家多多保重!

在攀登的路上,我们一起同行。祝大家都能够取得最优化!

51检